口腔微生物研究现状及药物治疗

郭　骏　罗　惟　蒲道俊　主编

U0217186

中国纺织出版社有限公司

图书在版编目（CIP）数据

口腔微生物研究现状及药物治疗 / 郭骏，罗惟，蒲道俊主编 .-- 北京：中国纺织出版社有限公司，2022.3

ISBN 978-7-5180-9410-3

Ⅰ.①口… Ⅱ.①郭… ②罗… ③蒲… Ⅲ.①口腔科学－医学微生物学－研究②口腔疾病－药物疗法 Ⅳ.①R780.2②R780.5

中国版本图书馆 CIP 数据核字（2022）第 041312 号

责任编辑：范红梅　　责任校对：寇晨晨　　责任印制：王艳丽

中国纺织出版社有限公司出版发行

地址：北京市朝阳区百子湾东里 A407 号楼　邮政编码：100124

销售电话：010—67004422　传真：010—87155801

http://www.c-textilep.com

中国纺织出版社天猫旗舰店

官方微博 http://weibo.com/2119887771

三河市宏盛印务有限公司印刷　　各地新华书店经销

2022 年 3 月第 1 版第 1 次印刷

开本：787×1092　1/16　印张：11.75

字数：261 千字　定价：88.00 元

编委会

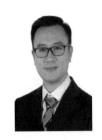

郭骏，副主任医师，口腔医学博士，中共党员。现就职于四川省人民医院颌面外科，四川省口腔医学会急诊医学副主任委员，四川省抗癌协会头颈肿瘤专委会委员，四川省口腔医学会正颌外科专业委员会委员。2008 年获得华西医科大学口腔正畸硕士学位，2011 年获得华西医科大学口腔颌面外科博士学位。主要从事口腔颌面外科、正畸及口腔微生物学临床与科研工作，完成各类复杂正畸病历 1500 余例；擅长颌面头颈肿瘤、创伤及正颌整形的诊治，至今已主刀 5000 多台全麻手术，尤其在颌面部巨大缺损的软硬组织修复重建、复杂颌骨骨折微创整复及眶周眶底重建方面有突出的造诣。主持省厅级及院级科研课题 2 项，参研国家重点项目等各级课题若干。发表中文核心期刊论文 20 余篇，以第一作者发表 SCI 收录论文 10 余篇。获国家实用新型专利 2 项，省级、市级科技进步奖各 1 项。

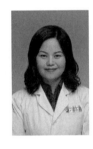

罗惟，四川省医学科学院·四川省人民医院口腔科主治医师，毕业于西南医科大学（原泸州医学院）口腔系。中华口腔医学会牙体牙髓专业委员会会员，四川省女医师协会口腔专业委员会委员。获得国家药品监督管理局颁发的 GCP 证书。发表学术论文数篇。主要从事口腔牙体牙髓学的临床、教学和科研工作，擅长牙体牙髓病的诊治。

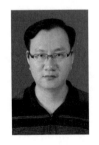

蒲道俊，正高级工程师，总经理助理兼药物研究所所长。兼任"药物缓控释制剂重庆市企业重点实验室""麻精药品缓控释技术重庆市企业工程研究中心"和"重庆市新型释药系统工程技术研究中心"主任。现任中国麻醉药品协会副秘书长、中国医药促进会"药物研发专业委员会"委员、重庆药学会药剂专业副主任委员、重庆市一致性评价技术专家等，西南大学、重庆师范大学等客座教授、硕士生导师。主要从事化学药物、创新药物制剂的研发和产业化应用。承担了"十一五""十二五"重大新药创制项目 5 项。获得新药证书和生产批件 20 余项。获得重庆市科技进步三等奖 3 项，国家重点新产品 1 项，重庆重点新产品 5 项等。发表论文 20 余篇，申请专利 16 项，获得专利授权 12 项。

前　言

口腔微生物学作为口腔医学和微生物学的交叉学科，主要研究口腔微生物群与宿主之间的关系，以及在健康和病理状态下相互关系的转化。口腔微生物群由正常菌群向致病菌群转化过程中的决定因素、相关研究结果对口腔医学临床工作者和相关研究者都有非常重要的作用。

本书以口腔常见感染性疾病为主线，介绍口腔微生物的组成分布、影响口腔微生物的各种生态因子及与疾病相关的可疑致病菌的特点和致病性。主要包括微生物学概述、基础免疫学、牙体牙髓病微生物学、牙周病微生物学、口腔颌面部感染的微生物学、口腔微生物相关神经系统感染、抗微生物的药物治疗以及交叉感染与控制等内容。本书包含了口腔微生物学完整、系统的体系，对许多问题的阐述从实际临床医疗工作需要出发，有较强的实用性，对于口腔医学临床工作者及相关研究人员有一定的参考价值。

在编写过程中，作者精心规划、认真编写，投入了大量的时间和精力，力求内容科学准确。但由于时间仓促，加之编者水平所限，书中难免有不尽完美之处，敬请广大读者提出宝贵意见。

编　者
2022 年 1 月

目　录

第一章　微生物学概述

第一节　细　菌

一、概述

在一定条件下，细菌具有相对恒定的形态和结构，了解细菌的形态与结构，对鉴别细菌种类、防治细菌感染及研究细菌的生物学特性、致病机制、免疫特征等方面具有重要意义。

细菌是种类繁多、分布广泛的一大类原核细胞型微生物。在适宜的条件下，具有相对稳定的形态和结构。通常情况下细菌可分为球菌、杆菌、螺形菌 3 类。基本结构包括细胞壁、细胞膜、细胞质及核质等。有些细菌还具有鞭毛、荚膜、芽孢、菌毛等特殊结构。细菌体积微小，以微米（μm）作为测量单位。各类细菌菌体大小不一，如化脓性球菌的直径一般在 $0.8 \sim 1.2\,\mu m$、肠道杆菌为 $(2 \sim 3)\,\mu m \times (0.5 \sim 1)\,\mu m$、弧菌为 $(1 \sim 3)\,\mu m \times (0.3 \sim 0.6)\,\mu m$。当细菌所处的环境条件发生改变时，细菌的形态和大小等均可能发生变化。

由于细菌形体微小、无色半透明，因此，在进行细菌的形态学研究过程中，必须借助于显微镜以及适当的染色，才能比较清楚地进行观察。

二、细菌的形态

通常用微米作为测量细菌大小的计量单位。不同种细菌大小不一，同种细菌也可因菌龄和环境因素的影响，大小有所差异。

细菌基本形态有球菌、杆菌和螺形菌。球菌大体上为球形细胞。细菌分裂繁殖时，细胞分裂的平面不同，菌体的分离是否完全以及分裂后菌体之间相互黏附的松紧程度不同，可形成不同的排列方式，此特点可用于细菌鉴定。杆菌多数为直杆状，也可呈棒状；多数分散排列，也可呈链状、栅栏状排列等。螺形菌菌体弯曲，呈弧菌、螺菌和螺旋体。

三、细菌的结构

细菌的基本结构包括细胞壁、细胞膜、细胞质及核质等。

（一）细胞壁

细胞壁是细菌最外层结构，与细胞膜紧密相连。主要功能是维持菌体固有的形态，抵抗低渗环境。革兰阳性菌细胞壁较厚，其主要成分为肽聚糖、磷壁酸和少量蛋白质；革兰阴性菌细胞壁较薄，肽聚糖含量少，肽聚糖外层还含有由脂蛋白、磷脂和脂多糖组成的多层结构。两者结构的不同导致其在染色性、抗原性、致病性及对药物的敏感性等方面有很大差异。

细菌 L 型是细菌细胞壁的肽聚糖结构受到理化或生物因素的直接破坏或合成被抑制，在高渗环境下仍可存活者。细菌 L 型在体内、体外，人工诱导或自然情况下均可形成，呈高度多形性，染色不均，多被染成革兰阴性菌。在高渗低琼脂含血清的培养基中培养后形成荷包蛋样、颗粒状或丝状菌落。去除诱发因素后，有些 L 型细菌仍可恢复为原菌。

（二）细胞膜

细胞膜位于细胞壁内侧，基本结构是脂质双层。细胞膜含有多种酶类，参与细胞结构的合成。其中与肽聚糖合成有关的酶类，也是青霉素作用的主要靶位，称其为青霉素结合蛋白，与细菌的耐药性形成有关。

（三）细胞质

细胞质为细胞膜包裹的溶胶状物质，由水、蛋白质、脂类、核酸及少数糖和无机盐组成，其中含有许多重要结构如核糖体、质粒、胞质颗粒等。

（四）核质

细菌是原核细胞，不具成形的核。细菌的遗传物质称为核质，集中于细胞质的某一区域，多在菌体中央，无核膜、核仁和有丝分裂器。核质由单一密闭环状 DNA 分子反复回旋、卷曲、盘绕，组成松散网状结构。核质的化学组成除 DNA 外，还有少量的 RNA 和蛋白质。

（五）细菌的特殊结构

1. 荚膜

细菌的荚膜是某些细菌在细胞壁外包绕的一层黏液性物质，结合牢固，成分主要为多糖或多肽，去除后并不影响菌细胞的生命活动。为细菌血清学分型的基础。荚膜具有抗吞噬、黏附、抗有害物质损伤等作用，是细菌重要的毒力因子。

2. 鞭毛

在许多细菌的菌体上附有细长并呈波状弯曲的丝状物，称为鞭毛。鞭毛是一种弹性纤维蛋白，其氨基酸的组成与骨骼肌的肌动蛋白相似。鞭毛具有特殊的抗原性，通称 H 抗原。鞭毛是细菌的运动器官。它从细胞质的基础颗粒长出，并伸到细胞外。鞭毛长 $5 \sim 20\,\mu m$，常超过菌体的长度数倍，但直径很纤细，为 $12 \sim 30nm$，根据鞭毛的数目及部位可将鞭毛分成：周毛菌，如沙门菌；丛毛菌，如铜绿假单胞菌；双毛菌，如空肠弯曲菌；单毛菌，如霍乱弧菌。鞭毛的类型、能否运动（有无动力）、鞭毛的数量、部位及特异的抗原性对细菌鉴定和分类很有意义。

3. 菌毛

菌毛是细菌菌体表面存在的一种丝状物，比鞭毛细、短。分为普通菌毛和性菌毛两大类。与细菌的致病性、毒力和耐药性质粒的传递相关。

4. 芽孢

芽孢是革兰阳性菌，在特定环境下，胞质脱水浓缩，菌体内部形成一个圆形或卵圆形小体，是细菌的休眠形式。芽孢对热、干燥、辐射、化学消毒剂等理化因素具有很强的抵抗力，杀灭芽孢最可靠的方法是高压蒸汽灭菌。

芽孢的形成受遗传因素的控制和环境因素的影响。芽孢的大小、形状和在菌体内的位置随菌种而异，对鉴别细菌有重要意义。

四、细菌的生理特征

（一）细菌的化学组成

包括水、无机盐、蛋白质、糖类、脂质和核酸等。水分是菌细胞主要的组成部分，占细胞总质量的 75% ～ 90%。菌细胞去除水分后，主要成分为有机物，还有少数的无机离子。细菌尚含有一些原核细胞型微生物所特有的化学组成，如肽聚糖、胞壁酸等。

（二）细菌的物理性状

包括光学性质、带电现象、半透性和渗透性等。

（1）光学性质：细菌为半透明体，当光线照射至细菌时，部分光线被吸收，而另一部分光线被折射。因此，多数细菌悬液呈混浊状态，菌数越多则浊度越大，可通过比浊法粗略地估计菌量。同时，由于细菌具有多种光学性质，可使用相差显微镜观察形态和结构。

（2）表面积：细菌体积微小，相对表面积大，有利于同外界进行物质交换。

（3）带电现象：细菌的带电现象与细菌的染色反应、凝集反应，抑菌和杀菌作用等都有密切关系。

（4）半透性和渗透性：细菌的细胞壁和细胞膜都具有半透性，允许水和部分小分子物质通过，有利于吸收营养和排出代谢产物。细菌所处环境相对低渗，若处于比菌体内渗透压更高的环境中，则菌体内水分溢出，胞质浓缩，细菌不能继续生长繁殖。

（三）细菌的营养与生长繁殖

细菌分为自养菌和异养菌两大营养类型。自养菌以简单的无机物为原料，异养菌以多种有机物为原料。营养物质包括水、碳源、氮源、无机盐和生长因子等。细菌摄取营养物质的机制：水和水溶性物质通过半透膜性质的细胞壁和细胞膜进入细胞内，蛋白质、多糖等大分子营养物，经细菌分泌的胞外酶作用，分解成为小分子物质才能被吸收。营养物质进入菌体内的方式有被动扩散和主动转运。

（1）被动扩散：细菌依靠菌体表面细胞壁和细胞膜的半透性调节各种营养物质的摄取。

（2）主动吸收：细菌将许多营养物质以高于细胞外浓度积累在细胞内的过程称为主动吸收。

（3）基因移位：是一种耗能的运输营养方式，它是靠胞外酶将糖类等物质与一种耐热蛋白（HPr）和磷酸结合，使糖类等发生磷酸化而被运送到菌体内并与 HPr 解离。

（四）影响细菌生长的环境因素

主要包括营养物质、氢离子浓度、温度、气体等。只有处于合适的环境条件下，细菌才能进行正常的代谢繁殖。

（五）细菌的生长繁殖

单个细菌一般以简单的二分裂方式进行无性繁殖。细菌分裂数量倍增所需要的时间称为代时，多数细菌为 20 ～ 30 分钟。个别细菌繁殖速度较慢，如结核分枝杆菌的代时长达 18 ～ 20 小时。

细菌群体的生长繁殖：一般细菌约 20 分钟分裂 1 次。群体生长繁殖可分为 4 期：

（1）迟缓期：是细菌进入新环境后的适应阶段。

（2）对数期：此期细菌以几何级数增长，形态、染色性、生理活性较典型，对外界环境因素的作用较为敏感。

（3）稳定期：随着环境中营养物质的消耗，毒性产物积聚，pH下降使繁殖速度渐趋下降，死菌数逐渐上升，此期细菌繁殖数与死亡数大致平衡。

（4）衰亡期：细菌繁殖逐渐减慢，死亡逐渐增多，死菌数超过活菌数。

（六）细菌的新陈代谢和能量转换

细菌能量代谢活动主要涉及腺嘌呤核苷三磷酸（ATP）形式的化学能。细菌有机物分解或无机物氧化过程中释放的能量通过底物磷酸化或氧化磷酸化合成ATP。

病原菌合成细胞组分和获得能量的基质（生物氧化的底物）主要为糖类，通过糖的氧化或酵解释放能量，并以高能磷酸键的形式储存能量。

各种细菌所具有的酶不完全相同，对营养物质的分解能力也不一致，因而，细菌的代谢产物各不相同，此特点可用于鉴别细菌。

五、细菌形态学检查

（一）不染色标本

鞭毛是细菌的运动器官，有鞭毛的细菌具有运动的能力。细菌的运动力是细菌特征之一，许多杆菌、螺菌或弧菌具有鞭毛，有动力。直接检查活细菌的动力有助于鉴别细菌，常用的方法有悬滴法和压滴法等。此处以悬滴法和压滴法为例进行介绍。

1. 材料

（1）菌种：变形杆菌、葡萄球菌8～12小时肉汤培养物、霍乱弧菌（水弧菌代替）碱性蛋白胨水12小时培养物。

（2）其他：凹玻片、盖玻片、接种环、镊子、凡士林、显微镜等。

2. 悬滴法

（1）取洁净凹玻片一张，在凹窝周围涂上凡士林少许。

（2）取洁净盖玻片一张，将一接种环细菌菌液置于玻片中央。

（3）将凹玻片反转，使凹窝对准盖玻片的中心，粘住盖玻片后再反转。以小镊子轻压盖玻片，使其与凹窝边缘粘紧。

（4）先以低倍镜找到悬滴边缘后，再换高倍镜观察。

3. 压滴法

（1）以接种环取细菌菌液2～3环，置于玻片中央。

（2）以小镊子夹取干净盖玻片轻轻覆盖在菌液上。放置时，使盖玻片一边接触菌液，再慢慢放下，以不产生气泡为佳。

（3）先以低倍镜找准位置，再换高倍镜或油镜观察。

（二）细菌染色标本

细菌无色半透明，未经染色在显微镜下，仅能粗略看到其大小和形态，欲观察清楚，必须经过染色。通过染色，还可以识别细菌的各种不同结构，并可协助鉴别细菌。目前，常用碱性的人工染料（如亚甲蓝、碱性复红、结晶紫等）来进行细菌染色。

细菌的染色方法根据所用染料数量来分，可分为单染色法和复染色法：单染色法是指只用一种染料对细菌进行染色的方法，可观察细菌大小、形态，但一般不能鉴别细菌；复染色法是指用两种或两种以上染料对细菌进行染色的方法，对细菌鉴别有辅助作用，又称鉴别染色法，常用的有革兰染色法和抗酸染色法。此外还有对细菌芽孢、鞭毛、荚膜等染色的特殊染色法，以及并不直接针对菌体本身，而使背景着色的负染法。

1. 单染色法

（1）材料：

1）菌种：葡萄球菌、变形杆菌琼脂斜面 18 ～ 24 小时培养物。

2）染液：碱性亚甲蓝（亚甲蓝）或稀释苯酚（石碳酸）复红染液。

3）其他：玻片、接种环、生理盐水、香柏油、乙醇灯、滤纸、显微镜、擦镜油等。

（2）细菌涂片标本的制作：

1）涂片：取一张洁净的玻片，接取一接种环生理盐水放于玻片的 1/3 ～ 2/3 处，再挑取少许细菌培养物与盐水混匀，涂布成直径约 1cm 的涂片（若采用液体培养物，生理盐水可不加，直接取 1 ～ 2 环菌液即可），涂片应薄而均匀。接种环采菌后，必须再通过火焰灭菌后才能放回原处。

2）干燥：涂片最好放于室温中，待其自然干燥。必要时可将标本面向上，断断续续地在微火高处借热收干，切勿紧靠火焰，以免烤枯标本，影响检测效果。

3）固定：手持玻片的一端（即远离涂布标本的一端），标本面向上，在火焰外焰处较快地来回通过 3 次，2 ～ 3 秒，以玻片反面触及皮肤，不觉过分烫为度。放置，待冷后，进行染色。固定的目的在于杀死细菌，使菌体与玻片的黏附较牢，还可改变对染料的通透性，因为活的细胞一般不会让许多染料进入细胞内。

（3）染色：滴加碱性亚甲蓝或稀释复红染液 1 ～ 2 滴，使之盖满涂膜，1 分钟后，小水冲去多余染液，并轻轻甩掉玻片上的水滴。

（4）镜检：以吸水纸轻轻印干玻片，滴加一滴香柏油，置油镜下观察。

2. 革兰染色法

革兰染色法是细菌学中使用最广泛的一种染色方法，由丹麦细菌学家革兰（Gram）在 1884 年创立。细菌经过革兰染色后，在光学显微镜下可以清晰地观察到细菌的大小、形态、排列和染色性，从而可以将细菌分为两大类，即革兰阳性菌和革兰阴性菌。

革兰染色法中的染色液配制及染色过程、染色液种类各异，现介绍的是常用的胡革（Hucker）改良法。染色后的细菌，革兰阳性菌为紫色，而革兰阴性菌为红色。

（1）材料：

1）菌种：葡萄球菌、变形杆菌琼脂斜面 18 ～ 24 小时培养物。

2）染液：结晶紫染液、卢戈碘液、95% 乙醇、稀释苯酚复红染液。

3）其他：玻片、接种环、生理盐水、香柏油、乙醇灯、滤纸、显微镜、擦镜油等。

（2）方法：

1）细菌涂片标本的制作：同单染色法。

2）初染：滴加结晶紫染液数滴于涂片，1 分钟后水洗，并将玻片上积水轻轻擦净。

3）媒染：滴加卢戈碘液数滴于涂片上，1 分钟后水洗，并将玻片上积水擦净。

4）脱色：滴加 95% 乙醇数滴于涂片，摇晃 3 ～ 5 秒后，斜持玻片，使乙醇流去。再滴加乙醇如此重复 2 ～ 3 次，直至流下的乙醇无色或稍呈淡紫色为止（约 30 秒），水洗，轻轻擦净玻片上积水。

5）复染：滴加稀释复红数滴于涂片，30 秒后水洗，待干或用滤纸印干，油镜观察。

3. 抗酸染色法

细菌能够抵抗酸类脱色剂的脱色作用，称为抗酸性。抗酸特性主要为分枝杆菌属细菌所特有，但放线菌和类白喉棒头杆菌的某些菌株、细菌芽孢、酵母菌的索状孢子，还有某些动物细胞也可具有抗酸性质。

一般认为抗酸染色法的原理如下。由于分枝杆菌属细菌细胞壁中含较多脂质（分枝菌酸），脱色时，染料溶解于细胞内的量比脱色剂中多，菌体保留了大量染料，而非抗酸菌则相反，染料易离开菌体。此外，与抗酸阳性菌细胞壁的完整性也有关系，若因机械作用或自溶而导致细胞破裂时，抗酸性消失。抗酸阳性菌细胞壁能限制染料的进入，一般以加温、提高染料浓度或加入适当的渗透剂的方式促进细菌着色。

抗酸染色法是鉴定分枝杆菌的重要方法之一，常用的是齐—尼抗酸染色法，染色后分枝杆菌呈红色，非抗酸菌及背景为蓝色。

（1）材料：

1）标本：卡介苗（BCG）菌液或结核患者痰液。

2）染液：苯酚复红染液、碱性亚甲蓝染液、3% 盐酸乙醇。

3）其他：玻片、接种环、生理盐水、无菌蒸馏水、烧瓶、沉淀管、香柏油、乙醇灯、滤纸、显微镜、擦镜油、水浴箱、离心机、毛细吸管、汽油、乙醚等。

（2）细菌涂片标本的制作：

1）卡介苗菌液制片同单染色法。

2）结核患者痰液标本的浓缩集菌及制片。

①沉淀法：取肺结核患者的痰液 2 ～ 5mL，装入沉淀管中，再加等量 0.5%NaOH，振荡数分钟后，置 37℃水浴箱内 30 分钟。取出后以 2000 ～ 3000r/min 离心沉淀 20 分钟，弃去上清液，用无菌蒸馏水洗涤一次，再次离心后弃去上清液。用接种环挑取沉淀物，制成涂片（略厚，可反复涂几次），在空气中干燥，固定同单染色法。

②漂浮法：将 24 小时的肺结核患者的痰液放入 150 ～ 200mL 的烧瓶中，加等量的 0.5%NaOH 溶液后，振荡数分钟，置 37℃培养箱内 30 分钟。取出后，加入蒸馏水 50mL，加汽油（或二甲苯）2mL，用力振荡 10 分钟，再加蒸馏水至瓶口，静置 10 ～ 20 分钟，待汽油泡沫完全上聚，用毛细吸管吸取油层与水层中间的泡沫物质，滴至玻片上，缓慢加温使其变干，然后在原处再加一滴，再烘干，如此重复 3 ～ 4 次。用乙醚滴于涂片上，摇动玻片数次后，将乙醚倾去，反复 3 次，使涂片上脂质去净。涂片固定同单染色法。

（3）染色步骤：

1）滴加数滴苯酚复红染液于涂片，以弱火缓慢加温，或将涂片置于 65℃水浴箱的染液缸中，10 分钟后水洗，并将片上积水轻轻洒净。

2）用 3% 盐酸乙醇脱色 0.5 ～ 1 分钟，脱色时轻轻摇晃玻片，直至涂片颜色几乎脱去或稍呈粉红色为止。

3）水洗后，用碱性亚甲蓝染液复染 1 分钟，水洗，待干，油镜检查。

4. Fontana 镀银染色法

常用于螺旋体、军团菌等革兰染色法不易着色的细菌的鉴定，螺旋体常被染成棕褐色。

（1）材料：

1）标本：梅毒患者标本或双曲钩端螺旋体72小时培养液。

2）染液：固定液、媒染剂、硝酸银溶液。

3）其他：玻片、接种环、生理盐水、香柏油、乙醇灯、滤纸、显微镜、擦镜油等。

（2）取梅毒患者标本或双曲钩端螺旋体72小时培养液1滴，涂片，干燥，滴加数滴固定液，1～2分钟后，水洗。

（3）滴加媒染液，加温至有蒸汽出现，作用30秒，水洗。

（4）加入硝酸银溶液微加温，染色约30秒，水洗，油镜检。

5. 姬姆萨染色法

可用于衣原体等的鉴定。染色后可见沙眼患者眼结膜上皮细胞质内有散在型、帽型包涵体，呈蓝色。

（1）材料：

1）标本：沙眼患者有眼结膜上皮细胞的拭子。

2）染液：甲醇、姬姆萨染液。

3）其他：玻片、接种环、蒸馏水、香柏油、乙醇灯、滤纸、显微镜、擦镜油等。

（2）取有眼结膜上皮细胞的拭子涂在玻片上。

（3）滴加数滴甲醇于涂片上，10分钟后水洗，用姬姆萨染液染色30分钟左右，用蒸馏水冲洗。

（4）置油镜下观察。

6. 负染色法

负染色法，又称背景染色法，染料并不直接针对菌体本身，可借以观察不易染色的细菌如螺旋体或不易着色的菌体结构（如荚膜）。常用染料有墨汁、刚果红等。下文以口腔奋森疏螺旋体墨汁涂片检查法为例。

（1）材料：

1）标本：牙垢。

2）染液：墨汁。

3）其他：玻片、牙签、接种环、香柏油、乙醇灯、滤纸、显微镜、擦镜油等。

（2）取玻片1张，用接种环取2～3环墨汁，置于玻片的一端。

（3）用牙签从齿龈部取牙垢少许，与墨汁混匀做推片。干后，油镜检查，片中整个视野呈黑色，各种形态的细菌和螺旋体不被染色，可见奋森疏螺旋体有3～10个稀疏不规则螺旋，呈波纹状，同时还可见粗大梭杆菌。

（三）细菌特殊结构及异染颗粒等结构的观察

有些细菌具有特殊结构，如荚膜、芽孢、鞭毛等，白喉棒状杆菌在营养丰富的条件下还会形成异染颗粒。每种特殊结构在细菌的生命活动中都具有特定的作用，运用特殊的染色方法予以染色，对于认识细菌的生物学性状、致病性、免疫性以及临床疾病的诊治和预防有着重要的作用。

1. 鞭毛染色法（魏曦染色法）

（1）材料：

1）菌种：变形杆菌斜面培养物。

2）染液：鞭毛染液。

3）其他：琼脂平板、无菌滤纸条、玻片、接种环、蒸馏水、香柏油、乙醇灯、滤纸、显微镜、擦镜油等。

（2）染色菌的准备：将形成鞭毛菌的细菌在琼脂平板中每日转种一次，传代6～7次。

（3）染色步骤：用无菌滤纸条从平板上搭取菌，轻轻放入盛有3～4mL蒸馏水的小碟表面，使细菌自由分散，浮在液体表面，静置于培养箱内4～5分钟后，用接种环取一环菌液放于高度洁净的玻片上，直立玻片使菌液自然下流，再将玻片平放，置37℃或室温下自然干燥，切勿火焰固定，加数滴染色液，0.5～1分钟后，水洗，干后镜检，可见菌体和鞭毛均呈红色。

2. 芽孢染色法

（1）材料：

1）菌种：破伤风梭菌48～72小时血平板培养物或蜡样芽孢杆菌48～72小时培养物。

2）染液：苯酚复红染液、碱性亚甲蓝染液、95%乙醇。

3）其他：玻片、接种环、生理盐水、香柏油、乙醇灯、滤纸、显微镜、擦镜油等。

（2）细菌涂片标本的制作：同单染色法。

（3）染色：加数滴苯酚复红染液，微加热染5分钟，冷却后用水冲洗，用95%乙醇脱色2分钟，水洗，再加数滴碱性亚甲蓝染液，30秒，水洗，滤纸印干后镜检。其结果是菌体呈蓝色，芽孢呈红色。

3. 荚膜染色法（黑斯染色）

（1）材料：

1）菌种：肺炎链球菌12小时血平板培养物。

2）染液：结晶紫染液、硫酸铜水溶液。

3）其他：小鼠、1mL一次性注射器、PBS、玻片、接种环、生理盐水、香柏油、乙醇灯、滤纸、显微镜、擦镜油等。

（2）染色菌的准备：刮取致病性肺炎链球菌12小时血平板培养物于2mL PBS溶液中，振荡混匀，5000r/min离心10分钟，弃上清液，重复此过程2次。取0.1mL肺炎链球菌菌液腹腔注射小鼠，24小时后观察小鼠，如若毛发耸起、精神萎靡，显示发病，濒临死亡前解剖小鼠，取少量心血涂片，在空气中自然干燥，无须加热固定。

（3）染色步骤：滴加结晶紫染液数滴，用火焰微微加热，使玻片上染液冒蒸汽为止，不要水洗，再用硫酸铜水溶液冲洗，用滤纸吸干后油镜检查，菌体呈紫色，荚膜呈淡紫色。

4. Albert 染色法与 Neisser 染色法对异染颗粒的观察

（1）材料：

1）菌种：白喉棒状杆菌6～12小时吕氏血清斜面培养物。

2）染液：Albert 染色甲液、Albert 染色乙液、Neisser 染色第一液、Neisser 染色第二液。

3）其他：玻片、接种环、生理盐水、香柏油、乙醇灯、滤纸、显微镜、擦镜油等。

（2）细菌涂片标本的制作：同单染色法，Albert 染色法涂片无须加热固定。

（3）Albert 染色法：在涂片上滴加甲液数滴，5分钟后水洗，甩干。用乙液染1分钟后水洗。干后镜检，可见菌体呈蓝绿色，异染颗粒呈蓝黑色。

（4）Neisser 染色法：在涂片上滴加第一液，染 4～5 分钟，倾去染液，水洗，甩干。加第二染液 1～2 滴，染 1～2 分钟，倾去染液，水洗。印干镜检，可见白喉棒状杆菌菌体为黄褐色，异染颗粒呈棕褐色。

六、细菌的遗传与变异

细菌和其他生物一样，具有遗传和变异的生命特征。遗传是指细菌的子代与亲代在生物学性状上的相似性，变异是指细菌子代与亲代之间在某些形状上出现的差异性。遗传使细菌维持种的基本特征，变异使细菌产生变种，根据是否适应环境而死亡或促进细菌进化。

（一）细菌变异现象

贮存在细菌遗传物质中的信息，即 DNA 碱基顺序，是细菌的基因型。细菌特定的基因型所表现的个体性状或特征，称为细菌的表型。当细菌表型特征发生改变时，若基因型发生了改变称为基因型变异；若基因型未发生改变，仅是环境因素影响致表达性状不同，称为饰变。常见细菌表型特征改变现象有以下几类。

1. 形态与结构变异

（1）菌体形态的变异：细菌形态受外界因素的影响可发生变异，如细菌的 L 型。

（2）特殊构造的变异：如荚膜的消失和恢复，鞭毛的从有到无。

2. 菌落变异

菌落从光滑变为粗糙，即 S-R 变异。

3. 毒力变异

包括毒力的增强或减弱。

4. 耐药性变异

细菌对某种抗菌药物由敏感变为耐受甚至依赖，称为耐药性或赖药性变异。

（二）细菌遗传变异的物质基础

1. 细菌的染色体

一般是一条环状双螺旋 DNA，重量约为细菌干重的 2%，总长约 1mm，染色体决定了细菌的遗传性状。细菌的 DNA 存在于细胞内相对集中的区域，没有核膜包裹，一般称为拟核。拟核中的 DNA 只以裸露的核酸分子存在，虽然与少量蛋白质结合，但不形成染色体结构。细菌染色体大多数基因保持单拷贝形式，结构为连续的基因，一般无内含子，转录后形成的 RNA 不需加工剪切，细菌染色体中也有多拷贝基因，如 rRNA 基因、tRNA 基因、插入序列等。

2. 质粒

质粒是存在于细菌细胞中，独立于染色体外，能进行自我复制的遗传因子，同时是共价闭合环状双链 DNA。其编码的基因，可赋予宿主细胞某些遗传性状。质粒具有下列主要特征。

（1）可不依赖染色体而自我复制，并随细菌的分裂传入子代菌。有的质粒可整合于细菌染色体上，随细菌染色体一起复制。

（2）可通过接合、转化和转导在细菌间转移。

（3）质粒在自然条件下可自行丢失，也可经某些理化方法消除。

（4）质粒赋予细菌某些重要的生物学性状。比较重要的质粒有以下 4 种。

1）F 质粒：编码细菌的性菌毛。

2）R 质粒：带有耐药基因，使细菌产生对某些药物的耐受性。

3）Col 质粒：使大肠埃希菌产生细菌素。

4）Vi 质粒：编码肠道杆菌毒力因子。

不同质粒在细胞的拷贝数不同，质粒拷贝数常与其大小呈反比。低拷贝数质粒在每个细胞中只有 1 ～ 2 个拷贝，说明其复制受到严格控制，称为严紧性质粒。相对分子质量小的质粒拷贝数高，每个细胞中可有 10 ～ 100 个拷贝，说明其复制不受严格控制，称为松弛型质粒。

3. 噬菌体

噬菌体是侵袭细菌、真菌等微生物的病毒。噬菌体核酸不是细菌本身的遗传物质，但其进入细菌体内参与细菌的遗传变异。

（1）噬菌体的生物学性状：噬菌体个体微小，需用电子显微镜观察。噬菌体有蝌蚪形、球形和细杆形 3 种基本形态。多数噬菌体呈蝌蚪形，由头部和尾部组成。头部为六棱柱体的蛋白质外壳，内含核酸。噬菌体只含有一种类型的核酸（DNA 或 RNA），是噬菌体的遗传物质。尾部由尾领、尾鞘、尾髓、尾板、尾刺和尾丝组成，其化学成分是蛋白质。尾鞘具有收缩功能，可将头部所含核酸注入宿主细胞内。尾刺和尾丝是噬菌体与宿主细胞受体结合的部位。

（2）噬菌体与细菌的相互关系：噬菌体通过尾刺或尾丝与细菌表面受体特异性结合，然后借助其尾部末端含有的溶菌酶类物质使细菌细胞壁溶一小孔，通过尾鞘收缩将头部的核酸注入细菌体内。噬菌体核酸进入细菌细胞后，转录 mRNA，并转译为与噬菌体生物合成有关的酶，然后以噬菌体核酸为模板，复制子代噬菌体的核酸并合成结构蛋白。噬菌体的核酸和外壳蛋白质在细菌细胞质中装配成完整的子代噬菌体。当子代噬菌体的增生达到一定量时，宿主菌裂解，释放大量成熟的子代。这种能在敏感细菌中增生并使之裂解的噬菌体称为毒性噬菌体。不引起宿主菌裂解的噬菌体称为温和噬菌体。整合于细菌染色体上的噬菌体基因组称为前噬菌体。带有前噬菌体的细菌称为溶原性细菌。

（3）前噬菌体与细菌的变异：温和噬菌体感染宿主菌后，以前噬菌体形式整合到细菌染色体上，噬菌体基因组可赋予宿主菌新的遗传性状，称为溶原性转换。

4. 转位因子

转位因子是指细菌基因组中能从一个位置移动到另一位置的一段 DNA 序列。转位因子可以从复制子的一个座位跳跃到另一个座位，也可在细菌染色体、质粒或噬菌体之间自行转移位置，DNA 片段的这种动作即称为转位或转座。

（1）插入序列：是细菌中最简单的一类转位因子，不携带任何已知与转座功能无关的基因，是细菌染色体、质粒和某些噬菌体的正常组分。

（2）转座子：是一段除了有转座功能还携带有其他基因（如耐药性基因、重金属抗性基因等）的 DNA 序列。

（3）转座噬菌体：是一类具有转座功能的溶原性噬菌体。

5. 整合子

整合子是细菌基因组中的 DNA 片段，携带位点特异性重组系统组分，具有捕获外源性基因——基因盒功能，可将耐药基因盒整合并表达。存在于许多细菌中，是细菌的固有结构。整合子的基本结构由 5' 保守末端、3' 保守末端和两者之间的可变区构成。

（三）细菌变异的机制

1. 基因突变

突变时细菌基因序列发生了稳定且可遗传的变异，导致细菌某些性状的改变，并可传给子代。突变包括点突变和染色体畸变两种类型。点突变又称基因突变，是由于个别碱基的置换、插入或丢失而引起，可导致核苷酸序列的改变。染色体畸变是指染色体较大范围的结构改变，包括易位、缺失、重复、倒位等。细菌的突变是不定向的，细菌在自然条件下发生的突变称为自发突变，由诱发剂诱导产生的突变称为诱发突变。基因突变的规律包括：随机性、独立性、稳定性、可逆性和稀有性。

2. 基因转移与重组

基因转移和重组是指受体菌接受来自供体菌（或病毒）的 DNA 片段，并把这种 DNA 片段整合成为受体菌基因组的一部分。

（1）转化：是受体菌直接摄取供体菌游离的 DNA 片段并整合到受体菌的基因组上，使受体菌遗传性状发生改变。细菌能从周围环境中捕获 DNA 的特殊生理状态称为感受态，转化的发生需要受体菌处于感受态。

（2）转导：以噬菌体为载体，把供体菌的部分基因转移给受体菌，使受体菌获得新的性状。根据噬菌体转导的 DNA 片段范围，可分为普遍性转导和局限性转导。

（3）接合：供体菌通过性菌毛介导，将其质粒转移给受体菌的过程。接合作用广泛存在于革兰阴性菌和某些革兰阳性菌中。能表达接合作用的质粒可统称为自主转移质粒。

（四）细菌遗传变异在医学上的应用

细菌发生变异，使其形态结构、生理、致病性、免疫性等各种特性发生变化，对细菌感染型疾病的诊断、治疗、预防等方面均有重要实际意义。

七、细菌的感染与致病性

细菌感染是指细菌等微生物在一定条件下，突破宿主的防御功能，侵入机体并生长繁殖、释放毒性物质等，引起机体不同程度的病理过程。通常将能使正常健康宿主致病的细菌称为致病菌或病原菌。

（一）正常微生物群与机会性感染

1. 正常微生物群

在人体各部位经常寄居而对人体无害的微生物称为正常微生物群或正常菌群，其中以细菌数量最多。

（1）正常微生物群的概念与分布：正常微生物群细菌之间、细菌与人体之间及与环境之间形成了一种生态关系，这种微生态环境处于一个平衡状态。

（2）正常微生物群的生理作用：正常菌群对构成人体内局部微生态平衡起着重要作用。表现为拮抗作用、营养作用、免疫作用、抗衰老作用和抗肿瘤作用。

2. 微生态平衡与失调

（1）微生态平衡：是指正常微生物群与其宿主生态环境在长期进化过程中形成生理性组合的动态平衡。微生态平衡与失调的影响因素来自微生物群、宿主与环境 3 个方面，是三者相互作用的结果，判断微生态平衡与否，必须综合分析在一定外环境中宿主与正常微生物群的存在状态及相互影响因素。

（2）微生态失调的主要原因：长期使用广谱抗生素、正常菌群寄居部位改变、免疫功能的降低。

（3）促进微生态平衡的原则：微生态失调的防治是指防治环境、宿主与正常微生物群之间生态失调的理论和方法，是防止机会性感染，特别是医院内感染的重要举措。

①保护好宏观生态环境。

②保护好微生态环境：消除引起微生态失调的病理状态，消除或缓解异常的解剖结构，增强机体免疫力，合理使用抗生素及微生态调节剂。

3. 机会性感染

正常微生物群与宿主之间、正常微生物群之间，通过营养竞争、代谢产物的相互制约等因素，维持着良好的生存平衡。在一定条件下，如果这种平衡关系被破坏，原来不致病的正常微生物群中的细菌可成为致病菌，称这类细菌为机会性致病菌，也称条件致病菌。由机会性致病菌引起的感染称为机会性感染。重要的机会性致病菌包括细菌和真菌，细菌中以革兰阴性菌为主，真菌中以白假丝酵母菌最为常见。

（1）常见的机会性致病菌：大肠埃希菌、克雷伯菌属、铜绿假单胞菌、变形杆菌属、肠杆菌属、沙雷菌属、葡萄球菌属。

（2）机会性致病菌的主要特点：毒力弱或无明显毒力，常为耐药菌或多重耐药菌，新的机会性致病菌不断出现。

（3）机会性感染类型：烧伤创面上化脓菌感染及败血症、切口化脓性感染、泌尿道感染、下呼吸道感染、假丝酵母菌性阴道炎、假膜性肠炎。

（4）机会性感染的条件：

①细菌方面的因素：改变定居部位，菌群失调。

②机体方面的因素：见于恶性肿瘤、移植术后激素及免疫抑制剂大量使用等。

（二）细菌的感染

1. 感染的来源与传播方式

感染源于宿主体外的称为外源性感染，若来自患者自身体内或体表的称为内源性感染。微生物通过一定的途径和方式从一个宿主传播到另一个宿主引起的感染又称传染。若在医院接受诊断、治疗、护理及其他医疗过程中，或在医院逗留期间所获得的感染称为医院感染或医院获得性感染。

（1）外源性感染：

①外源性感染的传染源：患者、带菌者、病畜和带菌动物。

②外源性感染的传播途径：呼吸道感染、消化道感染、创伤感染、接触感染、节肢动物叮咬感染、多途径感染。

（2）内源性感染：这类感染的病原菌大多是体内的正常菌群，当不同原因引起机体免疫力下降、某些消耗性疾病、大面积烧伤、晚期肿瘤患者或大量使用广谱抗生素导致菌群失调等，可使体内的条件致病菌迅速繁殖而引起感染。以隐伏状态存在于体内的病原菌，在机体免疫力下降时可重新引起感染。

2. 感染的类型

细菌感染的发生与发展是病原菌与宿主机体在一定条件下相互作用的复杂过程，其结局或转归取决于两者力量的对比，在临床上可表现出不同的感染类型。

（1）不感染：当宿主机体具有高度免疫力，或侵入的病原菌毒力很弱或数量不足，或侵入的部位不适宜时，病原菌迅速被机体的免疫系统所消灭，则不发生感染。

（2）隐性感染：当宿主机体的抗感染免疫力较强，或侵入的病原菌数量不多、毒力较弱，感染后对机体损害较轻，不出现或出现不明显的临床症状，既为隐性感染，又称亚临床感染。

（3）潜伏感染：指宿主机体与病原菌在相互作用过程中暂时处于平衡状态，病原菌潜伏在病灶内或某些特殊组织中，一般不出现在血液、分泌物或排泄物中，一旦机体免疫力下降，则潜伏的病原菌大量繁殖而引起疾病复发。

（4）显性感染：当宿主机体抗感染的免疫力较弱，或侵入的病原菌数量较多、毒力较强时，感染导致机体的组织细胞受到不同程度的损害，生理功能也会发生改变，并出现一系列的临床症状和体征。

1）由于病原菌的毒力及宿主机体抗感染能力存在着差异，临床上显性感染又可表现为急性或慢性等不同的感染模式。

①急性感染：发作突然，病程较短，一般是数日至数周。病愈后致病菌从宿主体内消失。

②慢性感染：病程缓慢，常持续数月至数年。引起慢性感染的病原菌多见于胞内寄生菌。

2）临床上按感染的部位不同，可分为局部感染和全身感染。

①局部感染：致病菌侵入宿主机体后，局限在一定部位生长繁殖引起病变者为局部感染。

②全身感染：感染发生后，致病菌或其毒性代谢产物向全身播散而引起全身性症状者为全身感染。临床上全身感染常表现出以下几种情况。

a.毒血症：病原菌侵入宿主机体后，只在机体局部生长繁殖，细菌不进入血液循环，但其产生的外毒素入血。外毒素经血到达易感的组织和细胞，引起特殊的毒性症状。

b.菌血症：病原菌由局部侵入血流，但未在血流中生长繁殖，只是短暂的一过性通过血液循环到达体内适宜部位后再进行繁殖而致病。

c.败血症：病原菌侵入血流后，在其中大量繁殖并产生毒性产物，引起全身中毒症状，如高热、皮肤和黏膜瘀斑、肝脾大等。

d.脓毒症：化脓性病原菌侵入血流后，在其中大量繁殖，并通过血流扩散至宿主体内的其他组织或器官，产生新的化脓性病灶。

（5）带菌状态：病原菌在显性或隐性感染后并未立即消失，在体内继续存在一定时间，与机体免疫力处于相对平衡状态，称为带菌状态。此时的宿主即为带菌者，带菌者经常会间歇排出病原菌，成为重要的传染源之一。

（三）细菌的致病性

细菌能引起感染的能力称为致病性或病原性。细菌的致病性是细菌种的特性，表示的是细菌能够引起某种疾病的基本特征。细菌致病性的强弱程度称为毒力，表示的是细菌致病性的强度，常用半数致死量（LD_{50}）或半数感染量（ID_{50}）表示。

1. 细菌的毒力

（1）侵袭力：病原菌突破宿主皮肤与黏膜生理屏障进入机体并在体内定植、繁殖和扩散的能力。主要由菌体表面结构和侵袭性物质等构成，包括黏附素、荚膜和侵袭性酶等。

1）黏附素：细菌具有黏附作用的相关结构或物质，黏附是绝大多数细菌感染的第一步，与细菌的致病性密切相关。黏附素可分为菌毛和非菌毛黏附物质。革兰阴性菌的黏附素通常为菌毛，部分细菌的外膜蛋白也具有黏附作用；革兰阳性菌的黏附素主要为菌体表面的毛发样突出物。

2）荚膜：是位于菌体表面的黏液性物质，化学成分主要为多糖，部分细菌为多肽。荚膜和微荚膜都具有抗吞噬和阻挠杀菌物质的作用，使病原菌能在宿主体内大量繁殖，产生病变。

3）侵袭性物质：包括侵袭素、侵袭性蛋白、胞外酶等。

（2）毒素：细菌毒素是细菌合成的对机体组织细胞有损害作用的毒性物质。按其来源、性质和作用等不同，通常将细菌毒素分为外毒素和内毒素两种。

1）外毒素：大多由革兰阳性菌产生，编码基因通常由染色体、质粒或温和噬菌体所携带。其化学本质为蛋白质，大多不耐热，具有良好的抗原性。外毒素的毒性作用强。不同细菌产生的外毒素对机体的组织器官具有选择作用，引起特殊的病变。根据分子结构及作用机制不同，分为 A–B 型毒素、单肽链毒素、超抗原毒素。

2）内毒素：是革兰阴性菌细胞壁中的脂多糖组分，只有当细菌死亡裂解或人工方法破坏菌体后才释放出来。对理化因素稳定，耐热，需加热至160℃经 2～4 小时，或用强碱、强酸或强氧化剂加温煮沸 30 分钟才能灭活。不能用甲醛溶液脱毒成类毒素。注射后，机体可产生相应抗体，但中和作用较弱。

脂多糖（LPS）分子由 O- 特异性多糖、核心多糖和脂质 A 3 部分构成。O- 特异性多糖和核心多糖具有免疫原性，可诱生特异性抗体，但不表达内毒素的生物学活性。脂质 A 是由氨基葡萄糖、磷酸和脂肪酸组成的糖磷脂，是表达内毒素生物学活性的分子基础，是内毒素的主要毒性成分。不同革兰阴性菌引起的感染，在机体内其内毒素的生物学效应大致相同，主要表现如下。

①发热反应：极微量(1～5ng/kg)内毒素就能引起人体体温上升，约 4 小时后恢复。

②白细胞反应：注射内毒素后，血液循环中中性粒细胞数骤减，1～2 小时后，LPS诱生的中性粒细胞释放因子刺激骨髓释放中性粒细胞进入血流，使其数量显著增加。

③内毒素血症与内毒素休克：当血液中细菌或病灶内细菌释放大量内毒素入血时，可导致内毒素血症。严重时可导致以微循环衰竭和低血压为特征的内毒素休克。

④弥散性血管内凝血（DIC）：是在感染性休克基础上进一步发展出现的严重并发症。内毒素对 DIC 形成的 3 个基本条件（即血流缓慢、酸中毒和凝血物质形成）均有影响。

⑤ Shwartzman 现象：是 DIC 的一种特殊表现。将革兰阴性菌培养上清液或杀死的菌体注入家兔皮内，18～24 小时后，再由静脉注射同种或另一种革兰阴性菌，约 10 小时可见第一次注射的局部皮肤发生出血坏死，此为局部 Shwartzman 现象。若两次均为静脉注射，则动物两侧肾皮质呈现坏死，最终死亡，即全身 Shwartzman 现象。

⑥免疫调节作用：机体内少量的内毒素可以发挥免疫调节作用。临床上使用被内毒素污染的药物或生物制品常可引起严重后果，因此必须检测制剂中的内毒素。最常用的检测方法有两种，即家兔发热试验和鲎试验法，后者是目前检测内毒素最敏感的方法。

2. 细菌的侵入数量

病原菌侵入机体造成感染，除必须具有一定的毒力物质外，还需有足够的数量。菌量的多少，一方面与病原菌毒力强弱有关；另一方面取决于宿主免疫力的高低。

3. 细菌的侵入部位

病原菌侵入机体的合适部位是引起感染的另一个重要环节。各种病原菌都有其特定的侵入部位，与其需要的生长繁殖的微环境有关。

（四）影响细菌感染的因素

细菌的致病性是相对特定宿主而言的，只有在感染时才表现出来。在一定的宿主免疫防御功能状态中，细菌感染的发生、发展与结局可以不同。细菌感染除受细菌致病力的影响外，还受宿主机体多方面的制约。

①病原菌在机体的定植需要有适宜的局部环境。

②机体的生理状态是影响细菌感染的重要因素。

③自然因素和社会因素对感染的发生、发展也有明显影响。

（郭　骏）

第二节　病　毒

一、概述

（一）病毒的发现及科学研究

1884 年，法国微生物学家查理斯·尚柏朗发明了一种细菌无法滤过的过滤器（Chamberland 烛形滤器，其滤孔孔径小于细菌的大小），利用这一过滤器可以将液体中存在的细菌除去。

1892 年，俄国生物学家伊凡诺夫斯基在研究烟草花叶病时发现，将感染了花叶病的烟草叶提取液用烛形滤器过滤后，依然能够感染其他烟草。于是他提出这种感染性物质可能是细菌所分泌的一种毒素，但他并未深入研究下去。当时，人们认为所有的感染性物质都能够被过滤除去并且能够在培养基中生长，这也是疾病细菌理论的一部分。

1899 年，荷兰微生物学家马丁乌斯·贝杰林克重复了伊凡诺夫斯基的实验，并相信这是一种新的感染性物质。他还观察到这种病原只在分裂细胞中复制，由于该实验没有显示这种病原的颗粒形态，因此他称其为"可溶的活菌"并进一步命名为"病毒"。贝杰林克认为病毒是以液态形式存在的（但这一看法后来被温德尔·梅雷迪思·斯坦利推翻，他证明了病毒是颗粒状的）。同样在 1899 年，勒夫勒和费罗施发现患口蹄疫动物的淋巴液中含有能通过滤器的感染性物质，由于经过了高度的稀释，排除了其为毒素的可能性；他们推论这种感染性物质能够自我复制。

19 世纪末，病毒的特性被认为是感染性、可滤过性和需要活的宿主，也就意味着病毒只能在动物或植物体内生长。1906 年，哈里森发明了在淋巴液中进行组织生长的方法。接着在 1913 年，E.Steinhardt、C.Israeli 和 R.A.Lambert 利用这一方法在豚鼠角膜组织中成功培养了牛痘苗病毒，突破了病毒需要体内生长的限制。1928 年，H.B.Maitland 和 M.C.Maitland 有了更进一步的突破，他们利用切碎的母鸡肾脏的悬液对牛痘苗病毒进行了培养。他们的方法在 20 世纪 50 年代广泛应用于脊髓灰质炎病毒疫苗的大规模生产。

另一项研究突破发生在 1931 年，美国病理学家 Ernest William Goodpasture 在受精的鸡蛋中培养了流感病毒。1949 年，约翰·富兰克林·恩德斯、托马斯·哈克尔·韦勒和弗雷德里克·查普曼·罗宾斯利用人的胚胎细胞对脊髓灰质炎病毒进行了培养，这是首次在没有固体动物组织或卵的情况下对细菌进行的成功培养。这一研究成果被约纳斯·沙克利用来有效地生产脊髓灰质炎病毒疫苗。

1931 年，德国工程师恩斯特·鲁斯卡和马克斯·克诺尔发明了电子显微镜，使研究者首次得到了病毒形态的照片。1935 年，美国生物化学家和病毒学家温德尔·梅雷迪思·斯坦利发现烟草花叶病毒大部分是由蛋白质组成的，并得到病毒晶体。随后，他将病毒成功地分离为蛋白质部分和 RNA 部分。温德尔·斯坦利也因为他的这些发现获得了 1946 年的诺贝尔化学奖。烟草花叶病毒是第一个被结晶的病毒，从而可以通过 X 线晶体学的方法来得到其结构细节。第一张病毒的 X 线衍射照片是由 Bernal 和 Fankuchen 于 1941 年拍摄的。1955 年，通过分析病毒的衍射照片，罗莎琳·富兰克林揭示了病毒的整体结构。同年，Heinz Fraenkel-Conrat 和 Robley Williams 发现将分离纯化的烟草花叶病毒 RNA 和衣壳蛋白混合在一起后，可以重新组装成具有感染性的病毒，这也揭示了这一简单的机制很可能就是病毒在它们的宿主细胞内的组装过程。

20 世纪早期，英国细菌学家 Frederick Twort 发现了可以感染细菌的病毒，并称为噬菌体。随后法裔加拿大微生物学家 F.lix d'Herelle 描述了噬菌体的特性：将其加入长满细菌的琼脂固体培养基上，一段时间后会出现由于细菌死亡而留下的空斑。高浓度的病毒悬液会使培养基上的细菌全部死亡，但通过精确的稀释，可以产生可辨认的空斑。通过计算空斑的数量，再乘以稀释倍数就可以得出溶液中病毒的个数。他们的工作揭开了现代病毒学研究的序幕。

20 世纪下半叶是病毒发现的黄金时代，大多数能够感染动物、植物或细菌的病毒在这数十年间被发现。1957 年，马动脉炎病毒和导致牛病毒性腹泻的病毒（一种瘟病毒）被发现；1963 年，巴鲁克·塞缪尔·布隆伯格发现了乙型肝炎病毒；1965 年，霍华德·马丁·特明发现并描述了第一种反转录病毒；这类病毒是将 RNA 反转录为 DNA 的关键酶，反转录酶在 1970 年由霍华德·特明和戴维·巴尔的摩分别独立鉴定出来。1983 年，法国巴斯德研究院的吕克·蒙塔尼和他的同事弗朗索瓦丝·巴尔-西诺西首次分离得到了一种反转录病毒，也就是现在世人皆知的人类免疫缺陷病毒（HIV）。他们也因此与发现了能够导致子宫颈癌的人乳头状瘤病毒的德国科学家哈拉尔德·楚尔·豪森分享了 2008 年的诺贝尔生理学与医学奖。

（二）病毒的特点及定义

1.病毒的特点

病毒是一类个体微小，结构简单，只含单一核酸（DNA 或 RNA），必需在活细胞内寄生并以复制方式增生的非细胞型微生物。病毒同所有生物一样，具有遗传、变异和进化的能力，是一种体积非常微小，结构极其简单的生命形式，病毒有高度的寄生性，完全依赖宿主细胞的能量和代谢系统，获取生命活动所需的物质和能量，离开宿主细胞，它只是一个大化学分子，停止活动，可制成蛋白质结晶，为一个非生命体，遇到宿主细胞它会通过吸附、进入、复制、装配、释放子代病毒而显示典型的生命体特征，所以病毒是介于生物与非生物的一种原始的生命体。

病毒由 2 ～ 3 种成分组成：病毒都含有遗传物质（RNA 或 DNA，只由蛋白质组成的朊病毒并不属于病毒），所有的病毒也都有由蛋白质形成的衣壳，用来包裹和保护其中的遗传物质。此外，部分病毒在到达细胞表面时能够形成脂质的包膜环绕在外。病毒的形态各异，从简单的螺旋形和正二十面体形到复合型结构。病毒颗粒的大小是细菌的1%。

2. 病毒的定义

病毒是代谢上无活性、有感染性、而不一定有致病性的因子，它们小于细胞，但大于大多数大分子，无例外地在生活细胞内繁殖，含有一个蛋白质或脂蛋白外壳和一种核酸（DNA 或 RNA），甚至只含有核酸而没有蛋白质，或只有蛋白质而没有核酸，它们作为大分子似乎太复杂，作为生物体它们的生理和复制方式又千姿百态。由此可见，病毒既具有化学大分子属性，又具有生物体基本特征；既具有细胞外的感染性颗粒形式，又具有细胞内的繁殖性基因形式的独特生物类群。

（1）形体极其微小，一般都能通过细菌滤器，因此病毒原叫"过滤性病毒"，必须在电子显微镜下才能观察。病毒的大小为 20 ～ 450nm，最大的为痘病毒科，大小为（170 ～ 260）nm×（300 ～ 450）nm，最小的为双联病毒科，直径 18 ～ 20nm。

（2）没有细胞结构，其主要成分仅为核酸和蛋白质两种，故又称"分子生物"。

（3）每一种病毒只含一种核酸，不是 DNA 就是 RNA。

（4）既无产能酶系，也无蛋白质和核酸合成酶系，只能利用宿主活细胞内现成代谢系统合成自身的核酸和蛋白质成分。

（5）以核酸和蛋白质等"元件"的装配实现其大量繁殖。

（6）在离体条件下，能以无生命的生物大分子状态存在，并长期保持其侵染活力。

（7）对一般抗生素不敏感，但对干扰素敏感。

（8）有些病毒的核酸还能整合到宿主的基因组中，并诱发潜伏性感染。

二、病毒学研究的基本方法

（一）病毒的分离与纯化

通过病毒的分离与纯化获得有感染性的病毒制备物是病毒学研究和实践的基本方法。

1. 病毒的分离

病毒的分离是将疑有病毒而待分离的标本（体液、血液、粪便等临床标本）经处理后，接种于敏感的实验宿主、鸡胚或细胞培养，经过一段时间孵育后，通过检查病毒特异性感染表现或用其他方法来确定病毒的存在。

（1）标本的采集与处理：用于分离病毒的标本应该含有足够量的活病毒。为了避免细菌污染，标本一般都应加入抗生素除菌，也可以用离心和过滤的方法处理。为了使细胞内的病毒充分释放出来，往往还需要研磨和超声波破碎细胞。由于大多数病毒对热不稳定，所以标本经处理后应立即接种。若需要运输或保存，数小时内可置于 50% 甘油内于4℃保存，对需较长时间冻存标本最好放置于–20℃以下或用干冰保存。

（2）标本接种与感染表现：标本接种于何种实验宿主（动物、植物、细菌）、鸡胚或细胞培养，以及选择何种接种途径主要取决于病毒的宿主范围和组织嗜性，同时应考虑简单、易于培养，所产生的感染结果容易判断等要求。

2. 病毒的纯化

病毒纯化有两个标准：第一，由于病毒是有感染性的生物体，所以纯化的病毒制备物应保持其感染性；第二，由于病毒具有化学大分子的属性，病毒毒粒应具有均一的理化性质。

病毒纯化应根据病毒的基本理化性质建立：第一，毒粒的基本化学组成是蛋白质，鉴于病毒的高蛋白含量，可利用蛋白质提纯方法来纯化病毒，如盐析、等电点沉淀、有机溶剂沉淀、凝胶层析及离子交换等；第二，毒粒具有一定的形状和密度，一般可在10000～100000g的离心场中沉降1～2小时。

（二）病毒的测定

病毒的测定是病毒的定量分析。病毒既能够根据他们的理化性质或免疫学性质进行定量，也能够根据分析他们与宿主或宿主细胞的相互作用进行测定。病毒的物理颗粒计数，可以在电镜下直接计算，也可根据血细胞凝集实验用于病毒定量。根据病毒的抗原性质，可以用免疫沉淀实验、酶联免疫吸附实验等方法对病毒进行定量分析。

三、毒粒的性质

（一）病毒的形态及结构

病毒的形态各异，从简单的螺旋形和正二十面体形到复合型结构。人们在电镜下观察到许多病毒粒体的形态和大小，病毒的形状同其壳体的基本结构有着紧密的联系。病毒的壳体有 4 种结构类型，与之相对应，病毒颗粒的形状大致可分为下列 4 种类型。

1. 螺旋对称壳体——烟草花叶病毒

蛋白质亚基沿中心轴呈螺旋状排列，形成高度有序、对称的稳定结构。螺旋对称的壳体形成直杆状、弯曲杆状和线状等杆状病毒颗粒。

很多植物病毒（如 TMV 等）则为坚硬的杆状，而某些植物病毒和细菌病毒的形状是软而能弯曲的、很长的纤维状。昆虫病毒中核型多角体病毒属成员也多呈杆状。

2. 二十面对称壳体——腺病毒

蛋白质亚基围绕具立方对称的正多面体的角或边排列，进而形成一个封闭的蛋白质的鞘。因二十面体容积为最大，能包装更多的病毒核酸，所以病毒壳体多为二十面体对称结构。病毒的壳体为二十面体对称，大部分动物病毒和少数植物病毒呈球状病毒颗粒。

3. 复合对称壳体——噬菌体

仅少数病毒壳体为复合对称结构。壳体由头部和尾部组成，包装有病毒核酸的头部通常呈二十面体对称，尾部呈螺旋对称。具有复合对称结构的典型例子是有尾噬菌体。有复合对称壳体的细菌病毒（噬菌体）和某些动物病毒呈复杂形状的病毒颗粒。

4. 包膜型——带状疱疹、流感病毒、艾滋病毒

一些病毒可以利用改造后宿主的细胞膜（来自细胞表面的质膜或细胞内部的膜，如核膜及内质网膜）环绕在病毒体周围，形成一层脂质的包膜。包膜上既镶嵌有来自宿主

的膜蛋白，也有来自病毒基因组编码的膜蛋白；而脂质膜本身和其中的糖类则都来自宿主细胞。包膜型病毒位于包膜内的病毒体，可以是螺旋形或正二十面体形的。

无包膜的病毒在宿主细胞内完成复制后，需要宿主细胞死亡并裂解后，才能逸出并进一步感染其他细胞。这种方法虽然简单，但常常造成大量非成熟细胞死亡，反而降低了对宿主细胞的利用率。而有了包膜之后，病毒可以通过包膜与宿主的细胞膜融合出入细胞，而不需要造成细胞死亡。流感病毒和艾滋病病毒采用的就是这种策略。大多数的包膜型病毒的感染性都依赖于包膜。

（二）毒粒的化学组成

病毒的基本化学组成是核酸和蛋白质。所有成熟的病毒至少是由一种或几种蛋白质和一种核酸组成，只有少数几种例外（它们仅仅以核酸形式存在，如类病毒）。有些病毒还含有一定量的脂类物质及糖类等。病毒粒子是由 DNA 或 RNA 病毒核酸构成髓核，髓核被称为衣壳的蛋白质外壳所包围，髓核和衣壳统称为核衣壳。有些病毒的核衣壳外面包被着一层囊膜，囊膜由脂质、蛋白质和糖组成。

1. 病毒的核酸

核酸是病毒的遗传物质，携带着病毒的全部遗传信息，是病毒遗传和感染的物质基础。一种病毒的病毒颗粒只含有一种核酸（DNA 或 RNA）。它们以单链、双链或环状多核苷酸组成。一种病毒只有一种特定类型的核酸（DNA 或 RNA），这与某种特定类型的病毒起源有关。不同种类的病毒其核酸含量有较大的差别。流感病毒的核酸不到病毒颗粒质量的 1%，大肠埃希菌噬菌体 T_2、T_4、T_6 的核酸约占病毒颗粒的一半或更多。由于核酸是病毒的遗传物质，每种病毒颗粒中的核酸含量并不一致，其结构和功能也有一定的关系。结构复杂的病毒有较多的核酸，结构简单的病毒只需较少的核酸。

2. 病毒的蛋白质

蛋白质是病毒的另一类主要成分，包括结构蛋白和非结构蛋白。非结构蛋白是指由病毒基因组编码的，在病毒复制或基因表达调控过程中具有一定功能，但不结合于病毒颗粒中的蛋白质。结构蛋白是指构成一个形态成熟的、有感染性的病毒颗粒所必需的蛋白质，包括壳体蛋白、包膜蛋白和毒粒酶等。

壳体蛋白是构成病毒壳体结构的蛋白质，由一条或多条多肽链折叠形成的蛋白质亚基，是构成壳体蛋白的最小单位。壳体蛋白的主要功能是：

①构成病毒的壳体，保护病毒的核酸。

②无包膜病毒的壳体蛋白参与病毒的吸附、侵入，决定病毒的宿主嗜性，同时它们还是病毒的表面抗原。

包膜蛋白是构成病毒包膜结构的蛋白质，包括包膜糖蛋白和基质蛋白两类。包膜蛋白的主要功能是：

①是病毒的主要表面抗原，它们与细胞受体相互作用，启动病毒感染发生，有些还介导病毒的侵入。

②还可能具有凝集脊椎动物红细胞、细胞融合以及酶等活性。

③基质蛋白构成膜脂双层与核衣壳之间的亚膜结构，具有支撑包膜、维持病毒结构的作用，并在病毒芽出成熟过程中发挥重要作用。

毒粒酶根据功能大致分为两类：一类参与病毒侵入、释放等过程，如 T_4 噬菌体的溶菌酶；另一类参与病毒的大分子合成，如反转录病毒的反转录酶。

3. 病毒的脂质

许多病毒的包膜内存在有脂类化合物，如磷脂、脂肪酸、甘油酸三酯和胆固醇等。这些脂类几乎都是由病毒粒子在细胞内成熟，在细胞膜处以芽生方式释放，直接从寄主细胞膜上得到。病毒脂类存在与病毒的吸附和侵入有关。

4. 病毒的糖类

病毒的核酸中含戊糖，有的病毒还含有少量的其他糖类，为核糖或脱氧核糖和磷酸组成的核酸骨架。有包膜病毒中糖类以寡糖侧链的形式与蛋白质结合形成包膜糖蛋白。

5. 其他组成

在某些动物和植物病毒中存在多胺类有机阳离子，包括丁二胺、亚精胺、精胺等，它们大多结合于病毒核酸，对核酸的构型有一定影响。在某些病毒的病毒体中，还发现其他的小分子组分，如 ATP，为噬菌体尾鞘收缩提供能量。

（三）影响病毒存活的因素

1. 灭活

病毒受理化因素作用后失去感染性，称为灭活。灭活的病毒仍保留其抗原性、红细胞吸附、血凝和细胞融合等活性。

2. 物理因素

（1）温度：大多数病毒耐冷不耐热，在 0℃ 以下温度能良好生存，特别是在干冰温度（-70℃）和液氮温度（-196℃）下更可长期保持其感染性；相反，大多数病毒在 55～60℃，几分钟至十几分钟即被灭活，100℃ 时在几秒钟内即可灭活病毒。

（2）pH：一般来说，大多数病毒在 pH 6～8 的环境下比较稳定，而在 pH 5.0 以下或者 pH 9.0 以上容易灭活。

（3）辐射：电离辐射中的 γ 射线和 X 线以及非电离辐射中的紫外线都能使病毒灭活。

3. 化学因素

（1）脂溶剂：有包膜病毒对脂溶剂敏感。乙醚、氯仿、丙酮、阴离子去垢剂等均可使有包膜病毒灭活。借此可以鉴别有包膜病毒和无包膜病毒。

（2）氧化剂、卤素、醇类：病毒对各种氧化剂、卤素、醇类物质敏感。过氧化氢、漂白粉、高锰酸钾、甲醛、过氧乙酸、次氯酸盐、乙醇、甲醇等均可灭活病毒。

（3）抗生素和中草药：病毒对抗生素不敏感，在病毒分离时，标本用抗生素处理或在培养液中加入抗生素可抑制标本中的杂菌，有利于病毒分离。近年来的研究表明，有些中药（如板蓝根、大青叶、柴胡、大黄、贯众等）对某些病毒有抑制作用。

四、病毒的复制

病毒缺乏增生所需要的酶系，只能在活的宿主细胞内增殖（自我复制）。绝大多数病毒复制过程可分为下列六步：吸附、侵入、脱壳、生物合成、装配和释放。

（一）吸附

吸附是决定感染成功与否的关键环节。病毒吸附于敏感细胞，需要病毒表面特异性的吸附蛋白与细胞表面受体相互作用。病毒吸附蛋白（VAP）一般由衣壳蛋白或包膜上的糖蛋白突起充当。细胞表面受体也称病毒受体，为有效结合病毒粒子的细胞表面结构，大多数噬菌体的病毒受体为细菌细胞壁上的磷壁酸分子、脂多糖分子以及糖蛋白复合物，有的则位于菌毛、鞭毛或荚膜上。大部分动物病毒的病毒受体为镶嵌在细胞膜脂质双分子层中的糖蛋白，也有的是糖脂或唾液酸寡糖苷。植物病毒迄今尚未发现有特异性细胞受体，其进入植物细胞的机制是通过伤口或媒介传播。

病毒的细胞受体具有种系和组织特异性，决定了病毒的宿主谱。不同种属的病毒其细胞受体不同，有的甚至同种不同型的病毒以及同型不同株的病毒受体也不相同；另外，有些不同种属的病毒却有相同的细胞受体，其吸附和感染可对其他病毒的感染产生干扰。

VAP 与病毒受体的结合需要一定的温度条件，以促进与酶反应相类似的化学反应。在 $0 \sim 37℃$ 内，温度越高病毒吸附效率也越高。病毒吸附细胞的过程可在几分钟到几十分钟的时间内完成。

（二）侵入

病毒通过以下不同的方式进入宿主细胞：注射式侵入、细胞内吞、膜融合以及其他特殊的侵入方式。注射式侵入是有尾噬菌体通常的侵入方式。通过尾部收缩将衣壳内的DNA 基因组注入宿主细胞内。细胞内吞是动物病毒的常见侵入方式。经细胞膜内陷形成吞噬泡，使病毒粒子进入细胞质中。膜融合是有包膜病毒侵入过程中，病毒包膜与细胞膜融合的一种侵入方式。

直接侵入大致可分为 3 种类型：

①部分病毒粒子直接侵入宿主细胞，其机制不明。

②病毒与细胞膜表面受体结合后，由细胞表面的酶类帮助病毒粒子释放核酸进入细胞质中，病毒衣壳仍然留在细胞膜外，将病毒侵入和脱壳融为一体。

③其他特殊方式：植物病毒通过存在于植物细胞壁上的小伤口或天然的外壁孔侵入，或植物细胞之间的胞间连丝侵入细胞，也可通过介体的口器、吸器等侵入细胞。

（三）脱壳

脱壳是指病毒感染性核酸从衣壳内释放出来的过程。有包膜病毒脱壳包括脱包膜和脱衣壳两个步骤，无包膜病毒只需脱衣壳，方式随不同病毒而异。注射式侵入的噬菌体和某些直接侵入的病毒可以直接在细胞膜或细胞壁表面同步完成侵入和脱壳。病毒粒子以内吞方式或直接进入细胞后，经蛋白酶的降解，先后脱去包膜和衣壳。以膜融合方式侵入的病毒，其包膜在与细胞膜融合时即已脱掉，核衣壳被移至脱壳部位并在酶的作用下进一步脱壳，病毒核酸游离并进入细胞的一定部位进行生物合成。病毒脱壳必须有酶的参与，脱壳酶来自宿主细胞，有的为病毒基因编码。

（四）生物合成

病毒借助宿主细胞提供的原料、能量和场所合成核酸和蛋白质，期间所需的多数酶也来自宿主细胞。在病毒进入宿主细胞后生物合成阶段，胞质中无病毒颗粒，称为隐蔽期。

（五）装配

病毒的结构成分核酸与蛋白质分别合成后，在细胞核内或细胞质内组装成核衣壳。绝大多数 DNA 病毒在细胞核内组装，RNA 病毒与痘病毒类则在细胞质内组装。无包膜病毒组装成核衣壳即为成熟的病毒体，病毒的早期蛋白（即非病毒结构成分）不组装入病毒，残留在感染细胞中。

（六）释放

绝大多数无包膜病毒释放时被感染的细胞崩解，释放出病毒颗粒，宿主细胞膜被破坏，细胞迅即死亡。绝大多数有包膜病毒通过细胞内的内质网、空泡或包上细胞核膜或细胞膜以出芽方式释放而成为成熟病毒，在一段时间内逐个释出，对细胞膜破坏轻，宿主细胞死亡慢。从单个病毒吸附开始至所有病毒释放，此过程称为感染周期或复制周期。一个感染细胞一般释放的病毒数为 100 ～ 1000 个。

（罗 惟）

第三节 真 菌

一、概述

真菌一词源于拉丁文的"蘑菇"，中文早期称为蕈，后称真菌，是广泛分布于自然界的一大类真核生物。生物学家传统上把真菌定义为具有真正细胞核和细胞器、能产孢子的、不含叶绿素的生物，通过有性或无性方式进行繁殖，通常为丝状、分枝的体细胞结构（称作菌丝），一般具有细胞壁。近年来随着分子遗传学的进步，真菌的定义也将不断修改和完善。真菌菌体的基本结构为丝状的菌丝体和（或）孢子，其细胞壁含有甲壳质和葡聚糖；细胞内含有各种细胞器。真菌的种类繁多，自然界中估计有 150 万种以上，但已发现和描述过的真菌只有 10 万种左右，以腐生、共生和寄生等多种方式存在，与自然环境、人类和其他生物关系密切。大多数真菌对人类有益，少数对人类具有致病性，称为致病性真菌，不过随着临床免疫受损宿主的不断增多，越来越多的真菌可引起机会性真菌感染。

真菌可引起人类、动物真菌病，所致疾病从浅表感染到威胁生命的侵袭性感染，其中，侵袭性真菌病危害最大，主要发生在免疫功能受损的患者。随着广谱抗生素、抗肿瘤药物、糖皮质激素和免疫抑制剂在临床上的广泛应用，器官移植及导管技术的发展，艾滋病和糖尿病的发病率不断上升，免疫受损患者不断增多，很多原本不致病的真菌可作为机会致病菌引起感染，甚至成为免疫受损患者的重要死亡原因。目前，侵袭性真菌病的发病率不断上升，已成为世界范围内日益关注的问题。

二、真菌的形态

（一）单细胞真菌

单细胞真菌形态较为简单，包括酵母型和类酵母型真菌。

1. 酵母型真菌

酵母菌为单细胞真菌，一般呈圆形、卵圆形或圆柱形，长 5 ～ 30μm，宽 3 ～ 5μm。以出芽方式繁殖，不产生菌丝。

2. 类酵母型真菌

类酵母型真菌也属单细胞真菌，与酵母型真菌的主要区别在于其延长的芽体不与母细胞脱落而形成假菌丝。假菌丝可伸入培养基内，形成类酵母型菌落。

（二）多细胞真菌

形态较复杂，由菌丝和孢子组成。

1. 菌丝

菌丝是由成熟的孢子在基质上萌发产生芽管，芽管进一步延长后形成管状结构，其横径一般为 5～6μm。菌丝可长出许多分枝，并交织在一起被称为菌丝体。

（1）菌丝按有无横隔分类。

1）有隔菌丝：菌丝间隔一定距离，由横隔或隔膜将其分隔成多个细胞，每一个细胞含有一个至数个核。横隔中有小孔，可允许细胞质与核互相流通，如皮肤癣菌、曲霉等。

2）无隔菌丝：菌丝中无横隔将其分段，但其内有多个核，整条菌丝就是一个多核单细胞，如毛真菌和根真菌。

根据菌丝的功能，菌丝分为以下 3 类。

①营养菌丝体：是指伸入培养基或被寄生的组织中吸取营养物质的菌丝体。

②气生菌丝体：是指向空气中生长的菌丝体。

③生殖菌丝体：是指气生菌丝体中发育到一定阶段可产生孢子的那部分菌丝体。

（2）菌丝还可按其形态进行分类：如球拍状、螺旋状、结节状、梳状和鹿角状菌丝等。虽然不同种类的真菌其菌丝形态不同，但有时也可能会出现形态相似的菌丝，这是在真菌鉴别中必须加以注意的。

2. 孢子

孢子是由生殖菌丝产生的一种繁殖体。一条生殖菌丝可形成多个孢子，而孢子在适宜生长的环境条件下又发芽长出芽管，并逐渐发育成菌丝体，因而孢子是真菌的繁殖结构，孢子也是真菌分类和鉴定的重要依据之一。虽然真菌孢子与细菌芽孢的英文名均为"spore"，但两者的生物学特性是截然不同的，它们的主要区别要点见表1-1。

表 1-1　真菌孢子与细菌芽孢区分要点

区别要点	真菌孢子	细菌芽孢
产生数目	一根菌丝可产生多个	一个细菌只产生一个
形成部位	细胞内或细胞外	细胞内
热抵抗力	不强，60～70℃短时间死亡	强，100℃沸水中杀死芽孢需 1～3 小时
产生机制	为真菌的繁殖体	细菌在不良环境下产生的休眠形式

真菌的孢子分为有性孢子和无性孢子两大类。

（1）有性孢子：是由同一菌体或不同菌体的两个细胞或性器官融合，经减数分裂后所产生的孢子。真菌有性孢子主要有卵孢子、接合孢子、子囊孢子和单孢子 4 种。

（2）无性孢子：是由菌丝上的细胞直接分化或出芽形成，不发生细胞融合。

根据无性孢子形态，可将其分为分生孢子、叶状孢子和孢子囊孢子 3 大类。大部分真菌都既能形成有性孢子，又能形成无性孢子，但半知菌亚门的真菌一般只能产生无性孢子。目前虽然已观察到半知菌亚门中有些有性生殖阶段，但为数不多。由于半知菌亚门与医学关系密切，故下面主要介绍真菌无性孢子。

1）分生孢子：由生殖菌丝末端及其分枝的细胞分裂或浓缩形成的单个、成簇或链状的孢子，称为分生孢子，是多细胞真菌中最常见的无性孢子。根据分生孢子的大小、组成和细胞的多少，分生孢子又分为大分生孢子和小分生孢子。

①大分生孢子：由菌丝末端膨大分隔形成，体积较大，由多个细胞组成，常呈梭状或梨形。大分生孢子的大小、细胞数和颜色是鉴定半知菌类、真菌的重要依据。

②小分生孢子：孢子体积较小，一个孢子即为一个细胞。小分生孢子有球形、卵形和梨形等各种形态，但因多细胞真菌都能产生小分生孢子，故小分生孢子对真菌的鉴别意义不大。

2）叶状孢子：是在生殖菌丝内直接形成的孢子，它包括以下3种类型。

①芽生孢子：由生殖菌丝体细胞出芽形成的圆形或卵圆形孢子称为芽生孢子。当芽生孢子长到一定大小即与母细胞体脱离，若不脱离而相互连接形成链状，被称为假菌丝。酵母菌和白假丝酵母菌都以芽生孢子的方式繁殖，但白假丝酵母菌容易形成假菌丝。

②厚膜孢子：由生殖菌丝顶端或中间部分变圆，细胞质浓缩，细胞壁加厚所形成的孢子称为厚膜孢子。大多数真菌在不利的环境中都能形成厚膜孢子，并使其代谢降低、抵抗力增强；当环境有利其生长时，厚膜孢子又可出芽繁殖。

③关节孢子：由生殖菌丝细胞壁增厚并出现许多隔膜，然后从隔膜处断裂而形成长方形节段，排列呈链状的孢子称为关节孢子。关节孢子多见于在陈旧的真菌培养物中。

3）孢子囊孢子：即生在孢子囊内的孢子。孢子囊是由气生菌丝或孢子囊梗顶端膨大，并在下方生出横膈与菌丝分开而形成囊状结构，囊内含有许多孢子，孢子成熟后则破囊散出，如毛霉菌、根霉菌等均形成孢子囊孢子。

三、真菌感染

真菌在临床上最常见、危害最大的致病形式是病原真菌向组织内侵入、增生引起的真菌感染，也可以通过释放各种毒素引起真菌中毒症。致病性真菌则通过刺激人体免疫系统产生变态反应而引起真菌过敏症。真菌感染性疾病根据真菌侵犯人体的部位分为4类：浅表真菌病、皮肤真菌病、皮下组织真菌病和系统性真菌病，前两者合称为浅部真菌病，后两者合称为深部真菌病。

临床最常见的是肺部真菌感染，感染的途径有以下3种。

（1）吸入性感染：如曲霉、隐球菌、组织胞质菌、球孢子菌等往往通过吸入真菌孢子而发生感染。

（2）内源性感染：念珠菌、放线菌可寄生于人的上呼吸道，当机体抵抗力下降而发生感染。

（3）血行感染：皮肤等肺外部位的真菌感染，可通过血液循环播散到肺。

四、真菌的繁殖方式

真菌的繁殖方式可分为无性繁殖和有性繁殖两种。

（一）无性繁殖

无性繁殖是指不经过两个异性细胞融合而形成新个体的繁殖方式。无性繁殖方式的特点是简单、快速、产生的新个体多。无性繁殖是真菌的主要繁殖方式，包括以下4种主要形式。

1. 芽生

先由真菌细胞或菌丝出芽，然后逐渐长大到一定大小即与母体脱离。芽生是真菌较常见的繁殖方式，如酵母型真菌和类酵母型真菌多以此方式繁殖。

2. 裂殖

即真菌细胞以二分裂法直接形成两个子细胞。这种方式不多见，仅少数双相真菌在宿主机体内才会以此方式繁殖。

3. 隔殖

繁殖时先在分生孢子梗某一段落形成一隔膜，然后原生质浓缩形成一个新的孢子，而孢子可再独立繁殖。

4. 菌丝断裂

即真菌菌丝断裂成许多小片段，每一片段在适宜的环境条件下又发育形成新的菌丝体。

（二）有性繁殖

有性繁殖是指经过两个不同性别的细胞融合而产生新个体的繁殖过程。有性繁殖分为 3 个不同的阶段，即两个细胞的原生质结合的质配阶段、两个细胞核融合在一起的核配阶段和二倍体的核通过减数分裂成单倍体的减数分裂阶段。与医学有关的真菌大多数均无有性繁殖方式。

五、真菌的菌落特征

真菌的繁殖能力较强，但生长速度比细菌慢，一般需要 1～4 周才能形成菌落。在沙保弱培养基上，真菌可形成以下 3 种类型的菌落。

（一）酵母型菌落

菌落特征类似细菌菌落，但较细菌菌落大而厚，不透明，一般为圆形，表面光滑，湿润呈蜡状，柔软而致密，多为乳白色，少数呈红色。较长时间培养后，菌落表面呈皱纹状，颜色变暗。多数单细胞真菌培养后都会形成酵母型菌落。

（二）类酵母型菌落

菌落外观性状与酵母型菌落相似，但由于有芽生孢子与母细胞连接形成的假菌丝伸入培养基中，故称类酵母型菌落，如白假丝酵母菌的菌落。

（三）丝状菌落

菌落比细菌、放线菌菌落都大，质地较疏松，呈绒毛状、毡状和棉絮状等；菌落和培养基连接紧密，不易挑起。气生菌丝可产生不同色素，接近菌落中心的气生菌丝因其生理年龄较大，分化成熟较早，颜色一般也较深，故菌落中心与边缘的颜色常不一致，这些均可作为鉴别真菌的依据。多细胞真菌培养后都形成丝状菌落。

六、真菌感染的非培养检查

真菌感染的非培养检查方法是目前研究的热点，主要包括血清学检查、分子生物学检查和组织病理学检查。其中，分子生物学方法具有简便、快速、准确等优点，深受临床欢迎，具有广泛的发展前景。

（一）血清学检查

血清学检查方法主要包括抗体检测、抗原与代谢产物检测两大类。其中，真菌抗原和代谢物成分的检测敏感性高、特异性好，且能反映病情的变化，特别是对于免疫功能受损的患者可能更有价值，已应用于隐球菌病、曲霉病、念珠菌病及组织胞质菌病的诊断。

1. 曲霉半乳糖甘露糖抗原检测

免疫酶法检测血清中曲霉半乳糖甘露糖抗原，其敏感性可达 1ng/mL，灵敏度在 50%～90%，特异度为 80%～90%，而且阳性结果出现在临床症状或影像学特征之前。本法还可检测 BAL 和尿标本，是目前国际上一致认可的一项侵袭性曲霉病的诊断方法。该法的缺点是某些食物和药物影响可导致假阳性结果。因半乳甘露聚糖血症常为一过性，建议对于高危人群应进行动态监测。

2. 1,3-β-D- 葡聚糖检测

又称 G 实验，可用于对系统性真菌病的筛查，该方法敏感性可达 1pg/mL，特异度高，但易引起假阳性，且无法区分真菌种类。在欧洲有关系统性真菌感染的实验室诊断基本方法中，系统性念珠菌病推荐通过检测念珠菌表面甘露聚糖抗原来诊断。

3. 新生隐球菌乳胶凝集实验

检测隐球菌荚膜抗原，是隐球菌病最快速和最有价值的诊断方法，敏感性可高达 99%。除可检测血清外，还可检测脑脊液，但应注意防止出现假阳性。

（二）分子生物学检查

近年来，分子生物学技术的成熟使之应用于真菌检测成为可能，其敏感性、特异性预示着良好的应用前景，但目前还多局限于实验室研究，真正应用于临床尚需进一步标准化。目前，应用于病原真菌的分型、鉴定和诊断的分子生物学方法主要为聚合酶链式反应（PCR）相关的各种技术，如 RAPD、PCR-RFLP、PCR-SSCP 和 DNA 序列分析等。序列分析最常选用的目的片段是 rDNA 复合体，其中 18S rDNA 和 28S rDNA 相对保守，多用于设计真菌通用引物，而 ITS1 和 ITS2 区则多用于设计种特异性引物。随着病原性真菌基因组资源的日益丰富，可供进行序列分析比较，据此来设计特异的引物或探针应用于真菌诊断。改进的 PCR 技术（如多重 PCR、实时 PCR 技术，乃至基因芯片技术等）将在较大程度上增加敏感性与特异性。近年来，基质辅助激光解吸电离飞行时间质谱技术已在细菌、分枝杆菌及少数病原性真菌的鉴定中显示出快速、精确的优势。

迄今为止，真菌感染的诊断技术仍然十分有限，应尽可能联合应用多种检测技术。应当强调的是，在开发新的血清学和分子生物学诊断技术的同时，不能忽视影像学、组织学、真菌镜检和真菌培养等检测技术，还应结合对临床症状的观察。迄今为止，国际上已完成十几种常见致病性真菌的全基因组序列测定，为深入研究致病性真菌的特性奠定了基础，预计在不久的将来，利用最新的信息资源，根据不同种属真菌的 DNA 序列特点，设计种属特异性引物和探针，将多种探针标记在芯片上，可在很短的时间内同时鉴定多种致病真菌种类，达到快速、特异诊断的目的。分子生物学技术经过不断完善和标准化程序的建立，将会应用到不同种属真菌病诊断、疗效考察和流行病学调查之中。

（三）组织病理学检查

真菌病的病理学检查在临床上非常重要，特别是在诊断侵袭性真菌感染时尤为重要。当疑为侵袭性真菌感染时，临床上通过手术、针吸活检技术或内镜等手段获取组织标本，根据在组织中发现真菌病原体及局部组织反应等组织病理学表现，可诊断真菌感染，判断是致病菌还是单纯的正常寄生菌群。通过评价组织中炎症反应与真菌分布，确定疾病为侵袭性感染，或只是单纯的过敏反应，如侵袭性或过敏性支气管肺曲霉病，确定真菌在体内的播散范围、器官受损程度，鉴定病变是局限性感染还是系统性感染。因此，组织病理学已成为诊断深部真菌感染的最可靠方法，可称为"金标准"。

应用组织病理学方法诊断真菌感染，应考虑多方面的因素，包括不同的致病菌种、选用适当的染色剂和染色方法、病理医师的专业经验等。真菌的组织病理学检测方法包括传统的 HE 染色、各种特殊染色方法、免疫组织化学技术及分子生物学技术等。传统的 HE 染色组织反应清晰，病理变化显示良好，但真菌着色程度不同。一些暗色真菌由于本身的颜色，HE 染色可观察到曲霉染色尚可，但大部分真菌不着色或着色较淡，当真菌量较少时，很易漏诊，故而需应用特殊染色方法，包括 PAS 染色、Gomori 六胺银染色（GMS）、Gridley fungus 染色、革兰染色和黏蛋白卡红染色、Fomana-Masson 黑色素染色等。通过特殊染色和适当的复染后，真菌的特殊形态可在组织中形成明显的反差，从而确诊真菌感染。

应用 HE 染色和各种特殊染色方法，根据真菌各自不同的形态学特征及组织反应情况，可提示真菌感染的存在，有时还可确定真菌的类别。不过，许多致病性真菌的形态在组织中非常相似，如感染组织中的曲霉与毛霉、镰刀菌形态相似，一些酵母菌形态学上更易彼此混淆，而且真菌形态还受很多因素的影响，如真菌的立体结构、真菌的成熟程度、抗真菌治疗作用、感染组织类型以及缺氧坏死等。因此，传统的组织病理学染色方法存在一定的局限性，往往只能提示真菌感染而不能鉴定其属种。

当疑为真菌感染，但真菌形态不典型或组织中真菌量少难以诊断时，荧光抗体染色及免疫过氧化物酶染色等免疫组织化学技术可进行正确的诊断，具有快速、敏感、相对特异的优点。荧光抗体检测技术除能检测组织标本外，还可鉴定病变渗出物、支气管灌洗液、骨髓、血液、脑脊液及痰液等涂片中的真菌。免疫过氧化物酶染色可根据致病真菌抗原性不同，制备种属特异性抗体，来检测组织标本中的致病菌。免疫组织化学技术已应用于双相真菌、丝状真菌和酵母菌的检测。人们仍在不断努力以制备特异性好的抗体，如白假丝酵母菌抗体、曲霉抗体、隐球菌抗体、毛霉抗体等。应用免疫组织化学方法时，要注意抗体交叉反应、抗体类型、抗原修复和设立对照。致病性真菌广泛存在交叉抗原，易发生交叉反应，可通过纯化抗原、将多克隆抗体经异源吸收或制备单克隆抗体，以提高抗体的特异性。

原位杂交技术是分子生物学和组织化学成功结合的产物，已应用于常见的系统性曲霉病、系统性念珠菌病、新生隐球菌病、肺孢子菌肺炎等诊断，由于真菌感染没有特征性的组织学改变，因此在组织切片中找到病原性真菌是确诊的唯一依据。组织病理学诊断真菌感染需结合真菌的形态特点、特殊染色反应、真菌引起的组织病理变化综合做出诊断。真菌在深部组织中可引起各种各样的组织反应，不同脏器反应各不相同。其病理变化一般可表现无炎症或仅有轻微病变、化脓性反应、嗜酸性粒细胞反应、肉芽肿性反应、坏死性病变、血栓性血管炎、钙化和皮肤假上皮瘤样增生。

对于免疫功能极度衰竭的真菌感染患者，常可见组织内的大量真菌而无明显的炎症反应。肉芽肿性组织反应是真菌病的一种重要组织学改变，其中化脓性肉芽肿是真菌病最具特征性、最为常见的肉芽肿性组织反应。其中心是化脓性表现，即中性粒细胞构成的微脓肿，周围是上皮样细胞，间杂一些淋巴细胞，最外层由淋巴细胞、浆细胞及纤维细胞环绕。常见于孢子丝菌病、着色芽生菌病、球孢子菌病、皮炎芽生菌病等。

异物性肉芽肿由异物巨细胞聚集形成小结节，巨细胞内吞噬大量真菌，主要见于皮肤癣菌肉芽肿、新生隐球菌病等。结核结节样肉芽肿与典型的结核结节一样，中央为干酪样坏死，常见于组织胞质菌病、球孢子菌病等。巨噬细胞性肉芽肿，多见于播散性马尔尼菲青霉病、组织胞质菌病等。

皮下真菌病（如孢子丝菌病、着色芽生菌病）常形成假上皮瘤样增生及上皮内微脓肿。真菌病的组织病理改变没有特征性，诊断真菌病虽不能单靠组织反应，但可提示真菌感染的存在，依此进一步查找真菌。真菌在组织内可为透明的或暗色的，形态表现为孢子、菌丝或孢子和菌丝并存。

对于组织中的酵母样致病菌，通过观察细胞形态、大小，胞壁厚薄，芽孢的数量、形态、着生方式，有无分隔、色素，有无荚膜，单核或多核，是否存在假菌丝或真菌丝，是否有关节孢子等，对感染真菌进行分类鉴定。例如，形态为厚壁、单个宽颈芽殖、多核的致病菌是皮炎芽生菌的特征性表现；有荚膜的酵母样致病菌为新生隐球菌；芽生、有假菌丝、无关节孢子是假丝酵母菌属的特征性表现。

七、临床应用

（一）念珠菌病

念珠菌是正常机体的机会致病性真菌中主要的一种，在机体免疫功能下降、局部破损或某些有利于菌体繁殖、出芽等情况下，可转为致病菌感染人类。其中，以白色念珠菌及热带念珠菌的致病力最强。感染可局限于人体某一浅表部位，也可全身播散，引起多脏器多系统的真菌病。可引起皮肤、黏膜感染，也可引起慢性支气管炎、肺炎、食管炎、肠炎、尿路感染及念珠菌性败血症。

1. 一般检查

（1）血白细胞计数：念珠菌感染通常血中性粒细胞明显降低。

（2）尿常规：念珠菌尿路感染时，除了见红细胞、白细胞外，还可见念珠菌管型、真菌菌丝及孢子，CUF 大于 1 万 /mL。

（3）粪常规：念珠菌性胃肠炎，大便呈水样或豆腐渣样，镜检与一般急性胃肠炎相似，同时见念珠菌。为防止标本污染，需多次镜检和培养且为同一种菌，结合临床、病理方可确诊。

2. 病原学诊断

取各种病灶的新鲜标本及粪便、呕吐物做镜检，找到念珠菌菌丝及芽孢子。血培养、体液培养、组织液培养、局部分泌物（痰等）培养、粪便及呕吐物培养有念珠菌生长。

3. 血清学诊断

（1）被动血凝、乳胶凝集、对流免疫电泳：测定念珠菌抗体可获得阳性结果。

（2）免疫印迹法：测定念珠菌抗原，可找到抗原。

（3）基因测定：聚合酶链反应将念珠菌 DNA 分子扩增后的探针作为特异片段，测定念珠菌。

4. 鉴别诊断

对已明确的皮肤黏膜等浅部真菌感染有其特殊部位及特征，而深部念珠菌如消化道感染、呼吸道感染、泌尿生殖系统感染、败血症、心内膜炎等严重感染的患者，临床表现多不特异，应进一步做真菌涂片、培养以及血清学特异性抗原抗体检测，以进一步明确病原菌种类及与其他真菌或细菌感染做鉴别。

（二）隐球菌病

隐球菌是真菌的一种，其中以新型隐球菌最具临床意义，隐球菌感染是一种深部真菌感染，主要侵犯中枢神经系统，约占隐球菌感染的80%。此外，还可侵犯肺、关节、骨骼、皮肤、心、肝、肾、腹膜。肺部感染可为原发病灶，由此波及其他脏器。近年来，隐球菌发病有上升的趋势，主要表现在艾滋病患者群，并以隐球菌性脑膜炎为主要表现。

1. 一般检查

（1）细胞计数：通常血白细胞计数正常或轻度增高，为（ $10 \sim 20$ ）$\times 10^9$/L。

（2）脑脊液生化检查：中枢神经系统隐球菌病脑脊液压力明显升高，一般在 $1.96 \sim 4.9$ kPa（ $200 \sim 500$ mmH$_2$O）。外观透明或微混，白细胞数增多，但小于 500×10^9/L，淋巴细胞为主。蛋白质轻至中度增高，小于 2.4 g/L。糖含量大多降低，氯化物呈轻至中度减低。

2. 病原学检查

（1）取各病灶的新鲜标本，如中段尿、粪便、痰、脑脊液、局部分泌物涂片做墨汁染色，镜下可找到隐球菌。

（2）菌体计数。对于中枢神经系统感染者，脑脊液菌体计数对于药物疗效考核和判断具有重要意义。

（3）血培养、脑脊液培养、局部分泌物和痰培养可发现隐球菌。

3. 血清学诊断

（1）乳胶凝集试验。测定脑脊液及血清中隐球菌荚膜多糖抗原，其阳性率可达90%。

（2）检测脑脊液或血清中抗新型隐球菌抗体。用凝集反应、间接荧光试验、补体结合试验、间接血凝试验及酶免疫法可测定。对于诊断和判断病情变化有一定价值，但阳性率不高。

4. 鉴别诊断

肺隐球菌病应与大叶性肺炎、肺结核及其他真菌感染引起的肺部疾病相鉴别，皮肤隐球菌病应与其他真菌病、各种慢性溃疡相鉴别，骨隐球菌病应与骨肿瘤相鉴别，隐球菌败血症应与细菌性败血症相鉴别。但各种隐球菌感染的确诊为从局部组织或分泌物直接镜检、培养、病理切片中找到隐球菌作为根本依据，也以此与其他病原体引起的各种部位的炎症做鉴别诊断。

八、真菌毒素的检验法

已经发现的常见的真菌毒素已达300余种，目前在药品中发现的真菌种类涉及上述真菌毒素产毒菌，种除黄曲霉毒素有一些实验调研报道外，其他的真菌毒素尚有待调查。产毒真菌的检验法是对药物（包括原辅料）污染的产毒真菌的检验、鉴定，一般采用接种、分离、培养的操作步骤，将分离出的待检菌鉴定到属和种。真菌毒素的检测方法可分为以下几种。

（一）化学检验法

包括薄层层析法、气相色谱和高效液相色谱法。色谱法高效、灵敏、简便，将广泛用于真菌毒素测定。

（二）免疫学检验法

免疫学检验法用于检测真菌毒素具有灵敏、特异、准确的特点。目前，应用较多是酶联免疫法（ELISA），目前已研制了用于检测某些真菌毒素的试剂盒，现已被广泛推广、使用。放射免疫法是一种高灵敏度，特异性强和准确度高的检测技术，因为需要放射性核素，目前尚不能推广、使用。

（三）生物学检验法

包括抑菌实验、组织细胞培养、鸡胚实验、雏鸭实验、动物实验等，这些方法不如化学方法稳定，灵敏度也差，但它兼有定性和定量的优点，能直观地反映真菌毒素对细胞和机体的毒性作用，故仍是广泛应用的方法。目前，国内外食品或药品主要对黄曲霉毒素进行控制，因此本书以黄曲霉毒素 B_1 的检测方法为例进行介绍。

黄曲霉毒素是一组化学结构相近的混合物。目前，已分离鉴定出 12 种以上，均为二呋喃香豆素的衍生物。在天然污染的食品中以黄曲霉素最为常见，其毒性和致癌性也最强。黄曲霉毒素易溶于氯仿和甲醇，不溶于正己烷、石油醚。其纯品为无色结晶，耐高温，黄曲霉毒素 B_1 的分解温度为 268℃。

黄曲霉毒素 B_1 的检测方法有多种，在此仅介绍几种常用的检测方法。

1. 薄层色谱测定法

（1）原理：供试品中，黄曲霉毒素 B_1 经提取、浓缩、薄层分离后，在波长 365nm 紫外光下产生蓝紫色荧光，根据其在薄层上显示荧光的最低检出量来测定含量。

（2）试剂：三氯甲烷、正己烷或石油醚（沸程 30～60℃或 60～90℃）、甲醇、苯、乙腈、无水乙醚或乙醚（经无水硫酸钠脱水）、丙酮。

以上试剂在实验时需先进行一次试剂空白实验，如不干扰测定即可使用，否则需逐一检查，并进行重蒸馏。

苯—乙腈混合液（98：2）、甲醇水溶液（55：45）、硅胶 G（薄层色谱用）、三氟乙酸（分析纯）、无水硫酸钠（分析纯）、氯化钠（分析纯）、重铬酸钾（基准级）。

（3）黄曲霉毒素 B_1 标准溶液：

1）仪器校正：测定重铬酸钾溶液的摩尔消光系数，以求出使用仪器的校正因素。精密称取 25mg 经干燥恒重的重铬酸钾，用 0.018mol/L 硫酸溶解后并稀释至 200mL（相当于 0.0004mol/L 溶液）。吸取 25mL 此稀释液于 50mL 容量瓶中，加 0.018mol/L 硫酸稀释至刻度，相当于 0.0002mol/L 溶液。再吸取 25mL 此稀释液于 50mL 容量瓶中，加 0.018mol/L 硫酸稀释至刻度，相当于 0.0001mol/L 溶液。用 1cm 石英比色皿，在最大吸收峰的波长（接近 350nm 处）用 0.018mol/L 硫酸做空白对照，测得以上 3 种不同浓度的摩尔溶液的吸光度，按下式计算出以上 3 种浓度的摩尔消光系数的平均值。

$$E=\frac{A}{M}$$

式中，E 为重铬酸钾溶液的摩尔消光系数；A 为测得重铬酸钾溶液的吸光度；M 为重铬酸钾溶液的摩尔浓度。

再以此平均值与重铬酸钾的摩尔消光系数值 3160 比较，即求出使用仪器的校正因素。

$$f = \frac{3160}{M}$$

式中，f 为使用仪器的校正因素；M 为测得的重铬酸钾摩尔消光系数平均值。

若 f 大于 0.95 或小于 1.05，则使用仪器的校正因素可忽略不计。

2）黄曲霉毒素 B_1 标准溶液的制备：精密称取 1 ～ 1.2mg 黄曲霉毒素 B_1 标准品，先加入 2mL 乙腈溶解后，再用苯稀释至 100mL，避光，置于 4℃冰箱保存。

用紫外分光光度计测此标准溶液的最大吸收峰的波长及该波长的吸光度值。计算如下。

$$X_1 = \frac{S}{V} A \times M \times 1000 \times f / E_2$$

式中，X_1 为黄曲霉毒素 B_1 标准溶液的浓度，$\mu g/mL$；A 为测得的吸光度值；M 为黄曲霉毒素 B_1 的分子量，312；E_2 为黄曲霉毒素 B_1 在苯—乙腈混合液中的摩尔消光系数 19800。

根据计算，用苯—乙腈混合液调标准溶液浓度为 $10\mu g/mL$，用分光光度计核对其浓度。

3）纯度的测定：吸取黄曲霉毒素 B_1 标准溶液 5μL（$10\mu g/mL$），点加于涂层厚度 0.25mm 的硅胶 G 薄层板上，用甲醇—三氯甲烷（4∶96）或丙酮—三氯甲烷（8∶92）为展开剂，展开，取出，挥干。置紫外光灯下观察。在薄层板上只产生单一的荧光点，无其他杂质荧光点；且原点上没有任何残留的荧光物质。

黄曲霉毒素 B_1 标准溶液：精密吸取标准溶液 1mL（$10\mu g/mL$）于 10mL 容量瓶中，加苯—乙腈混合液至刻度，混匀。此溶液每毫升相当于 $1\mu g$ 黄曲霉毒素 B_1。吸取 1.0mL 此稀释液，置于 5mL 容量瓶中，加苯—乙腈混合液稀释至刻度，每毫升相当于 $0.2\mu g$ 黄曲霉毒素 B_1。另吸取 1.0mL 此液置于 5mL 容量瓶中，加苯—乙腈混合液稀释至刻度。此溶液每毫升相当于 $0.04\mu g$ 黄曲霉毒素 B_1。

4）仪器：匀浆仪；玻璃板 5cm×20cm；薄层板涂布器；展开槽：内长 25cm、宽 6cm、高 4cm；紫外分析仪：波长 365nm；微量进样器。

（4）检测方法：

1）供试品溶液的制备：取供试品 20g（mL）研细，置于 250mL 具塞锥形瓶中，加 30mL 正己烷或石油醚和 100mL 甲醇水溶液，振摇提取 30 分钟，静置片刻，过滤于分液漏斗中，待下层甲醇水溶液分清后，取甲醇水溶液于另一具塞锥形瓶内。取 20.0mL 甲醇水溶液（相当于 4g 样品）于 125mL 分液漏斗中，加 20mL 三氯甲烷，振摇 2 分钟，静置分层，如出现乳化现象可滴加甲醇促使分层。取三氯甲烷层，加入 10g 无水硫酸钠过滤于 50mL 蒸发皿中，再加 5mL 三氯甲烷于分液漏斗中，振摇提取，将三氯甲烷层滤于蒸发皿中，最后用少量三氯甲烷洗过滤器于蒸发皿中。将蒸发皿于 65℃水浴，挥干后放冰盒上冷却，准确加入 1mL 苯—乙腈混合液，充分混匀，若有苯的结晶析出，将蒸发皿从冰盒上取下，继续溶解、混合，晶体即消失，再用滴管吸取上清液转移于 2mL 具塞试管中。

2）测定（单向展开法）：

①薄层板的制备：称取约 3g 硅胶 G，加相当于硅胶量 2～3 倍的水，用力研磨 1～2 分钟至成糊状后立即倒于涂布器内，制成 5cm×20cm，厚度约 0.25mm 的薄层板三块。在空气中干燥约 15 分钟后，在 100℃活化 2 小时，取出，放干燥器中保存。一般可保存 2～3 日，若放置时间较长，可再活化后使用。

②点样：在距薄层板下端 2cm 的基线上，用微量进样器点加供试品溶液。一块板可点加 4 个点，直径约 3mm，点加时，可用吹风机吹冷风，边吹边加。点加供试品溶液方式如下。

第一点：10μL 黄曲霉毒素 B_1 标准液（0.04μg/mL）。

第二点：20μL 供试品溶液。

第三点：20μL 供试品溶液黄曲霉毒素 B_1 标准溶液（0.04μg/mL）。

第四点：20μL 供试品溶液＋10μL 黄曲霉毒素 B_1 标准溶液（0.2μg/mL）。

③展开与观察：在展开槽内加 10mL 无水乙醚，预展 12cm，取出挥干。再于另一展开槽内加 10mL 丙酮—三氯甲烷（8：92），展开取出。置紫外光灯下观察结果：

a. 供试品溶液点上加滴黄曲霉毒素 B_1 标准液，可使黄曲霉毒素 B_1 标准点与供试品溶液中的黄曲霉毒素 B_1 荧光点重叠。

b. 如供试品溶液为阴性，薄层板上的第三点中黄曲霉毒素 B_1 为 0.0004μg，可用作检查在供试品溶液内黄曲霉毒素 B_1 最低检出量是否正常出现；如为阳性，则起定位作用。薄层板上的第四点中黄曲霉毒素 B_1 为 0.002μg，主要起定位作用。

c. 若第二点在与黄曲霉毒素 B_1 标准点的相应位置上无蓝紫色荧光点，表示供试品溶液中，黄曲霉毒素 B_1 含量在 5μg/kg 以下；如在相应位置上有蓝紫色荧光点，则需进行验证实验。

验证实验：为了证实薄层板上供试品荧光斑点，系由黄曲霉毒素 B_1 滴加三氟乙酸，产生黄曲霉毒素 B_1 的衍生物，展开后，此衍生物的比移值约在 0.1。于薄层板左边依次滴加两个点。

第一点：10μL 黄曲霉毒素 B_1 标准溶液（0.04μg/mL）。

第二点：20μL 供试品溶液。

在以上两点各加一滴三氟乙酸，反应 5 分钟后，吹热风 2 分钟，温度不高于 40℃。再于薄层板上滴加以下两个点。

第三点：10μL 黄曲霉毒素 B_1 标准溶液（0.04μg/mL）。

第四点：20μL 供试品溶液。

在展开槽内加 10mL 无水乙醚，预展开 12cm，取出，挥干。再于另一展开槽内加 10mL 丙酮—三氯甲烷（8：92），展开 10～12cm，取出。置紫外光灯下，观察供试品溶液是否产生与黄曲霉毒素 B_1 标准点相同的衍生物。未加三氟乙酸的第三、第四两点可依次作为供试品溶液与标准的衍生物空白对照。

3）计算：

$$X_2=0.0004×V_1/V_2×D×1000/m$$

式中，V_1 为加入苯—乙腈混合液的体积，mL；V_2 为出现最低荧光时滴加样液的体积，mL；D 为供试品溶液的总稀释倍数；m 为加入苯—乙腈混合液溶解时相当供试品的质量，g；0.0004 为黄曲霉毒素 B_1 的最低检出量，μg。

如用单向展开法展开后，薄层色谱由于杂质干扰掩盖了黄曲霉毒素 B_1 的荧光强度，需采用双向展开法。即做纵向和横向展开，可提高方法灵敏度。

2. 间接竞争酶联免疫吸附分析法

（1）原理：将经提取的样本液（液相）加在黄曲霉毒素蛋白结合物包被的酶标板上（固相），随即加入黄曲霉毒素 B_1（AFB_1）竞争与 AFB_1 抗体结合，再加入酶标志物和底物显色，测其吸收度值，从标准曲线上计算出样本中 AFB_1 的含量。

优点：

①灵敏度高（最低检出浓度 0.01μg/kg，比薄层法灵敏度高 500 倍），特异性强，检测结果准确稳定。

②以标准曲线计算 AFB_1 含量，使用试剂盒检测时可以不使用标准品。

③适合处理批量样品。

缺点：

①专用试剂需低温保存。

②用试剂盒内酶标板最少为 24 孔，多者为 96 孔，所以检测个别样品（$n < 3$）不经济。

③测定结果受试剂影响，尤其是进行含量测定时选择试剂盒一定要慎重。

（2）实验用材料。

包被液 pH=9.6 碳酸缓冲液：碳酸钠（Na_2CO_3，分析纯），1.59g；碳酸氢钠（$NaHCO_3$，分析纯），2.93g；加水至 1000mL。

pH=7.4 磷酸盐聚山梨酯 20 缓冲液：氯化钠（分析纯），8.0g；磷酸二氢钾（KH_2PO_4，分析纯），0.2g；磷酸氢二钠（$Na_2HPO_4 \cdot 12H_2O$，分析纯），2.9g；聚山梨酯 20，1mL；加蒸馏水至 1000mL。

洗涤液 0.1% 聚山梨酯 20：蒸馏水 1000mL 加入聚山梨酯 20 1mL。

底物溶剂（pH=5.0）：枸橼酸（分析纯）18.3g；磷酸氢二钠（$Na_2HPO_4 \cdot 12H_2O$，分析纯）73.4g，加蒸馏水至 1000mL。

底物液的配制：邻苯二胺 5mg，置棕色瓶中，加入底物溶剂 10mL，振摇使完全溶解，再加入过氧化氢 10μL（临用现配）。

70% 甲醇磷酸盐缓冲液：甲醇 700mL 加磷酸盐缓冲液 300mL，再加入二甲基亚砜 10mL。7% 甲醇缓冲液：甲醇 70mL 加磷酸盐缓冲液 930mL，二甲基亚砜 10mL。

AFB—蛋白结合物。

AFB_1—抗体。

Ⅱ抗体—酶（羊抗兔—辣根过氧化酶结合物）。

AFB_1 标准品（或 AFB_1，标准溶液）。

邻苯二胺：分析纯。

酶标测定仪。

酶标板：聚苯乙烯酶标板。

微量加样器（0 ～ 10μL、10 ～ 100μL）。

定性滤纸。

（3）实验方法：

1）样品提取：取样品10g，加70%甲醇磷酸盐缓冲液20mL，振摇约2分钟，过滤，取0.1mL，加入0.9mL稀释液的试管中，混匀后待检取滤液。

2）AFB$_1$标准溶液的制备：精密吸取AFB$_1$标准溶液；用7%甲醇磷酸盐聚山梨酯20稀释成0.2～2μg/mL一系列浓度的溶液。

3）抗原包被：将AFB$_1$蛋白结合物稀释液（用包被液稀释成2μg/mL），每孔加入50μL，置4℃冰箱保存，24小时后吸出抗原，用洗涤液洗涤3次。

4）抗原与抗体结合：加样品提取液及一系列浓度的AFB$_1$，标准溶液，每孔25μL，随即加入AFB$_1$抗体（用稀释液1：10000稀释），每孔25μL，切忌振摇。

5）第二抗体结合：加入羊抗兔—辣根过氧化物酶（用稀释液1：5000稀释）每孔加入45μL，置37℃保存，1.5小时后吸出，洗涤3次。

6）加入底物邻苯二胺液：每孔50μL，于37℃作用10分钟，每孔加入2mol/L硫酸液50μL终止反应。

7）测定：用酶标仪在490nm波长处测其吸收度，根据不同浓度的AFB$_1$标准液的吸收度，绘制成标准曲线。所测样本的吸收度参照标准曲线，计算出样本中AFB$_1$的含量。

8）设定空白对照和阴性对照：在测定同时设定空白对照和阴性对照。

空白对照：未包被AFB$_1$—蛋白结合物，加7%甲醇—磷酸盐缓冲液及AFB$_1$抗体，再加羊抗兔—辣根过氧化物酶，其吸收度值最低。

阴性对照：包被AFB$_1$—蛋白结合物，加7%甲醇—磷酸盐缓冲液及AFB$_1$抗体，再加羊抗兔—辣根过氧化物酶，其吸收度值最高。

3. 高效液相色谱测定法

（1）所需仪器：

1）高效液相色谱仪：6000A型泵，420型荧光检测器，滤光片，U6k进样器，730型数字处理机，色谱柱（碳十八柱，筛板孔径10μm，柱长10cm）。

2）匀质器：搅拌速度大于11000转/分。

3）分析振荡器：用于供试品溶液制备。

4）具活塞玻璃层析管（8mm×280mm）：用于有效成分的分离。

（2）试剂：甲醇（分析纯）、三氯甲烷（分析纯）、正己烷（分析纯）、丙酮（分析纯）、无水硫酸钠（过40目筛）经130℃烘烤2小时。

硅镁型吸附剂100～200目，350℃烘烤2小时，冷却后装入密闭容器中，用前加水15%减活，平衡48小时，减活后在密闭容器保存，可连续使用1周。

流动相：甲醇：0.01mol/L磷酸二氢钾（1：1）配制后经滤膜抽滤并脱气。黄曲霉毒素B$_1$标准液的配制：准确称取黄曲霉毒素纯结晶，并溶于苯—乙腈（98：2），配制成10μg/mL黄曲霉毒素B$_1$的储备液，再取出一定体积稀释10倍，配制成10μg/mL黄曲霉毒素B$_1$标准液。

（3）样品处理。称取供试品细粉10.0g，置于200mL具塞锥形瓶内，加水5mL，混匀后加入50mL三氯甲烷，紧塞瓶盖，在振荡器上振荡30分钟，再加10g无水硫酸钠放置10分钟，过滤于具塞量筒中，取滤液5～10mL过净化柱。

（4）净化和衍生化反应。在层析柱中，加入三氯甲烷 5mL 和无水硫酸钠，柱高约 2cm，轻轻敲打使紧密。称取 0.4g 硅镁型吸附剂，在小烧杯内用三氯甲烷调成糊状，转移至柱中，打开活塞，吸附剂随三氯甲烷下沉，轻敲管壁，用少量三氯甲烷洗涤烧杯和管壁，再加入无水硫酸钠，高度约 2cm。每当三氯甲烷液或其他洗脱液流至硫酸钠表面时，按先后顺序依次加入洗脱液：三氯甲烷—正己烷（1∶1）8mL，三氯甲烷—甲醇（9∶1）10mL，淋洗除去杂质，最后用 20mL 丙酮—水（99∶1）洗脱黄曲霉毒素，收集洗脱液于 50mL 烧杯内，在 50℃水浴中将溶剂挥干，再用三氯甲烷分次将残渣洗入 2mL 具塞试管中，并于 50℃水浴中通氮气吹干。向试管中加入 200μL 正己烷和 50μL 三氟乙酸，将试管塞紧，在分析振荡器上混匀 1 分钟，静置 30 分钟后用氮气吹干，加入 100μL 流动相，充分混匀，即可做高效液相色谱测定。

（5）标准溶的处理。取适量标准溶液加入空白样品中，按样品处理方法提取，净化和衍生化反应，定容，使最后浓度为每微升含 0.1ng 黄曲霉毒素 B_1。

（6）高效液相色谱测定。色谱条件：液相色谱仪开机约 30 分钟后开始进样，先注入已衍生化的黄曲霉毒素 B_1 标准溶液 10μL，设好 730 数字处理机工作条件。

（7）计算。

$$样品中的黄曲霉毒素含量（μg/kg）=\frac{S}{V}\times100$$

式中，S 为 730 数字处理机算出的注入样液中 AFB_1 含量，ng；V 为注入液相色谱仪的样液量，μL。

（李双君）

第四节　口腔正常菌群与生态系统

口腔里的菌群种类繁多，包括真细菌、古生菌、真菌、支原体、原虫，可能偶尔还有病毒栖居其中。在牙齿、龈沟、舌、颊黏膜、硬腭、软腭和扁桃体这些部位，微生物通常和谐并存。总的来说，口腔里的微生物被统称为口腔微生物群，近年来也称口腔微生物组。到目前为止，细菌是其中的优势微生物。已知有 500～700 种常见的口腔细菌，但其中仅有 50%～60% 是可培养的。其余不可培养的细菌目前可用分子技术进行检测。口腔里有许多部位可供细菌栖息，环境条件的不同使得口腔微生物的研究困难重重。有趣的是，尽管口腔微生物种类多样、复杂，但许多在邻近生态环境，如肠道和皮肤经常能检测到的微生物在口腔中却没有被发现，表明口腔生态环境对于微生物的定植来说是独特并具有选择性的。

口腔中的主要微生物群大多通过传统的培养方法可很好地被识别。首先，它们可被分类为革兰阳性和革兰阴性菌，其次，根据对氧的需求可分为厌氧或专性厌氧菌。一些口腔细菌与疾病的关联更为密切，但相当部分是不能被培养的。

随着分子技术的不断发展，尤其是基于 16S 核糖体 RNA 序列技术的更新，微生物分类也在不断变化。由于这些改变，出现了一些人使用传统的分类，同时另外一些人又在使用新的术语的现象，导致人们在学习过程中会出现更多的困惑。在下面的章节中，口腔细菌传统的分类和最近的分类变化都将重点讲述。

一、口腔菌群

（一）革兰阳性球菌

革兰阳性球菌，链状，通常具有表面纤毛，有时候有被膜。专性厌氧，具有不同的溶血性，但 α-溶血最常见。选择性培养基为轻唾培养基（MSA）。

（1）变异链球菌族：

1）主要的菌种：变异链球菌血清型 c、e、f、k，远缘链球菌血清型 d、g，仓鼠链球菌血清型 a，鼠链球菌血清型 b。从猴分离出的菌种有：野鼠链球菌；猕猴链球菌；道恩链球菌血清型 h。

2）培养特性：高凸、不透明的菌落，在含蔗糖培养基中产生丰富的细胞外多糖，选择性培养基为加杆菌肽的 MSA。

3）口腔内主要栖息的部位和导致的感染：牙面。龋病。

（2）唾液链球菌族：

1）主要的菌种：唾液链球菌和前庭链球菌。

2）培养特性：在 MSA 上由于合成细胞外果聚糖，形成较大的黏性菌落（具有果聚糖结构的果糖聚合体）。不能利用蔗糖产生细胞外多糖。产生尿素和过氧化氢，前者可降低菌斑 pH，后者有促进唾液过氧化物酶系统的作用。

3）口腔内主要栖息的部位和导致的感染：舌背、唾液。前庭链球菌主要位于口腔前庭（名称由此而来），不是主要的口腔病原菌。

（3）咽峡炎链球菌族：

1）主要的菌种：星座链球菌、中间链球菌、咽峡炎链球菌。

2）培养特性：依赖二氧化碳生长，在 MSA 上形成较小的、非黏附的菌落。

3）口腔内主要栖息的部位和导致的感染：龈沟、牙槽和根管内的感染区域。

（4）轻链球菌族：

1）主要的菌种：轻链球菌、血链球菌、格氏链球菌、口腔链球菌、嵴链球菌、副溶血链球菌、寡发酵链球菌、中华链球菌、澳大利亚链球菌、婴儿链球菌。

2）培养特性：在 MSA 上血链球菌形成较小的、橡胶似的菌落，口腔链球菌和轻型链球菌形成非黏附性的菌落。

3）口腔内主要栖息的部位和导致的感染：主要位于牙菌斑生物膜，舌、颊。龋病（不明确），感染性心内膜炎（除了轻型链球菌）。

（5）厌氧链球菌：

1）主要的菌种：厌氧消化链球菌、微小消化链球菌、大消化链球菌、不解糖消化链球菌以及革兰阳性厌氧球菌。

2）培养特性：严格厌氧，生长缓慢，通常非溶血性。

3）口腔内主要栖息的部位和导致的感染：牙，尤其是龋坏的牙本质。牙周脓肿和牙槽脓肿。

（6）口腔球菌属：

1）主要的菌种：黏滑口腔球菌。

2）培养特性：凝固酶阴性，在血琼脂表面上形成黏附性的大菌落，兼性厌氧。

3）口腔内主要栖息的部位和导致的感染：主要在舌、龈沟。不是主要的机会病原菌。

（二）革兰阳性杆菌和丝状菌

这些微生物都是牙菌斑生物膜常见的分离培养物，包括放线菌属、乳杆菌属、真细菌属和丙酸杆菌属。

1. 放线菌属

短小、革兰阳性的多形态杆菌。

（1）主要的菌种：衣氏放线菌、戈氏放线菌、溶牙放线菌、内氏放线菌基因Ⅰ型和Ⅱ型、麦氏放线菌、乔氏放线菌。最重要的人类病原菌是衣氏放线菌。

（2）培养特性：发酵葡萄糖形成短链羧酸，这个特性有助于分类；专性或兼性厌氧。

（3）口腔内主要栖息的部位和导致的感染：溶牙放线菌与最早期的釉质脱矿、小龋样病损的进展有关；内氏放线菌存在于根面龋和牙龈炎部位；衣氏放线菌是导致而颈部和回盲部放线菌病的机会致病菌。戈氏和乔氏放线菌是健康龈沟菌群的次要组成部分。

2. 乳杆菌属

（1）主要的菌种：干酪乳杆菌、发酵乳杆菌、嗜酸乳杆菌（其他还包括唾液乳杆菌）、鼠李糖乳杆菌。

（2）培养特性：过氧化氢酶阴性，微需氧；复杂的营养需求；耐酸，最适 pH 范围为 5.5～5.8。选择性培养基为 Rogosa 培养基。

（3）口腔内主要栖息的部位和导致的感染：口腔常见菌，但在口腔菌群中所占比例不到 1%。小部分存在于牙菌斑生物膜中，也存在于龋损处的前沿部位。由于唾液中的乳杆菌水平与饮食糖类的摄入有关，所以常用乳杆菌来预测饮食的致龋潜力。

3. 真细菌属

多形性，革兰性状可变的杆菌或丝状菌。

（1）主要的菌种：短真杆菌、缠结真杆菌、隐藏真杆菌。

（2）培养特性：专性厌氧，特性尚不明确。

（3）口腔内主要栖息的部位和导致的感染：牙菌斑生物膜和牙石，可能存在于龋损和牙周疾病部位，但作用不清楚；占牙周袋厌氧菌 50% 以上的比例；尤氏真杆菌参与形成牙菌斑的"玉米棒"结构（图 1-1）。

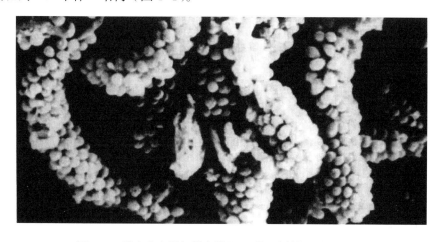

图 1-1　龈上菌斑的扫描电镜显示"玉米棒"结构的形成

4. 丙酸杆菌

革兰阳性菌。

（1）主要的菌种：痤疮丙酸杆菌。

（2）培养特性：严格厌氧，形态上与衣氏放线菌不能区别，但可从丙酸杆菌能产生丙酸，而衣氏放线菌不能产生来鉴别。

（3）口腔内主要栖息的部位和导致的感染：根面龋、菌斑生物膜。可能与牙槽感染有关。

（三）其他值得注意的革兰阳性微生物

龋齿罗氏菌、革兰阳性分枝丝状菌，专性厌氧，可从牙菌斑中分离，有时也可从感染性心内膜炎患处分离。

齿双歧杆菌是革兰阳性专性厌氧菌，通常从牙菌斑中分离，在疾病中的作用还不清楚。

（四）革兰阴性球菌

1. 奈瑟菌属

革兰阴性双球菌。

（1）主要的菌种：微黄色奈瑟菌、黏液奈瑟菌、干燥奈瑟菌。

（2）培养特性：不分解糖、不产多聚糖、兼性厌氧。

（3）口腔内主要栖息的部位和导致的感染：舌、唾液、口腔黏膜、少量存在于早期菌斑。在菌斑形成的早期可能消耗氧，导致环境适合厌氧菌的生长，与疾病关系不大。

2. 韦荣球菌属

小的革兰阴性球菌。

（1）主要的菌种：小韦荣球菌、殊异韦荣球菌、非典型韦荣球菌。

（2）培养特性：严格厌氧；选择性培养基：Rogosa 万古霉素培养基。缺乏葡萄糖激酶和果糖激酶，因此不能代谢糖类；可利用其他细菌产生的乳糖，使菌斑 pH 升高，所以被认为在龋病中起到有益的作用。

（3）口腔内主要栖息的部位和导致的感染：主要从舌面、唾液和菌斑生物膜中分离。与疾病无关。

（五）革兰阴性杆菌——兼性厌氧和嗜二氧化碳菌

1. 嗜血杆菌属

（1）主要的菌种：副流感嗜血杆菌、惰性嗜血杆菌、嗜泡沫嗜血杆菌、溶血性嗜血杆菌、副溶血嗜血杆菌。

（2）培养特性：所有的分离株均为专性厌氧；加热的血平板（巧克力平板）可促进生长，生长需要氯化血红素（含 X 因子）和烟酰胺腺嘌呤二核苷酸（含 V 因子）。

（3）口腔内主要栖息的部位和导致的感染：菌斑生物膜，唾液和黏膜。牙槽感染，急性涎腺炎，感染性心内膜炎。

2. 伴放线杆菌属

革兰阴性球杆菌，微需氧或嗜二氧化碳（二氧化碳依赖）。

（1）主要的菌种：伴放线放线杆菌（血清型 a～e）。

（2）培养特性：新鲜培养的菌株有菌毛，传代后丧失。产生多种毒力因子：白细胞毒素、上皮细胞毒素、细胞致死性膨胀毒素和胶原酶，可分解免疫球蛋白 G（IgG）的蛋白酶。

（3）口腔内主要栖息的部位和导致的感染：牙周袋；与牙周疾病的进展有关（如局限性和广泛性侵袭性牙周炎）。经常在面颈部放线菌感染区作为协同病原菌被检出。

3. 埃肯菌属

革兰阴性球杆菌。

（1）主要的菌种：侵蚀性埃肯菌。

（2）培养特性：依赖 X 因子，微需氧生长；在血平板上产生侵蚀性的菌落。

（3）口腔内主要栖息的部位和导致的感染：菌斑生物膜。牙槽脓肿，感染性心内膜炎；可能与慢性牙周炎有关。

4. 噬二氧化碳细胞菌属

二氧化碳依赖性，革兰阴性菌，梭形杆菌，滑行生长。

（1）主要的菌种：牙龈噬二氧化碳细胞菌、生痰噬二氧化碳细胞菌、黄褐噬二氧化碳细胞菌、颗粒噬二氧化碳细胞菌、溶血噬二氧化碳细胞菌。

（2）培养特性：嗜二氧化碳，中等大小菌落，具有不规则滑行生长边缘。

（3）口腔内主要栖息的部位和导致的感染：菌斑、黏膜表面，唾液。免疫缺陷性感染，破坏性牙周疾病（不明确）。一些菌株可以产生 IgA_1 蛋白酶。

（六）革兰阴性杆菌——专性厌氧菌属

这些细菌占据菌斑生物膜的很大一部分比例。这组微生物的分类非常困难，但随着新的检测方法的出现，如脂类分析法和分子学的技术手段，在一定程度上解决了这个问题。大多数口腔厌氧菌以往被归类在杆菌属里。然而，分类学方法的进展表明，根据细菌代谢糖能力的不同，将它们分属于两个菌属，目前称为卟啉单胞菌属和普雷沃菌属。其中在血琼脂上产生特征性棕黑色色素的细菌统称为产黑色素厌氧菌。

1. 卟啉单胞菌属

革兰阴性多形性杆菌，不活动；根据荚膜多糖（K 抗原）分为 6 种血清型；不能分解糖。

（1）主要的菌种：牙龈卟啉单胞菌，牙髓卟啉单胞菌，凯托卟啉单胞菌。

（2）培养特性：专性厌氧，生长需要维生素 K 和氯化血红素。

（3）口腔内主要栖息的部位和导致的感染：小部分存在于龈沟和龈下菌斑中。与慢性牙周炎和牙槽脓肿有关；牙龈卟啉单胞菌是实验性感染中具有高毒力的细菌，产生蛋白酶、溶血素、胶原降解酶和细胞毒性代谢产物；其荚膜是一个重要的毒力因素；菌毛有助于黏附。牙髓卟啉单胞菌主要在感染根管中检出。

2. 普雷沃菌属

革兰阴性多形性杆菌，不活动；适度分解糖，从葡萄糖产生乙酸、琥珀酸和其他酸。

（1）主要的菌种：在口腔中报道的主要菌种分为两大类——产黑色素的菌种和不产黑色素的菌种。

①产黑色素的菌种：中间普雷沃菌、变黑普雷沃菌、洛氏普雷沃菌、人体普雷沃菌、产黑色素普雷沃菌和多形普雷沃菌。

②不产黑色素的菌种：口腔普雷沃菌、颊普雷沃菌、口颊普雷沃菌、唾液普雷沃菌、龈炎普雷沃菌、真口腔普雷沃菌和双路普雷沃菌。

（2）培养特性：专性厌氧，通常需要维生素 K 和氯化血红素生长。

（3）口腔内主要栖息的部位和导致的感染：牙周袋，牙菌斑。慢性牙周炎和牙槽脓肿。

3. 梭杆菌属

呈细长雪茄形，末端圆形的革兰阴性杆菌。

（1）主要的菌种：具核梭杆菌、龈沟梭杆菌、沟迹梭杆菌、牙周梭杆菌。

（2）培养特性：生长所需营养丰富，常不能代谢糖，专性厌氧，通常不能溶血。需要维生素 K 和氯化血红素生长。具核梭杆菌可利用半胱氨酸和甲硫氨酸产生氨与氢硫化物，被认为与口臭有关。

（3）口腔内主要栖息的部位和导致的感染：最常见的分离株是具核梭杆菌；生长于龈沟、舌（龈沟梭杆菌、沟迹梭杆菌）或牙周感染区（牙周梭杆菌）。急性溃疡性龈炎、牙槽脓肿。

4. 纤毛菌属

革兰阴性丝状菌，至少有一个尖端。

（1）主要的菌种：颊纤毛菌。

（2）培养特性：专性厌氧，菌落与梭杆菌类似。

（3）口腔内主要栖息的部位和导致的感染：牙菌斑。目前已知与疾病无关。

5. 沃廉菌属

革兰阴性弯曲杆菌，通过极性鞭毛活动。

（1）主要的菌种：产琥珀酸沃廉菌。

（2）培养特性：专性厌氧。

（3）口腔内主要栖息的部位和导致的感染：龈沟。可能与破坏性牙周病有关。

6. 月形单胞菌属

革兰阴性弯曲细菌，具有鞭毛丛。

（1）主要的菌种：生痰月形单胞菌、有害月形单胞菌、福氏月形单胞菌、牙周病月形单胞菌。

（2）培养特性：专性厌氧。

（3）口腔内主要栖息的部位和导致的感染：龈沟。目前已知与疾病无关。

7. 密螺旋体属

运动的革兰阴性螺旋体，有三种主要尺寸（大、中、小）。

（1）主要的菌种：齿垢密螺旋体、大齿密螺旋体、曲齿密螺旋体、索氏密螺旋体、嗜麦芽糖密螺旋体、嗜淀粉密螺旋体、奋森密螺旋体。

（2）培养特性：所有的密螺旋体均为专性厌氧，培养困难，生长需要血清，特征不明显。不能代谢糖。索氏密螺旋体发酵糖类产生乙酸、乳酸和琥珀酸。齿垢密螺旋体较其他能更多地分解蛋白质，具有脯氨酸氨基肽酶和以精氨酸为底物的蛋白酶，也能降解胶原和明胶。

（3）口腔内主要栖息的部位和导致的感染：在龈沟中被检出。与急性溃疡性牙龈炎、破坏性牙周疾病密切相关。

（七）口腔原虫

1. 内阿米巴属

大变形虫，活动，直径约 12 μm。

（1）主要的属种：齿龈内阿米巴。

（2）培养特性：专性厌氧；培养递质复杂；不易培养。

（3）口腔内主要栖息的部位和导致的感染：牙周组织，尤其是接受放射治疗和服用甲硝唑的患者。在牙周疾病中的作用目前还不清楚。

2. 毛滴虫属

鞭毛原生动物，直径约 7.5 μm。

（1）主要的属种：口腔毛滴虫。

（2）培养特性：专性厌氧；培养递质复杂；在纯培养基中很难生长。

（3）口腔内主要栖息的部位和导致的感染：龈沟。在疾病中的作用还不清楚。

二、口腔生态系统

生态学是研究生物体与周围环境之间关系的科学，对于细菌引起的龋病和牙周病的发病机制、了解口腔的生态是非常重要的。

人的口腔表面覆盖复层鳞状上皮。在不同的区域，根据功能的不同，上皮被其他结构所替代（如舌）或被中断（如牙齿和涎腺导管）。牙龈组织包绕每个牙齿，并且有液体从龈沟连续渗出。口腔黏膜表面浸浴在一层薄薄的唾液之中。

口腔作为身体的一个外部开口，拥有一个天然的微生物群体。这些共生的（或固有的、常驻的）生物与宿主保持动态平衡，但当这种关系被破坏时，就会随后发生疾病。人类主要的口腔疾病（龋病和牙周病）就是以这种方式开始的。除了常驻的微生物之外，有些微生物（如大肠埃希菌）仅在口腔内停留短暂的时间（暂住菌）。由于生态环境的压力，即来自固有菌的定植阻力，这些暂住菌无法立足于口腔。而这也是防止病原菌进入消化系统至关重要的防御机制。

口腔生态系包括口腔菌群，它们在口腔内的不同生长部位（即生境）及周围的环境。

（一）口腔生态环境

口腔主要的生态环境包括：颊黏膜和舌背、牙齿、龈沟上皮和龈沟，以及修复体和正畸矫治器。

1. 颊黏膜和舌背

口腔黏膜的特性导致了菌群的多样性。例如，微生物在颊黏膜的定植是相对稀少的，而由于舌乳头的庇护作用，这个区域的定植呈高密度；舌乳头表面的氧化还原电位（E_h）低，促进厌氧菌群的生长，从而可以作为与牙周疾病相关的一些革兰阴性厌氧菌的储藏地。此外，角化和非角化的黏膜可为口腔菌群的变异株提供庇护。

2. 牙齿

牙齿的表面是人体唯一不蜕皮的区域，并定植着一个微生物种群。无论在健康还是患病的牙面，有成团的细菌及产物聚集其上形成菌斑。菌斑是天然生物膜的一个典型例子，可引发龋病和牙周疾病。牙周病菌斑的主要菌群成分较健康的菌斑而言有所改变。

与牙齿表面有关的生境有许多。细菌群落性质的变化取决于相关的牙齿及暴露于环境的程度：较点隙窝沟来说，光滑的牙面定植较少细菌；而龈下的表面较龈上而言，定植了更多的厌氧菌（图1-2）。

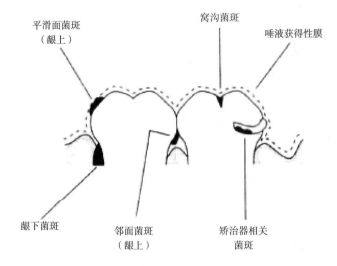

平滑面菌斑
（龈上）

窝沟菌斑

唾液获得性膜

龈下菌斑

邻面菌斑
（龈上）

矫治器相关
菌斑

图1-2　与牙齿表面有关的生境和其上菌斑的命名

3. 龈沟上皮和龈沟

虽然这是口腔环境中的小区域，定植在龈沟的细菌对牙龈和牙周疾病的发生发展起着关键的作用，这方面的文献数量较多。

4. 修复体和正畸矫治器

如果存在但没有彻底清洁，修复体和正畸矫治器可以成为储藏细菌和酵母菌的死角。由于不良的义齿卫生，定植在全口义齿表面点隙中的酵母菌可以引起念珠菌相关义齿性口炎。

（二）微生物生长的调节因素

口腔内不同的微环境支持各自不同的微生物菌落生长，而且在量和质上均有差别。这些变化的原因很复杂，包括解剖、唾液、龈沟液和微生物因素等。

1. 解剖因素

细菌停滞区可由以下原因产生：牙齿的形状、牙齿的外形特征（如咬合面的点隙窝沟）、牙齿的排列、不良修复体（如充填体和固定桥修复体）、非角化龈沟上皮。

这些区域仅通过唾液自然的冲刷作用或刷牙很难达到清洁的目的。

2. 唾液

口腔表面的所有(混合)唾液是从大唾液腺(腮腺、颌下腺和舌下腺)和小唾液腺(唇、舌、颊和腭的腺体)分泌而来。唾液是一种复杂的无机离子的混合物，包括钠、钾、钙、氯、碳酸氢盐和磷酸盐，这些离子的浓度每天都有改变，在刺激性和静息状态的唾液中也不同。唾液中主要的有机成分是蛋白质和糖蛋白（如黏蛋白），可通过以下方式调节细菌的生长。

（1）非特异性：

1）上皮脱落：物理性去除微生物。

2）唾液流动：物理性去除微生物。

3）黏蛋白/凝集素：物理性去除微生物。

4）溶菌酶：溶解细胞（抗细菌、抗真菌）。

5）乳铁蛋白：结合铁元素（抗细菌、抗真菌）。

6）低饱和乳铁蛋白：结合铁元素（抗细菌、抗真菌）。

7）唾液过氧化物酶系统：产生 hypothiocyanite（中性 pH）和 hypocyanous 酸（低 pH）。

8）组氨酸富集蛋白：具有抗细菌和抗真菌效力。

9）分泌性白细胞蛋白酶抑制剂：拮抗细胞表面结合 HIV 的受体。

（2）特异性：

1）上皮内淋巴细胞和朗格汉斯细胞：细菌穿透细胞的屏障和（或）抗原。

2）分泌型 IgA：阻止细菌的黏附和代谢。

3）IgG，IgA，IgM：阻止细菌的黏附，调理素、补体的激活剂。

4）补体：激活中性粒细胞。

5）中性粒细胞和巨噬细胞：吞噬作用。

3. 龈沟液

健康状态下龈沟中有持续和缓慢的液体流出，在炎症状态下流出增加。龈沟液的成分与血清类似。因此，龈沟受到这些特异和非特异防御因素的保护。龈沟液通过以下方面影响龈沟的生态系统。

（1）冲洗出龈沟中的微生物。

（2）作为营养的首要来源：龈沟中分解蛋白质和糖的细菌，可利用龈沟液来为其生长提供肽、氨基酸和糖类；降解含血的分子（如血红蛋白）以获得必需的辅因子（如氯化血红素）。

（3）维持 pH 平衡。

（4）具有特异性和非特异性防御因素：主要是 IgG 抗体（IgM 和 IgA 抗体占较小的比例）。

（5）吞噬作用：龈沟液中 95% 的白细胞是中性粒细胞。

4. 微生物因素

微生物在口腔环境中可以互相交流，包括促进和抑制邻近的细菌。机制包括以下几点。

（1）黏附受体的竞争，抢先占领定植的位点，阻止后来者的黏附。

（2）产生毒素，如细菌素，杀死相同的或其他细菌物种。如唾液链球菌产生抑制剂抑制化脓性链球菌。

（3）产生的代谢终末产物（如短链羧酸），既降低 pH 也可作为有害的拮抗剂。

（4）利用其他细菌的代谢终末产物作为营养的来源（如变异链球菌可利用韦荣球菌产生的酸）。

（5）相同（同型）或不同种类（异型）细菌之间的共聚集，如玉米棒结构的形成。

这些机制使得共生的口腔菌群能抑制或阻止外源性非口腔微生物的生长，从而将其排除在生境以外，称为定植阻力。

（三）其他因素

1. 局部环境的 pH

许多微生物生长需要中性 pH。大多数口腔表面的 pH 受唾液的调节（pH 平均为 6.7）。根据膳食中糖类的摄入频率，细菌代谢的结果可使菌斑 pH 下降至 5.0。在此条件下，嗜酸细菌可以生长良好（如乳酸杆菌），而其他细菌则被竞争性抑制所清除。

2. 氧化还原电位

口腔中的氧化还原电位（E_h）随部位而变化。例如，在菌斑发展的过程中，氧化还原电位在 7 天后可从最初的 +200mV（高度氧化）降至 –141mV（高度还原）。如此的波动有利于不同细菌群的生长。

3. 抗菌治疗

全身或局部应用抗生素和杀菌剂可影响口腔的菌群组成。例如，四环素等广谱抗生素可清除大多数口腔固有细菌，促进酵母菌等的出现。

4. 饮食

可酵解的糖类是改变口腔生态环境的主要物质。糖类作为营养的主要来源，可促进产酸细菌的生长。细菌产生的胞外多糖促进微生物在表面的黏附，而产生的胞内多糖是作为能源的储备。

5. 医源性因素

医疗操作（如牙周刮治）可以从根本上改变牙周袋里的菌群组成，使平衡转向健康状况下定植的菌群。

（四）口腔细菌的营养

口腔细菌有一系列的食物来源，包括宿主的来源。

（1）口腔环境中遗留宿主饮食的残渣（如蔗糖、淀粉）。

（2）唾液成分（如糖蛋白、矿物质、维生素）。

（3）龈沟分泌物（如蛋白质）。

（4）气体环境（虽然大多数细菌只需要极少的氧气）和微生物来源。

（5）邻近细菌的胞外产物，特别是在微生物密集区域（如菌斑）。

（6）细胞内贮存食物的颗粒（糖原）。

（五）口腔正常菌群的获得

（1）刚出生时，婴儿的口腔是无菌的，除了可能从母亲产道获得的一些生物体。

（2）几个小时以后，婴儿口腔里出现从母亲（或护士）来源的或周围环境来源的微生物。

（3）这些先锋菌种通常是链球菌，可结合黏膜上皮（如唾液链球菌）。

（4）这些先锋菌群的代谢活动可改变口腔环境，促进其他种类细菌的定植。例如，唾液链球菌从蔗糖产生胞外聚合物，而其他细菌如放线菌属可黏附其上。

（5）当这个复杂的生态系统的构成（包括不同数量的多种细菌）达到平衡，就形成成熟菌落（一个高度动态的系统）。

（6）在婴儿的第一个生日时，口腔里的菌群通常包括链球菌、葡萄球菌、奈瑟菌和乳杆菌，还有一些厌氧菌很少被检出，如韦荣球菌和梭杆菌放线菌，普雷沃菌和梭杆菌。

（7）在牙萌出期间和萌出后，有两个可供细菌定植的区域——釉质硬组织表面和龈沟，这时这个群落可进一步进化。如变异链球菌、血链球菌和放线菌属选择性定植在釉质表面，而那些喜好厌氧环境的细菌（如普雷沃菌、牙龈卟啉单胞菌和螺旋体）则定植在龈沟中。但是，直到青春期之前，厌氧菌的数量并不多见。例如，与 13 ～ 16 岁大的儿童相比，仅有 18% ～ 40% 的 5 岁儿童口腔中有螺旋体和产黑色素的厌氧菌。

（8）如果年老时所有牙都丧失了，则称为第二个孩童时期（就口腔细菌定植方面而言）。在这个时期定植在口腔的细菌与牙萌出前的状况非常相似。

（9）在这个阶段义齿的佩戴会再一次改变口腔微生物的组成。虽然目前认为在 70 岁或 70 岁以上年龄的老人中葡萄球菌和乳杆菌占主要成分，但在佩戴丙烯酸类义齿后，念珠菌的数量会特别增加。义齿的菌斑组成有点类似于釉质的菌斑，也可能含有大量的酵母菌。

三、牙菌斑生物膜

菌斑生物膜是黏附力很强的细菌群落，生长于口腔软、硬组织的表面，其中包括生活的、死亡的和垂死的细菌，以及细菌的胞外产物以及源于宿主唾液的混合物。

（一）组成

菌斑生物膜中的微生物被有机基质所包围，基质约占 30% 的总体积，源于宿主和细菌的产物。在牙龈区域，龈沟渗出物来源的蛋白质可混合进入菌斑生物膜。基质作为食物储备和黏附的中间递质，使各种微生物之间及微生物和各种表面之间结合起来。

牙菌斑生物膜的微生物组成在个体之间的差别很大，一些人可迅速形成菌斑，而一些人则比较慢。此外，个体菌斑的成分也有很大的变异：

①在同一个牙齿的不同位点。

②在不同牙齿的同一位点。

③在同一牙齿位点的不同时间段。

（二）分布

菌斑生物膜位于牙齿的表面和各种矫治器上，特别是在没有口腔卫生措施时容易出现。一般来说，菌斑多位于可逃避宿主防御机制的解剖区域，如咬合面的窝沟、邻间隙或龈沟周围。根据所在的位置，菌斑分为龈上菌斑：

①窝沟菌斑——主要位于磨牙窝沟。

②邻面菌斑——位于牙齿的接触区。

③光滑面——如颊面、腭面。

龈下菌斑或与口腔矫治器相关的菌斑：

①全口和部分义齿（义齿相关菌斑）。

②正畸矫治器相关的菌斑。

（三）微生物黏附和菌斑生物膜的形成

微生物黏附在口腔表面是定植的先决条件，也是导致随后感染或侵入组织的第一步（图 1-3）。

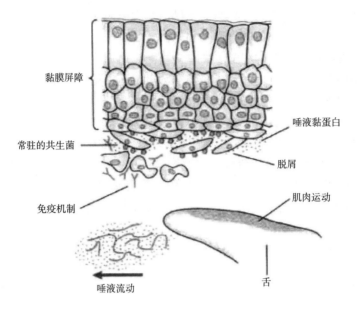

图 1-3　影响生物定植在口腔黏膜的因素

1. 菌斑生物膜的形成

菌斑生物膜的形成包括一系列不同阶段的复杂过程。

（1）获得性膜的形成：宿主和细菌的分子吸附于牙齿表面，形成获得性唾液薄膜。在暴露于口腔环境数分钟后，牙齿表面即可沉积薄薄一层唾液黏蛋白，口腔细菌最初是直接黏附于这层薄膜而不是牙釉质（即羟基磷灰石）。

（2）运送：细菌在黏附之前，通过自然的唾液流动，布朗运动或趋化来靠近邻近的牙齿表面。

（3）长距离的相互作用：包括微生物表面与薄膜包被牙齿表面之间的物理化学作用，由范德华力和静电斥力所产生的黏附是可逆的。

（4）短距离的相互作用：由细菌表面的黏附素和获得性膜中受体之间的立体化学作用构成。这是一个不可逆转的阶段，微生物和牙表面聚合物的桥接有助于锚定微生物，之后，便在这片区域开始繁殖。在不同细菌种属之间以及同一种属不同菌株之间，根据环境条件不同，菌斑细菌的倍增时间差别很大（从数分钟到数小时不等）。

（5）共聚或共黏附：新来的细菌聚集到已经黏附好的第一批细胞上；这些可能是同一种属的细菌，或不同种属但共生的细菌。

（6）生物膜的形成：上述的过程随着生物膜的融合生长和形成不断继续，一段时间后生物膜的构成也变得更加复杂。生物膜的定义是由一个或多个种属微生物组成的复杂的、具有功能的共同体，被胞外多糖基质所包绕，与另一个生物膜或固体表面相连接。后者可以是惰性的表面（如牙釉质、丙烯酸树脂、塑料导管）或生活器官的表面（如心脏瓣膜）。从结构上说，生物膜不是平坦紧凑类似于混凝土样的，而是微生物以柱状或蘑菇状的结构排列，其间有运送代谢物和带进来营养物质的水通道。

因此，生物膜的形成是一个复杂有竞争的、有序而动态定植的过程。在菌斑生物膜中，这种特性因不同种类的口腔细菌的参与而变得更加复杂。在菌斑形成时，选择性定植在唾液薄膜上的先锋菌是革兰阳性球菌和杆菌，其次是革兰阴性球菌和杆菌，最后是丝状菌、梭杆菌、spirils 和螺旋体。这种菌斑细菌自然连续定植的范例已较好地被实验性龈炎的研究所证实。在研究中，个体最初施行严格的口腔卫生，之后的一个阶段没有口腔卫生措施，同时密切地监测新发展的菌斑细菌。

生物膜的一个主要组成部分是胞外基质，包括微生物多糖和唾液糖蛋白（或龈沟液成分，取决于部位）。菌斑中早期定植细菌的代谢产物可以从根本上立即改变环境（如低氧化还原电位的条件适合厌氧菌的生长），从而导致新的细菌定植，由此逐渐增加微生物的复杂性、生物膜的量和厚度。在这一动态过程中，菌斑生物膜在细菌沉积和脱落之间达到临界平衡，被称为成熟菌落。

生物膜形成的分子生物学是复杂的。生物膜细菌似乎是通过持续分泌少量的可调控基因表达的群体感应分子（即丝氨酸内酯分子，自诱导剂 2）来维持其复杂的结构，随着菌斑内微生物数量的增加，群体感应信号的浓度同时也按比例增加被激活的基因，包括药物破坏的基因，可能与额外的胞外多糖的产生、代谢减少（对于位于基质底部的细菌而言）或毒力因子的产生有关。

2. 细菌的脱离

定植在成熟菌落里的细菌可脱离出来并进入浮游状态（即悬浮于唾液中），并被运送到新的定植区，从而重新启动牙菌斑形成的整个周期。

3. 关于生物膜的进一步注解

事实上，高达 65% 的人类感染是由包裹在生物膜中的（即固着生物）而不是浮游或单独生长的微生物造成的，有关这两种不同生活方式的微生物的研究已大量开展，可查到相关的文献。自然界中也有优势生物膜，如在小流动的水或水管中生长的黏滑被膜层。在临床方面已认识到，生物膜中的微生物较浮游状态来说，对抗生素和化学治疗剂耐药性更强。然而，由于机械清洁措施易于施行，且抗药性问题在牙菌斑生物膜方面不是主要的关注点，但对于由生物膜导致的其他疾病其耐药性是一个重要的治疗问题，如囊性纤维化中铜绿假单胞菌引起的气道感染。

（四）牙石的形成

来自唾液的钙和磷酸盐离子可以沉积在牙菌斑深层（当这些离子在唾液中过饱和时）。如果菌斑形成时不受干扰，成熟菌落中退变的细菌可以作为矿化的种子来源。这个过程能被细菌降解唾液中一些钙化抑制剂的磷酸酶和蛋白酶（富含酪蛋白和脯氨酸的蛋白质），结果是导致不溶性磷酸钙晶体的形成，这些晶体聚集在一起形成菌斑的钙化团块，称为牙石。

目前许多牙膏中含有可吸收过量钙离子的焦磷酸成分，从而减少菌斑内的矿物沉积。一般来说，成熟的牙石是由 80%（干重）矿化物质（主要是羟基磷灰石）和其余 20% 有机化合物构成的。

牙石的优势菌落是球菌、杆菌和丝状菌（特别是在外层），偶尔有螺旋生物体靠近，釉质表面的细菌常表现为细胞质与细胞壁的比例减少，表明代谢不活跃。龈上牙石含有较多的革兰阳性微生物，而龈下牙石往往含有更多的革兰阴性微生物。

在某些区域（尤其是外层），球菌黏附并生长在丝状微生物的表面，形成"玉米棒"的排列。丝状菌与釉质表面呈直角，状似栅栏样。

一些细菌（主要是球菌）的细胞质内有糖原样的食物存储颗粒，在营养缺乏时可作为能量的来源。

牙石表面粗糙多孔，是理想的细菌毒素的储藏池，对牙周膜有危害（如脂多糖）。因此，去除牙石是维持良好的牙周组织健康所必需的。

四、口腔菌群在全身性感染中的作用

近年来已认识到，与菌斑相关的口腔疾病（特别是牙周炎），可以改变许多全身疾病的发病和进程，包括心血管疾病（感染性心内膜炎、冠心病、中风）、细菌性肺炎、糖尿病、低出生体重婴儿。

曾流行于 19 世纪末和 20 世纪初的"病灶感染学说"再次被提出。

关于口腔感染与继发全身疾病的关联目前提出 3 个机制：

①转移性感染：微生物通过口腔部位血管的缺损处进入全身循环系统，如在拔牙时发生的菌血症，并由此引发疾病，如感染性心内膜炎。

②转移性损伤：在患有牙周炎的个体，细菌产物可获得通道进入心血管系统，如细胞毒性酶、外毒素和内毒素（即脂多糖）。

③转移性炎症：由于口腔微生物导致的免疫损伤。因此，可溶性抗原可通过口腔的途径进入血流，与循环中的特异性抗体发生反应，形成大分子复合物，导致免疫介导的疾病，如白塞氏综合征。

其中，与口腔感染和牙周疾病相关的机制研究得最多，目前已知：

①使个体罹患高风险牙周炎的因素（包括吸烟、压力、老化、人种或种族，以及男性性别），也可能使他们患上系统疾病（如心血管疾病）的风险增高。

②龈下菌斑：这些巨大的尤其是革兰阴性菌的储藏库源源不断地释放脂多糖内毒素，可引起很大的血管反应。脂多糖可上调内皮细胞黏附分子的表达，以及白细胞介素 1 和肿瘤坏死因子 $-\alpha$ 的分泌。

③牙周组织是细胞因子的储藏库：牙周炎时，前炎性细胞因子、肿瘤坏死因子 $-\alpha$、白细胞介素 -1β、γ 干扰素和前列腺素 E_2 的浓度可达到很高水平。这些因子进入循环可能诱发或加重对全身系统的影响。

除了心内膜炎与口腔科菌血症已建立联系外，以上其他推论的疾病还没有确凿的证据表明是由口腔菌群及其产物引起或导致发展的。现有的证据是在众多混杂因素影响的环境中获得的。因此，有必要开展去证实或反驳这些观点的进一步研究。但毫无疑问的是，良好的口腔健康对于预防口腔疾病和保持良好的全身系统健康，都是很重要的。

（郭　骏）

第二章　基础免疫学

第一节　免疫系统与口腔

免疫学作为一门独立的学科得到了迅猛发展，其研究范围不断地扩大和深入，现已渗透到生物医学的各个领域，极大地促进了现代分子生物学和临床医学的发展，并由此诞生出了许多新兴的分支学科。口腔免疫学就是在现代医学免疫学的基础上逐渐形成和发展起来的一门新兴学科。口腔免疫学的理论和技术在揭示口腔疾病的发生发展、诊断、治疗和预防中发挥着越来越重要的作用，极大地促进了口腔医学的发展。

一、口腔固有免疫

固有免疫又称天然免疫、非特异性免疫，是人类在长期的种系发育和进化过程中，逐渐建立起来的一系列天然防御功能，可非特异地防御各种病原微生物入侵。口腔固有免疫，人生来就有，受遗传基因控制并能遗传给后代，具有相对的稳定性。这种免疫没有特异性，没有对特定病原体的针对性和记忆性，其功能不会因抗原的接触而增强。固有免疫主要是通过机体的屏障结构、巨噬细胞和体液中的抗微生物物质等实现的。在口腔这个特殊环境中，它主要由口腔黏膜、口腔相邻的免疫组织、唾液、龈沟液等组成。口腔固有免疫在阻挡微生物对口腔的侵袭，维护口腔生态平衡中发挥了重要的作用，被视为口腔的第一道防线。

（一）口腔黏膜组织

口腔的健康首先取决于黏膜的完整性。口腔黏膜在正常情况下连续覆盖于整个口腔表面，前与唇部皮肤相连，后与咽部黏膜相连，并与牙齿形成极为重要的牙龈结合。口腔黏膜具有与其他体腔黏膜一样的功能，既能够保护其深层组织器官，又能接受和传递外界刺激。口腔黏膜由上皮层和固有层构成，两者之间有基膜相隔。基膜中含有中性黏多糖、嗜银纤维。

上皮层由表层至深部可分为4层：角质层、颗粒层、棘细胞层、基底细胞层。角质层、颗粒层以及基膜对外来微生物的入侵是一道屏障，但这些结构因口腔黏膜部位的不同而有很大差异。例如，硬腭和牙龈等部位的角质层厚且坚实，而口底颊黏膜、口唇黏膜与皮肤相比，上皮很薄，角化不完全或无角化，各种物质易于透过。固有层由致密结缔组织构成，含有各个方向的胶原网，使之稳固地抵抗组织变形，并使黏膜具有延展性。固有层的基本细胞成分是成纤维细胞，其主要功能是合成和更新纤维及基质。成纤维细胞具有收缩功能，有利于伤口的收缩和愈合。固有层内还有许多巨噬细胞、组织细胞，以及数量不等的肥大细胞、多形核白细胞、淋巴细胞等。固有层中的防御细胞、巨噬细胞和淋巴细胞等都是游动性的，正常状态下局部很少，在异物侵入等情况下则急剧增加，参与免疫反应。黏膜下层为疏松的结缔组织，内含腺体、血管、淋巴管、神经及脂肪组织等。

口腔黏膜依据其所在部位和功能的差异分为3种类型，即咀嚼黏膜、被覆黏膜和舌黏膜。咀嚼黏膜包括牙龈与硬腭黏膜，因其在咀嚼时承受的压力和摩擦力较大，所以上皮层较厚，表面角化良好，颗粒层明显，基膜有较多的网状纤维，固有层厚而致密。被覆黏膜上皮层较薄，表面非角化，固有层薄，不承受咀嚼力，容易被作用力推开。舌黏膜包括舌背黏膜、舌腹黏膜和舌根黏膜，其中舌根黏膜主要由淋巴组织构成，表面覆盖复层扁平上皮，凹凸不平，凹陷的裂隙底部有腺管开口。舌根部的淋巴组织又称舌扁桃体。舌黏膜下淋巴组织在维护口腔黏膜正常生理功能中发挥着重要的免疫防御作用。口腔黏膜层中还有一些与免疫有关的细胞，如朗格汉斯细胞。

口腔黏膜的免疫功能主要体现在以下3个方面：

①一旦黏膜的完整性受到破坏，即可发生感染。

②从固有层毛细血管中渗出的IgA，在口腔中可引起溶菌反应、菌体凝集、吞噬作用，同时延缓异物向组织内侵入，从而发挥体液性保护作用。

③上皮内的各种细胞在微生物入侵时发生反应，发挥免疫功能。机体产生的抗体也可降低黏膜的通透性，从而阻止微生物等的入侵，这一切构成了口腔防御的天然屏障。

（二）口腔相邻的免疫组织

口腔相邻的免疫组织主要包括扁桃体淋巴组织、唾液腺淋巴组织、黏膜下淋巴组织、牙龈淋巴组织与龈沟液、下颌下淋巴结和颏下淋巴结。

1. 扁桃体淋巴组织

扁桃体由腭扁桃体、咽扁桃体和舌扁桃体3部分组成。

（1）腭扁桃体：腭扁桃体为卵圆形淋巴组织，左右各一，位于舌腭弓和咽腭弓之间的三角形扁桃体窝内。其上覆盖的复层扁平上皮陷入淋巴样组织，形成大小不一的陷窝。陷窝内有许多小孔和间隙，各种抗原很容易通过陷窝内的小孔间隙进入扁桃体内。在陷窝和上皮的下方有许多淋巴细胞，包括T、B细胞，两者的比例约各占50%。与末梢血、普通淋巴结比较，扁桃体中B细胞占的比例较高。B细胞多分布于扁桃体中心部位的淋巴滤泡内以及滤泡的周围，受到抗原刺激以及T细胞诱导后便开始分裂，并产生抗体。免疫荧光研究显示，免疫球蛋白分布以IgG占优势，其次为IgA，IgM和IgD很少。扁桃体内产生的IgA不含J链，扁桃体上皮中也无分泌型蛋白质成分，所以口腔内SIgA并非来自扁桃体淋巴组织。

（2）咽扁桃体：咽扁桃体又称腺样体或增生体，为一单纯淋巴样组织块，也可看作是口腔外淋巴组织，在人出生时即存在，6～7岁时最大，10岁以后逐渐萎缩。

（3）舌扁桃体：舌扁桃体位于舌根背部的两侧，轮廓乳头后方，为许多淋巴组织组成的大小不等的突起。扁平上皮陷入淋巴样组织中形成陷窝，黏膜腺的开口朝向该陷窝中，具有冲洗作用，减少感染的机会。舌扁桃体的基本结构和功能与腭扁桃体相似。

2. 唾液腺淋巴组织

口腔内分泌唾液的腺体统称为唾液腺，又称涎腺。唾液腺分泌浆液性、黏液性和混合性3种唾液。口腔内大的唾液腺有3对——腮腺、下颌下腺和舌下腺，小的唾液腺分布于唇、舌、颊、腭等处的黏膜固有层和黏膜下层，按其所在的解剖部位而命名。唾液腺淋巴组织是指分布在大唾液腺和小唾液腺导管周围、腺泡之间、唾液腺小叶之间的淋巴细胞等。这些淋巴细胞包括 T、B 细胞。B 细胞产生的免疫球蛋白几乎都是 IgA，唾液中的 IgA 大多数来源于此。局部合成的 IgA 不同于血清中单体的 IgA，为双体的 IgA。

3. 黏膜下淋巴组织

黏膜下淋巴组织常位于软腭、口腔底部、舌的前部表面等部位，为具有独立中心陷窝的淋巴样组织，在组织学上与扁桃体组织相似。

4. 牙龈淋巴组织与龈沟液

牙龈是覆盖在牙槽突边缘和环绕牙颈部的口腔黏膜。牙龈淋巴组织位于牙龈组织下，由于经常受到各种刺激，因而比较发达。淋巴细胞在末梢血液中，T 细胞与 B 细胞的数量比为 4∶1，而牙龈淋巴组织中的 T 细胞与 B 细胞的数量比为 1∶3，B 细胞占优势，这有助于牙龈受到抗原刺激后，积极产生抗体进行免疫应答。然而，这种 B 细胞与唾液腺中淋巴组织不同，其产生的免疫球蛋白并不是以 IgA 占优势，而是以 IgG 为主体，其次才是 IgA。牙龈淋巴结属于颈淋巴结，抗原信息通过颈淋巴细胞流入颈淋巴结，对此产生免疫应答是由末梢血中提供的淋巴细胞，即牙龈淋巴组织的免疫反应，并不是以局部分泌型 IgA 为主，而是以 IgG 抗体为主的全身型免疫反应。

牙龈分为游离龈、附着龈、牙间龈（龈乳头和龈谷）三个部分。根据牙龈与牙的附着关系看，牙龈一部分是游离龈，另一部分是附着龈。游离龈是牙龈边缘与牙面不附着的部分，呈规律而整齐的波浪状。游离龈与牙面的浅沟状狭小的间隙叫作龈沟。正常情况下，龈沟的深度为 0.5～2.0mm，龈沟内的浆液性渗出物为龈沟液。牙龈毛细血管渗出液经黏膜固有层结合上皮进入龈沟而形成龈沟液，然后混入唾液内。整个口腔都浸于唾液中，其中牙面所处的环境较为特殊。在龈缘以上的牙面处于唾液环境中，而龈缘以下的牙面则位于龈沟液环境中。正常人健康牙齿的龈沟液渗出量为每分钟 0.5μL 以下，而受到刺激时，其渗出量明显增加，牙周病患者牙周袋的渗出液比健康牙多 20 倍以上。龈沟液和唾液相互协同，在口腔中发挥着防止感染的作用。

龈沟液与唾液相似，含有多种抗菌物质，如溶菌酶、过氧化物酶、乳酸酶、乳铁蛋白、补体等。此外还含有许多重要的免疫活性物质，如多形核白细胞、巨噬细胞、淋巴细胞、白细胞介素（IL）-1、免疫球蛋白（以 IgG 为主，其次为 IgM 和 IgA）等。龈沟液具有体液性免疫和细胞性免疫两方面的作用。

5. 下颌下淋巴结和颏下淋巴结

下颌下淋巴结和颏下淋巴结按解剖部位命名，其结构与其他淋巴结相似，由纤维结缔组织被膜包绕的一团免疫活性细胞构成。淋巴结分为皮质和髓质。淋巴结皮质的浅层有淋巴小结和滤泡，该区为淋巴细胞集中的部位。其中心为生发中心，当受到抗原刺激时，中心可见增生旺盛的 B 细胞，这些增生的 B 细胞随后进入髓质，形成产生抗体的浆细胞。皮质的深层有副皮质区，为 T 细胞聚集的部位，又称胸腺依赖区，B 细胞聚集的部位为胸腺非依赖区。在皮质的胸腺依赖区中存在着一些巨噬细胞和树突状细胞等具有吞噬功能的抗原提呈细胞。淋巴结在机体的特异性免疫中发挥着重要的作用。

总之，口腔内淋巴结在不同的部位具有不同的功能。如扁桃体可作为防御消化道和呼吸道疾病的防线；而牙龈下淋巴组织则保护着牙龈组织免受细菌等的入侵；唾液淋巴组织不仅参与分泌型 IgA 的合成，并在唾液腺抗感染中起重要的保护作用，同时唾液腺分泌的 IgA 可以保护口腔黏膜及牙表面不受细菌黏附的影响。上述这些均构成了口腔黏膜表面的天然屏障。

（三）唾液

唾液来源于口腔内 3 对大唾液腺和许多小唾液腺分泌物以及龈沟渗出液等混合物，呈透明状，略带黏性。唾液腺能在没有明显外来刺激的情况下进行分泌，主要受胆碱能副交感神经控制。唾液是一种特殊的体液，其分泌量和成分受进食食物的性质和饮水量的影响而发生变化。成人 24 小时唾液分泌正常量为 1000 ～ 1500mL，唾液的 pH 值为 6.0 ～ 7.9，平均为 6.6。唾液中绝大部分是水，其他成分主要有唾液淀粉酶、黏蛋白、钠、钾、钙盐、磷酸盐、碳酸盐及多种细胞因子，此外还混有口腔脱落的上皮细胞和白细胞等。

唾液的作用是湿润口腔黏膜，并与咀嚼后的食物混合成食物团，便于吞咽。由于唾液的主要成分为水，进食时唾液流速加快、分泌量增加，对牙齿起到物理性清洗和自洁作用。此外，它还含消化酶、各种抗菌物质（如黏蛋白、溶菌酶、过氧化物酶等）及多种生长因子，有助于消化及促进神经及上皮组织的生长，并且对新生牙萌出后釉质的成熟、防止酸对釉质的损害以及预防牙发育早期产生龋病都具有重要作用。唾液中非特异性抗菌物质主要有以下几种。

1. 黏蛋白

黏蛋白是一组结合有糖链的特异蛋白，由下颌下腺、舌下腺以及小唾液腺分泌。人类唾液中含有两种不同类型的唾液黏蛋白，分别被命名为 MG_1 和 MG_2，两者在结构和生物学功能上存在明显差异。

（1）润滑作用：黏蛋白作为唾液润滑剂，起着湿润口腔，防止口腔干燥的作用。

（2）抗菌作用：黏蛋白可以通过多种介导途径产生杀菌作用。可以与分泌型免疫球蛋白 A（SIgA）结合，促进抗体的结合功能以及使抗体在易受损伤的黏膜表面的浓度增加，从而保护黏膜不受细菌的破坏。黏蛋白还能与口腔内许多细菌和菌体成分直接结合，阻碍细菌在口腔黏膜上皮表面的附着，对细菌的生长有抑制作用。

2. 乳铁蛋白

乳铁蛋白（LF）是富含于中性粒细胞次级颗粒中的铁结合蛋白。其他白细胞缺乏这种蛋白，血清中仅微量存在。LF 与铁具有高度的亲和力，能使环境中的铁减少，以致某些依赖铁离子进行代谢的微生物不能维持生长而死亡。

3. 过氧化物酶

过氧化物酶来自白细胞，从腮腺、下颌下腺和龈沟液中分泌。中性粒细胞中分泌的酶经过氧化形成 OCl^-，接着 OCl^- 从 H_2O_2 中获得 O_2 从而产生抗菌性。

4. 溶菌酶

溶菌酶是机体固有免疫因子之一。溶菌酶主要来源于巨噬细胞，是一种低分子碱性蛋白质，广泛存在于机体正常组织和体液，如血清、唾液、泪液、鼻涕中等。溶菌酶能裂解革兰阳性菌细胞壁的肽聚糖，使胞壁损伤而溶菌。革兰阴性菌细胞壁肽聚糖外有外膜层包围，故溶菌酶单独不能对革兰阴性菌起作用。口腔中的细菌多数具有外膜层，对其有耐受性。溶菌酶对于口腔细菌的作用主要依靠口腔中其他杀菌成分，如促溶离子、IgA、过氧化氢、过氧化物酶以及某些补体成分的协同作用而起杀菌作用。溶菌酶的杀菌作用有一定的选择性，对口腔内的常驻菌无杀菌作用。溶菌酶还是铁结合性蛋白质，当其与铁结合后，细菌发育所必需的铁减少，从而阻止了细菌的发育。

5. 补体

补体参与了绝大多数的炎症反应，是免疫反应的关键分子。构成补体系统的 30 余种成分包括：

①参与经典活化途径及甘露糖结合凝集素（MBL）途径的成分。

②参与旁路活化途径的成分。

③形成攻膜复合物的共同末端反应成分。

④调节因子成分。

补体正常情况下以无活性的酶原形式存在，细菌可以直接通过补体旁路激活补体，这是炎症早期阶段机体产生抗体之前最重要的抗菌反应之一。MBL 途径的激活始于炎症期产生的蛋白（MBL 和 C- 反应蛋白）与病原体的结合，不依赖抗体。在急性期反应时，MBL 水平明显升高，MBL 结合至细菌启动该途径，其活化过程与经典途径基本类似。而经典途径需要抗体产生，一般在炎症数周后才能出现。补体经典途径、MBL 途径和旁路途径均可导致补体活化，最终形成攻膜复合物溶解细菌。

补体在正常情况下存在于人体的体液中，包括腮腺、下颌下腺分泌的液体以及混合性唾液中，混合性唾液中的补体多来源于龈沟液，在龈沟液中 C3 浓度很高，它主要参与补体的活化和形成攻膜复合体。

补体能直接导致多种细菌和细胞溶解，并可通过调理作用促进巨噬细胞对病原微生物的吞噬和杀灭，有些成分还具有炎症递质作用。总之，补体是机体重要的先天性免疫系统，对机体的免疫防御和免疫自稳有重要作用。

6. 防御素

防御素是上皮组织产生的具有抗生素作用的肽，富含精氨酸，由 29 ～ 34 个氨基酸组成，也存在于中性粒细胞中的嗜天青颗粒中，主要作用于胞外菌，其杀菌机制是破坏细菌细胞膜的完整性，使细菌溶解死亡。对真菌、病毒也有抑制作用。根据哺乳动物防御素分子内二硫键的连接位置的不同而分为 3 个亚家族：α - 防御素、β - 防御素和 θ - 防御素。

7. 脯氨酸

唾液中脯氨酸，尤其是脯氨酸肽等有阻止放线菌在牙面上黏附的作用。

8. 组氨酸

唾液中组氨酸对变异链球菌等有明显抗菌作用，主要是制止卟啉杆菌在牙龈表面的附着。

9. 富组蛋白

富组蛋白是一组富含组氨酸且氨基酸组成具有很大同源性的低分子阳离子多肽，其来源于腮腺和下颌下腺。迄今为止，至少已分离出 12 种富组蛋白，分别命名为 histatine 1 ～ 12。其中 histatine 1 ～ 2 为中性蛋白，3 ～ 12 为碱性蛋白。histatine 1、3、5 是富组蛋白的主要成分，这 3 种蛋白质占富组蛋白的 85% ～ 90%。

富组蛋白的主要功能如下：

①参与牙面获得性膜的形成。

②调节菌斑 pH，富组蛋白具有缓冲作用，中和细菌产生的酸，升高牙菌斑 pH，阻止龋病的发生。

③抑制口腔微生物的生长，如抑制变异链球菌的生长，抑制白假丝酵母菌的定植和生长，其抑制白假丝酵母菌生长的机制主要是富组蛋白能抑制白假丝酵母菌芽生孢子的产生，阻止其在口腔内的定植。另外，富组蛋白可以改变白假丝酵母菌的膜渗透性，使膜破坏达到杀菌作用。

④抗病毒作用。

⑤诱导肥大细胞释放组胺。

10. 富脯蛋白

富脯蛋白是人类唾液中最大的一族蛋白，占唾液总蛋白的 70%～80%。目前，已发现的富脯蛋白有 20 余种，主要来源于腮腺和下颌下腺，含量比较稳定，不受人年龄的影响。根据富脯蛋白的等电点以及在聚丙烯酰胺凝胶电泳的结果，将其分为三大类：酸性富脯蛋白、碱性富脯蛋白和糖性富脯蛋白，分别占唾液总蛋白的 30%、23% 和 17%。

糖性富脯蛋白具有润滑功能，碱性富脯蛋白的功能尚不明确。酸性富脯蛋白的主要功能是：参与牙面获得性膜的形成；抑制唾液中磷酸钙盐的形成及其在牙面上羟磷灰石晶体沉积，维持唾液中的钙超饱和状态。因此，富脯蛋白可保持唾液中游离的 Ca^{2+} 浓度，为釉质提供了一个防御和修复的环境，在保持牙齿完整性方面起着重要的作用。

唾液中含多种抗菌、防龋物质，对杀菌、防龋具有重要意义，并且在维持口腔微生态平衡中起着重要作用。

（四）自然杀伤细胞

自然杀伤细胞简称 NK 细胞，是不同于 T、B 细胞的第三种淋巴细胞，不表达特异的抗原识别受体，直接从骨髓中衍生，其发育成熟依赖于骨髓的微环境。人类 NK 细胞主要存在于外周血和脾脏，其次是外周淋巴组织，是一组形态和功能异质性的淋巴细胞群，胞质含有许多嗜苯胺颗粒，又称大颗粒淋巴细胞。NK 细胞不需要抗原刺激即可直接杀伤肿瘤细胞、病毒或细菌感染的靶细胞以及移植的组织细胞等，对正常组织细胞无杀伤作用。

1. NK 细胞的表面标志

NK 细胞既无 T 细胞受体（TCR），又无 B 细胞膜表面免疫球蛋白（SmIg），相对特异性的标记是 CD16，CD56 和 CD57。尽管 NK 细胞缺乏 CD3 分子，但有些 NK 细胞却能表达 CD3 分子的 ζ 链。部分 NK 细胞表达 CD2 和 CD8。此外，NK 细胞还表达白介素 –2 受体（IL-2R）的 β 链。这些分子多与其他免疫细胞所共有。目前，临床将 TCR⁻、mIg⁻、CD56⁺、CD16⁺ 淋巴样细胞鉴定为 NK 细胞。

2. NK 细胞的受体

NK 细胞表面存在着不同类型的受体，用于识别"自己"和"异己"细胞，从而杀伤和清除"异己"细胞。NK 细胞的受体（NKCR）分为：

①以配体是否为主要组织相容性复合体（MHC）Ⅰ类分子（MHC-Ⅰ），可将 NKCR 分为识别 MHC-Ⅰ类分子受体和非识别 MHC-Ⅰ类分子受体两种。

②按 NKCR 的结构特征，可分为免疫球蛋白超家族和 C 型凝集素超家族。

③以基因定位，可将 NKCR 分为杀伤细胞抑制性受体家族，表达于人 NK 细胞表面

的另一类抑制性受体 CD94/NKG2 家族，表达于小鼠及大鼠等啮齿类动物 NK 细胞表面的一类抑制性受体 Ly49 家族，以及非识别 MHC-1 类分子特异性的受体 NKCR-P 家族。

④按 NKCR 发挥的功能，可分为杀伤活化受体：NK 细胞通过该受体与靶细胞上相应配体结合后可激发 NK 细胞产生杀伤作用；抑制性受体：NK 细胞与靶细胞上相应配体结合后能抑制 NK 细胞产生杀伤作用。抑制性受体在保证 NK 细胞对正常组织的耐受上发挥重要作用，只有在抑制受体不与配体结合的条件下，NK 细胞的杀伤活性才能实现。

3. NK 细胞的免疫功能

（1）自然杀伤活性：NK 细胞的杀伤作用既不依赖抗体，也无 MHC 的限制性，故称 NK 细胞为自然杀伤细胞。通常在病毒感染的 2～3 天，NK 细胞即可通过趋化作用聚集到感染部位，杀伤病毒感染细胞。其杀伤机制是通过释放穿孔素（P）、淋巴毒素、颗粒酶、表达细胞凋亡因子配体（FasL）和分泌肿瘤坏死因子（TNF）-α 而导致靶细胞的破坏。NK 细胞不仅能杀伤肿瘤细胞、病毒感染的细胞，也可以杀伤并清除潜伏有胞内菌和病毒的自体单核细胞，还可以快速、有效地分泌细胞因子，活化并聚集大量的中性粒细胞，从而抵抗真菌的感染。因此，NK 细胞对于机体发挥免疫监视功能具有十分重要的作用。

（2）抗体依赖细胞介导的细胞毒作用（ADCC）：由于 NK 细胞表达 CD16 分子，而 CD16 分子即为 Ig 分子的 Fc 段受体，因此能定向杀伤与 IgG 抗体结合的靶细胞。此时 NK 细胞对靶细胞的选择性识别取决于抗体的特异性。

（3）免疫调节作用：NK 细胞是重要的免疫调节细胞，可通过释放淋巴因子等多种细胞因子，调节机体免疫细胞的生长、分化和效应功能，辅助各种免疫反应细胞的应答功能。近年来发现 NK 在体内起正负双相调节作用。

（五）其他固有免疫细胞

口腔固有免疫中，除了上述的细胞成分及组织结构以外，还有单核吞噬细胞系统、NKT 细胞、γδT 细胞、富脯蛋白、β₂ 微球蛋白、急性期反应蛋白等都发挥了抗菌作用。

吞噬细胞主要包括单核吞噬细胞系统和中性粒细胞两大类。单核吞噬细胞系统主要包括外周血中的单核细胞和组织器官中的巨噬细胞。外周血单核细胞占血细胞总数的 1%～3%，在血流中仅存留 8 小时左右，然后穿过血管内皮细胞移行至全身组织器官，发育为巨噬细胞，寿命可达数月至数年。

1. 巨噬细胞

巨噬细胞几乎分布于机体的各种组织中，因所处部位不同而有不同的名称。巨噬细胞寿命较长，在组织中可存活数月，其形体较大，呈多形性，细胞质内富含溶酶体和其他细胞器。巨噬细胞可表达 MHC-Ⅰ/Ⅱ类分子和多种黏附分子，同时具有 IgGFc 受体（FcR）、C3b 受体和多种细胞因子受体，而无特异性抗原受体。巨噬细胞对玻璃和塑料表面有很强的黏附力，因此又称黏附细胞。和 NK 杀伤一样，巨噬细胞也具有识别"自己"和"异己"的能力。巨噬细胞通过表面模式识别受体，直接识别并结合病原微生物表面特定的病原体相关分子模式，这是一类微生物共有的、高度保守的分子结构，这些结构通常为病原微生物特有、是其生存和致病所必需的成分，多为多糖、多核苷酸等。巨噬细胞可主动吞噬、杀伤和消化病原微生物等抗原性物质，是机体固有免疫的重要组成部分，同时还可分泌炎症性细胞因子、趋化因子等参与炎症反应，在特异性免疫应答的各个阶段也起着重要作用。

2. 中性粒细胞

中性粒细胞是存在于血液循环中数目最多的白细胞，占外周血白细胞的 50% ～ 70%，寿命短暂，在血液循环中仅存活数小时，但其更新迅速，是血液中更新最快的白细胞。中性粒细胞呈圆形，细胞质内有大的初级颗粒和小的次级颗粒。初级颗粒内含髓过氧化物酶、酸性磷酸酶和溶菌酶，次级颗粒含碱性磷酸酶、溶菌酶和防御素等。它们在杀菌、溶菌过程中起重要作用。中性粒细胞可表达黏附分子，表面具有 C3b 受体，而无特异性抗原受体。中性粒细胞具有很强的趋化作用和吞噬功能，感染发生时，中性粒细胞可迅速从血管内移出，是最早被招募到感染部位的巨噬细胞。它们具有强大的非特异性吞噬杀菌能力，在机体抗感染免疫中起重要作用。

3. NKT 细胞

NKT 细胞是一群能表达 TCR-CD3 复合体和 NK1.1 分子的 T 细胞。主要分布于骨髓、肝脏和胸腺，在脾脏、淋巴结和外周血中少量存在。NKT 细胞主要通过 TCR 识别 CD1 分子提呈的脂类抗原而活化，从而杀伤肿瘤细胞、病毒感染细胞以及胞内寄生菌感染细胞。由于 NKT 细胞表面的 TCR 缺乏多样性。因此，其杀伤作用是非特异的，不受 MHC 限制。同时，NKT 细胞还可分泌 IL-4，干扰素（IFN）-γ 等细胞因子调节免疫应答。NKT 细胞也参与自身免疫性疾病的发生和发展，破坏自身机体组织。

4. $\gamma\delta$ T 细胞

组成 TCR 的多肽链是 γ 和 δ 链的 T 细胞称为 $\gamma\delta$ T 细胞。它们主要分布于皮肤、小肠、肺以及生殖器官等黏膜及皮下组织，是构成皮肤的表皮淋巴细胞和黏膜组织的上皮内淋巴细胞的主要成分之一。$\gamma\delta$ TCR 缺乏多态性，$\gamma\delta$ T 细胞对抗原识别的特异性较低，可直接识别热休克蛋白、感染细胞表面的脂蛋白和某些病毒蛋白。识别多肽抗原时无 MHC 限制性，具有抗感染、抗肿瘤、免疫监视、免疫调节和维持免疫耐受等功能，是机体固有免疫防御的重要组成部分，在皮肤黏膜和肝的抗感染免疫中起重要作用。

二、口腔适应性免疫

适应性免疫是指人体出生后，在生活过程中与病原微生物及其毒性代谢产物等抗原物质接触后产生的一系列免疫防御功能，又称获得性免疫或特异性免疫。其有 3 个显著特点：

①特异性：适应性免疫具有高度选择性，只针对引起免疫应答的特定抗原发挥作用。

②免疫记忆：免疫细胞初次接触特异性抗原后，少数活化的 T、B 细胞分化为记忆细胞，保存抗原信息，当抗原再次进入机体时，这些细胞迅速对抗原发生反应，以增强（特定条件下可减弱）免疫反应。

③可转移性：适应性免疫可以通过转输免疫活性细胞或抗体在个体之间转移。

基于以上 3 个特点，人体能有效地抵抗和控制病原微生物的再次感染，并且可通过被动输注免疫活性细胞或抗体使无免疫力的机体获得免疫力，广泛用于临床多种疾病的治疗。适应性免疫是在固有免疫的基础上建立起来的，主要通过抗体和致敏淋巴细胞发挥作用。

在抗感染免疫过程中，免疫防御机制是复杂的，存在整体、细胞和分子水平的多层次、多方面的交叉网络性相互作用、协调和制约。固有免疫与适应性免疫也是在不同层次上的相互密切配合，不是单方面孤立地起作用。免疫防御的这种既有分工又有协作的整体效应机制存在于感染的发生、发展到最后结局的始终，使机体能够阻止、抑制和杀灭病原体，清除其毒力因子或成分，终止感染并恢复和维持机体生理结构及功能于正常状态。免疫防御机制的抗感染作用并非绝对是保护性的，相反在一定条件下可参与或起致病作用，即免疫病理损伤。

（一）抗原

口腔内主要有以下抗原物质。

1. 微生物及其代谢产物

微生物及其代谢产物是口腔中主要的抗原物质。不同的微生物化学组成各不相同，结构极为复杂。由于各种结构具有不同的抗原成分，故所有病原微生物均是由多种抗原组成的复合体。

（1）细菌：口腔细菌种类繁多。正常情况下，细菌在口腔内不同的部位共栖、竞争或拮抗处于微生态平衡，当微生态平衡被破坏，就可引起疾病。这些细菌包括革兰阳性球菌（如链球菌属）、革兰阴性球菌（如韦荣球菌属）、革兰阳性杆菌（如乳杆菌属）、革兰阴性杆菌属（如拟杆菌、放线杆菌属）等。它们各自含有不同的抗原成分。

（2）内毒素：内毒素为革兰阴性菌的菌体成分，具有多种生物学活性，其主要成分为磷脂—多糖—蛋白质复合物。脂多糖为内毒素的主要成分，具有一定的抗原性。

（3）病毒：引起口腔感染常见的病毒有单纯疱疹病毒、带状疱疹病毒、柯萨奇病毒等。

（4）其他：除了上述细菌及病毒外，在口腔中尚有螺旋体、支原体和真菌等，其代谢产物也可作为抗原。

2. 口腔肿瘤

口腔中的肿瘤可作为抗原引起机体产生一系列的细胞或体液免疫反应，如鳞状细胞癌、腺癌、恶性黑色素瘤等。

3. 自身抗原

健康的自身组织在感染、药物或某些其他因素作用下结构发生改变，形成新的抗原决定簇并引起机体免疫反应称为自身抗原。自身抗原造成的免疫损害称为自身免疫性疾病。在口腔中最常见于病变的牙髓组织或经药物处理的牙髓组织，它们不仅可诱发根尖周组织的免疫反应，还可诱发全身性的免疫反应。

4. 异嗜性抗原

异嗜性抗原是一类与种属特异性无关，存在于不同种系生物之间的共同抗原。某些病原微生物与人体某些组织之间存在着此类抗原，如乙型溶血性链球菌的细胞壁多糖抗原，蛋白抗原与人体的心肌、心瓣膜及肾小球基膜之间存在着异嗜性抗原。当乙型溶血性链球菌感染牙髓后，可刺激机体产生相应的抗体。在一定条件下，这些抗体可以与含有异嗜性抗原的上述组织结合，通过免疫反应造成机体组织损伤，引起风湿病、肾小球肾炎、溃疡性结肠炎等。

5. 有丝分裂原

有丝分裂原为非特异性的多克隆激活剂。一些细菌产生的物质，如革兰阴性菌的脂多糖、变异链球菌产生的葡聚糖等，都可作为有丝分裂原而使某一群淋巴细胞的所有克隆被激活，导致免疫反应。

6.其他

口腔医学中常用的化学制剂（如甲醛甲酚、丁香油酚）都可以作为半抗原。当其与机体组织中的蛋白质结合成为完全抗原后，会引起机体产生免疫反应。

（二）适应性免疫系统

机体的免疫系统是由免疫器官、免疫细胞和免疫分子组成的。该系统具有识别和排除抗原性异物、维持机体内环境稳定和生理平衡的功能，是执行体液免疫和细胞免疫的物质基础。以下做一简要介绍。

1.免疫器官

根据免疫器官发生的早晚和功能的差异，将其分为中枢免疫器官和外周免疫器官。中枢免疫器官包括骨髓、胸腺和禽类特有的腔上囊，它们是免疫细胞发生、分化和成熟的场所，对外周免疫器官的发育也有促进作用。外周免疫器官包括淋巴结、脾脏和黏膜相关的淋巴组织，它们是 T 细胞、B 细胞定居、增生和接受抗原刺激产生特异性免疫应答的部位，同时也是血中淋巴细胞进入淋巴系统完成淋巴细胞再循环的主要场所。

2.免疫细胞

免疫细胞泛指所有参加免疫应答或与免疫应答有关的细胞及其前体细胞，主要包括造血干细胞、淋巴细胞、单核吞噬细胞、巨噬细胞及其他抗原提呈细胞、粒细胞、红细胞和肥大细胞。

淋巴细胞来源于淋巴样干细胞，是一个高度异质性的细胞群体。它包括许多形态相似而功能不同的亚群，可分为 T 细胞、B 细胞和第 3 群淋巴细胞。第 3 群淋巴细胞主要包括自然杀伤细胞和淋巴因子活化的杀伤细胞。淋巴细胞在机体免疫应答中起核心作用。

（1）T 细胞：T 细胞是来自胚肝或骨髓的始祖 T 细胞。在胸腺内微环境作用下，分化发育成熟的淋巴细胞称为胸腺依赖性淋巴细胞，简称 T 细胞。T 细胞是机体重要的免疫活性细胞，主要执行细胞免疫功能。T 细胞表面有多种功能的分子：

① TCR-CD3 复合分子是 T 细胞特有的标志，是 T 细胞识别和结合抗原的特定结构。CD3 分子胞质内有免疫受体酪氨酸活化基序结构，跨膜部分通过非共价键与 TCR 结合构成 CD3-TCR 复合体，发挥稳定 TCR 和转导 TCR 的信号的作用。

② CD4 和 CD8 分子分别与 MHC–Ⅱ/Ⅰ类分子结合，称 T 细胞辅助受体，辅助 TCR 识别结合抗原和参与 T 细胞活化信号的传递。

③ CD28 和细胞毒性 T 细胞相关抗原 4，两者均与 B7 分子结合，前者为 T 细胞的活化传递第二信号，后者是对已活化 T 细胞的传递抑制信号。

④ CD2 分子即淋巴细胞功能相关抗原，与相应配体结合，促进 T 细胞的活化。CD2 也可以直接介导 T 细胞的旁路活化。

⑤ CD45 分子的异构型是区别 T 细胞亚群的重要标志。

T 细胞是不均一的群体，根据 T 细胞的 TCR 分子两条肽链组成的不同，将 T 细胞分为 αβT 细胞和 γδT 细胞。αβT 细胞，占外周血成熟 T 细胞的 90%～95%，而 γδT 细胞只占 5%～10%。根据 αβT 细胞表面分子的不同将其又分为两个亚群，具有

CD4 分子的 T 细胞称 CD4+T 细胞，它识别抗原受 MHC-Ⅱ类分子限制；将具有 CD8 分子的 T 细胞称为 CD8+Tc 细胞。T 细胞识别抗原受 MHC-Ⅰ类分子限制。

1）CD4+T 细胞：它能促进 B 细胞、T 细胞和其他的免疫细胞增生和分化，协调免疫细胞间的相互作用。因此，CD4+T 细胞又称为辅助性 T 细胞。辅助性 T 细胞（Th）包括 Th0、Th1 和 Th2 细胞。未活化的 CD4+T 细胞在抗原刺激后可分泌少量的 IL-2、IL-4、IFN-γ 等细胞因子，称为 Th0，Th0 可分别在 IL-12 或 IL-4 等多种因素的影响下，进一步分化成 Th1 和 Th2。Th1 细胞与抗原接触后，可通过释放白介素-2（IL-2）、干扰素-α（IFN-α）、干扰素-γ（IFN-γ）、肿瘤坏死因子 β 等因子，引起炎症反应或迟发性超敏反应。Th1 细胞又称炎性 T 细胞，在宿主抗胞内病原体感染中起重要作用；Th2 细胞可通过释放 IL-4、IL-5、IL-6、IL-10 等因子，诱导 B 细胞增生、分化、分泌抗体，引起体液免疫应答。

2）CD8+T 细胞：CD8+T 细胞根据功能分为细胞毒性 T 细胞（Tc）和抑制性 T 细胞（Ts）。根据 Tc 分泌的细胞因子不同分为 Tc1 和 Tc2 两个亚群，它通过 TCR、黏附分子与靶细胞结合，发动两种机制杀伤靶细胞：

① Tc 为细胞免疫效应细胞，能识别抗原并活化后释放细胞质内的颗粒。颗粒内至少含有两种细胞毒素，其一是穿孔素，在靶细胞膜上穿孔；其二是颗粒酶，经穿孔素形成的孔进入靶细胞，靶细胞在数分钟内迅速被溶解。

② Tc 活化后表达配体（FasL）和分泌 TNF-α，与靶细胞膜 Fas 和 TNF 受体结合，启动 Caspase 信号途径，诱导细胞凋亡。这种凋亡可破坏细胞质内的病原体，比坏死能更好地杀死感染的细胞。因为细胞坏死后释放出的病原体，无论是感染新的正常细胞或是被巨噬细胞吞噬都是对机体有害的。

此外，T 细胞表面也可表达 Fas，活化的 Tc 表达 FasL，也可杀死自身或相邻表达 Fas 的 T 细胞，即为活化诱导细胞死亡，这一过程对免疫应答的负调节或维持自身耐受是重要的。Ts 具有抑制体液免疫和细胞免疫的功能，通过释放分泌抑制性细胞因子和 IFN-γ，抑制体液免疫和细胞免疫。

3）CD4+、CD25+ 调节性 T 细胞：为一群高表达 CD25+ 的 CD4+T 细胞，该群细胞 Foxp3 阳性。是正常胸腺产生的成熟的具有独特作用的 T 细胞亚群。该群细胞可显著性抑制 CD4+T 细胞、CD8+T 细胞的活化与增生，同时还能抑制初始 T 细胞和记忆 T 细胞的增生反应。其机制可能通过细胞-细胞之间的直接接触，诱导效应性 T 细胞凋亡，或通过下调 CD80 和 CD86 分子在 DC 上的表达，或可能分泌 IL-10 和 TGF-β 抑制 T 细胞的增生、活化与分化。

（2）B 细胞：B 细胞是前 B 细胞在人和哺乳类动物骨髓或禽类法氏囊中分化、发育成熟的淋巴细胞。B 细胞表面带有许多标志和表面抗原。

① B 细胞抗原受体（BCR）复合物由膜表面免疫球蛋白和 CD79a（Igα）、CD79b（Igβ）组成。

② B 细胞表面表达很多其他的重要分子，为 B 细胞功能提供支持，如激活性辅助受体 CD19、CD21、CD81 或 CD225，抑制性辅助受体 CD22、CD72 等，共刺激分子 CD40 等。

B 细胞有异质性，依 CD5 分子的表达，可分成 B-1 细胞和 B-2 细胞。细胞表面表达 CD5，由于发育在先，故称为 B-1 细胞。B-2 细胞即为通常所指的 B 细胞，依表面标志还可区分不同发育阶段的 B 细胞。B 细胞有三个主要的功能：产生抗体、提呈抗原及分泌细胞因子参与免疫调节。

抗体以三种主要的方式参与免疫反应。第一种方式是针对病毒和胞内细菌的感染而言的，即病毒和胞内细菌必须感染细胞才能复制及生长繁殖，并在细胞间传播。这类病原体是通过与靶细胞表面的特异分子（受体）结合感染细胞的。能与病原体结合的抗体，可防止病原体与靶细胞结合称为中和作用。中和作用在中和细菌毒素中也起着重要作用。抗体参与免疫反应的另外两种方式是针对胞外繁殖的细菌而言的，这里抗体以不同方式促进巨噬细胞对病原体的吞噬。一种方式是抗体与病原体表面结合，结合病原体的抗体的 Fc 段又与巨噬细胞表面的 Fc 受体结合，将病原体带至巨噬细胞表面使之易被吞噬，抗体的这个作用称为调理作用。另一种方式是抗体与病原体表面结合后激活补体，并形成抗原—抗体—补体复合物，复合物中的补体成分与巨噬细胞表面的相应补体受体结合，把病原体"带"至巨噬细胞表面使之易被吞噬。同时活化补体形成的膜攻击复合物同样可导致细菌、靶细胞的溶解。

3.免疫分子

免疫分子包括抗体、补体和细胞因子。

（1）抗体：唾液中的抗体大部分由唾液腺分泌而来，主要是分泌型 IgA。这是由于无论大唾液腺、小唾液腺，其淋巴组织中的 B 细胞主要都是以产生 SIgA 为主，而 IgG 和 IgM 是很微量的。SIgA 在局部免疫反应中具有抵抗蛋白分解酶，保护黏膜，阻碍细菌在黏膜面、牙面的附着，排除和中和病毒、毒素，凝集细菌以及抑制细菌繁殖等重要作用。SIgA 是由唾液腺等分泌腺及黏膜下固有层中的浆细胞在局部抗原刺激下产生的。在一些分泌液中已发现，许多病毒刺激可产生具有针对性的 SIgA 抗体。SIgA 结构十分牢固，几乎不受 pH、温度、蛋白分解酶等影响。在一些病毒性疾病中，IgA 抗体可以起到明显的保护作用。

SIgA 和血清中 IgA 都含有相同类型的轻链和重链。在 SIgA 和血清中 IgA 的群体中存在着两种亚类，即 IgA1 和 IgA2。血清中的 IgA 大多为 IgA1，而 SIgA 则多为 IgA2，两者由不同类型的抗原刺激产生。针对蛋白质抗原，IgA1 抗体产生量增加；针对糖类抗原，IgA2 抗体产生量增加。由于口腔黏膜常处于受各种不同类型抗原侵入的状态。因此，两种 IgA 亚型抗体比值较均等的存在是非常重要的。口腔内存在的产黑色素拟杆菌、变异链球菌等产生的 IgA 蛋白酶，可以特异性分解 IgA1 使之失去抗体功能，而在同一环境中的 IgA2 抗体则不被破坏。因此，IgA2 在口腔疾病的免疫学预防和治疗方面是十分重要的。通常 SIgA 以聚合状态存在于唾液中，SIgA 含有分泌片，能抵抗蛋白分解酶等化学性及物理性破坏作用，并保持抗体的活性；而且唾液中 IgA 单体的分子结构和血浆中的相似，J 链可能具有推迟 IgA 降解的作用。SIgA 比 IgG 单体更加稳定。SIgA 覆盖于口腔黏膜表面，可以凝集各种外来入侵的微生物，除能阻止异物在口腔黏膜上的吸附，还能中和微生物所产生的毒素等，以发挥保护口腔黏膜预防感染的作用。

龈沟液中的免疫球蛋白以 IgG 为主，其次还有 IgA 和 IgM。这些抗体既有来自血清的部分，也有局部牙周组织中产生的。龈沟液中的淋巴细胞以 B 细胞为主，T 细胞与 B 细胞的比值与末梢血中比值相反。这可能是由于牙局部菌斑、牙结石等更容易激发机体的体液免疫反应导致 B 细胞在局部聚集的结果。牙周组织内的抗体不仅有针对各种细菌蛋白的特异性抗体，而且有针对细菌内毒素的非特异性抗体。体液免疫反应的效应由抗体来完成。抗体通过调理巨噬细胞的吞噬，介导 ADCC 效应，通过抗原—抗体复合物活化补体，最终协助牙周组织清除细菌产物。

（2）补体：在龈沟液中已检测出 C3、C4、C5 等补体成分。全唾液中，补体成分 C3 仅有 0.5mg/L。由于口腔特殊的微环境，大量生理、病理微生物的存在，为补体的活化提供了充足的条件。唾液中微量补体成分对于免疫防御，特别是对保护口腔黏膜有一定的积极意义。

抗体、补体通过调理作用、免疫粘连等促进吞噬、凝集和中和细菌，阻止细菌在牙和口腔黏膜上的黏附，并参与免疫调节和炎症反应。

（3）细胞因子：细胞因子是由细胞分泌的具有介导和调节免疫、炎症和造血功能的低分子多肽。其通过与靶细胞上特异性受体结合发挥作用，介导细胞间的信息传递。它是不同于免疫球蛋白和补体分子的另一类分泌型免疫分子，可根据功能分为白细胞介素、干扰素、集落刺激因子（CSF）、肿瘤坏死因子、趋化性细胞因子和生长因子六类。这些细胞因子在口腔局部的炎症反应，免疫细胞的活化、增殖、分化和功能维持以及抗体的产生中发挥重要作用。

（三）口腔免疫反应

免疫反应是指免疫应答过程中产生的抗体和致敏淋巴细胞与相应抗原特异性结合，所产生的一系列排异性生理反应。当抗原性异物进入机体后，机体的固有免疫首先发挥作用，如补体的溶解、杀伤作用、单核巨噬细胞、中性粒细胞等对抗原无针对性和特异性的吞噬。在此基础上，适应性免疫发挥作用，抗原选择并触发免疫细胞活化，产生针对性的免疫应答，即适应性免疫应答。适应性免疫又可促进固有免疫，清除抗原性异物，维持机体内环境相对稳定。但在某些情况下，也可对机体造成免疫病理性损伤，引起免疫性疾病。口腔免疫反应具有与机体其他部位不同的特殊性。

（1）口腔是有菌的环境，自婴儿出生起就开始有各种微生物定植，构成口腔正常菌群。细菌寄居在口腔各个部位，如牙、龈沟、牙龈、颊、舌黏膜和舌背部等处，正常情况下对人体无致病性，细菌与机体处于正常平衡状态。但当细菌的数量、寄居部位或机体免疫应答发生改变而导致微生态平衡失调时，这些细菌就可成为机会致病菌。

（2）口腔的健康与口腔黏膜的完整性密切相关，黏膜构成了阻挡微生物入侵的第一道屏障，使口腔乃至机体免遭微生物侵袭。

（3）口腔中各种分泌液（如唾液等）不仅具有冲洗、稀释微生物及其毒素的作用，还可通过分泌液中含有的各种免疫球蛋白、补体成分、白细胞以及其他杀菌成分，在抵抗、阻止微生物入侵过程中起着重要的作用。尤其是 SIgA 在口腔局部免疫中起着十分重要的作用。其主要作用包括：

①激活补体 C3 旁路和调理作用。

②有效地凝集细菌、中和病毒以及细菌毒素。

③阻断细菌对上皮细胞的黏附或者菌斑的黏附，起到清除细菌的作用，而且这种作用可以通过黏液蛋白和 SIgA 的相互作用得到加强，形成大的凝聚物从而更易被清除。

④抑制细菌的酶类。实验表明，SIgA 可以阻断变异链球菌在菌斑形成过程中聚合葡聚

糖的能力，还可以通过阻止菌体中酶的转运过程干扰细菌的代谢，从而破坏或杀灭细菌。

（4）口腔免疫反应的场所主要位于牙冠、牙髓、根尖周组织、牙周组织以及口腔黏膜等组织，免疫反应所引起的病变主要以局部病变为主，但也可影响全身其他器官。如口腔溶血性链球菌感染，可通过异嗜性抗原引起心脏及肾脏的病变。口腔黏膜疾病，如天疱疮、类天疱疮、白塞病等是全身系统性疾病在口腔的表现，其发病往往与全身免疫系统有关。

（5）在牙髓病、根尖周病以及牙周组织疾病中，细菌或细菌的代谢产物以及细胞壁成分等作为抗原物质引起根尖周和牙周免疫应答。这些免疫应答一方面使病变局限、保护机体；但另一方面也不可避免地造成了根尖周和牙周组织的损伤。因此，只有彻底去除根管内感染和牙周袋内的菌斑，才能彻底清除抗原、控制感染、中止免疫反应使破坏的组织修复，恢复正常的结构和功能。

（罗　惟）

第二节　免疫和感染

细菌、病毒和真菌的感染是全世界疾病发生和病死的主要原因，特别是在那些缺乏药物和疫苗，较易暴露于感染性抗原，营养较差的贫困社会。

一、抗细菌免疫

（一）防御机制概述

（1）溶菌酶可攻击细菌细胞壁蛋白多糖。

（2）细菌释放出肽可趋化多形体。

（3）多形体和巨噬细胞利用细菌糖受体结合细菌并慢慢地把它们吞噬。

（4）细菌诱导巨噬细胞释放炎性细胞因子如白介素和白介素 –6 以及肿瘤坏死因子 –α。

（5）细菌脂多糖和内毒素激活补体活化旁路途径，在细菌表面产生调节素 C3b 和 iC3b。膜攻击复合物（MAC）可溶解革兰阴性菌，但不能溶解革兰阳性菌。

（6）带有多重重复抗原决定簇的细菌多糖可不依赖 T 辅助细胞而激活 B 细胞，这是因为它们具有与 B 细胞受体交叉联系的能力。主要合成的免疫球蛋白 M（IgM）抗体可有效地黏结细菌并激活经典的补体途径。

（7）被吞噬细菌经过巨噬细胞的外源性加工使得主要组织相容性复合体 II 上的抗原决定簇肽被呈递给 T 辅助细胞。这将诱导巨噬细胞激活并有效地杀灭细菌。

（8）细菌抗原经过 B 细胞的加工可诱导 Th2 免疫反应并产生高亲和力的抗体：IgG 抗体可中和可溶性的细菌产物如毒素；IgA 抗体可保护黏膜表面免受细菌的攻击。免疫复合物激活了经典的补体途径。结合 C3b、iC3b 和抗体的细菌可快速有效地被吞噬。

（二）细菌逃避策略

许多细菌已发展出干扰吞噬的方法。有荚膜的细菌不表达可被巨噬细胞受体识别的糖分子。它们只有在结合抗体时才可被吞噬，所以在免疫缺陷个体感染后的最初几天仍可增生。即便被巨噬细胞吞噬，许多有荚膜的细菌也可以抵抗消化作用（如流感嗜血杆菌、肺炎链球菌、肺炎克雷伯杆菌、铜绿假单胞菌）或可杀死巨噬细胞（如链球菌、金黄色葡萄球菌、炭疽杆菌）。结核分枝杆菌、李斯特菌和布鲁氏菌可在非活化的巨噬细胞细胞液中存活，它们只有在 Th1 巨噬细胞活化淋巴因子所介导的细胞免疫中被杀灭。

（三）抗细菌免疫反应带来的损伤

A 组 β – 溶血性链球菌可造成咽部溃疡和猩红热，后者可在特异抗体诱导生成后消退。有些链球菌的某些成分含有的抗原决定簇可与心脏组织表现的抗原决定簇交叉反应（图 2-1）。清除感染细菌的抗体也可结合到心脏组织并导致补体介导的溶解和抗体依赖细胞介导的细胞毒作用（风湿性心脏瓣膜病）。此外，循环免疫复合物可储存在滑液和肾小球中，并分别导致补体介导的关节病和肾小球肾炎。

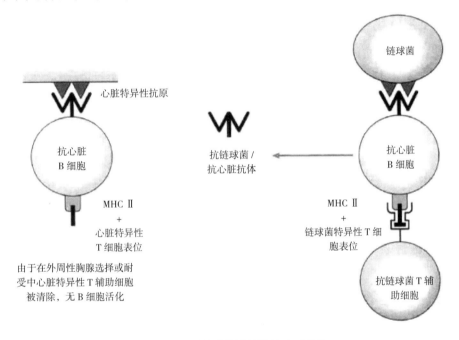

图 2-1　A 组链球菌诱导的抗心脏抗体

巨噬细胞的持续感染，如结核分枝杆菌或麻风分枝杆菌，因为持续的释放抗原可刺激慢性、局限性细胞免疫反应。淋巴因子产物可使得大量的巨噬细胞聚集，许多细胞上升到上皮细胞或者融合形成巨细胞（合胞体）。这些巨细胞可释放高浓度的裂解酶，可破坏周边的组织。也可形成成纤维细胞，病原体被持久地隔离封闭于纤维性变的、坏死的肉芽肿中。因为肉芽肿中的巨噬细胞是活化的，所以机制也增强了 T 辅助细胞的激活。肉芽肿可取代大面积的正常组织，如在结核患者的肺组织中。

二、抗病毒免疫

病毒不能在宿主细胞外增生。感染的病毒必须通过特异的膜受体连接到合适的细胞，进入细胞胞质中。病毒的复制可或不可破坏宿主细胞。病毒基因可组装到宿主细胞基因并在很长的时间内保持静息状态。在某些情况下，整合的病毒基因激活细胞原癌基因并诱导恶变。

（一）防御机制概述

病毒的增生诱导感染细胞产生干扰素 – α 和 – β，以保护周边细胞免受感染。后者可抑制信使 RNA 翻译成蛋白，降低病毒和宿主细胞信使 RNA 的量，有效地防止宿主细胞复制病毒或自身。

一些病毒，如著名的 E-B 病毒，结合 C1 激活经典的补体途径而导致 MAC 诱导的裂解，巨噬细胞可非特异性地迅速吞噬并杀灭病毒。但是一些病毒能够在巨噬细胞内存活并繁殖。通常病毒不会诱导巨噬细胞释放炎性细胞因子。

病毒抗原经 B 细胞加工并呈递给 Th2 细胞，从而诱导高亲和力的抗体产生。抗体对游离的而非细胞相关的病毒有效。结合抗体的病毒可被经典的补体激活途径所破坏，或被带有 Fc 或补体受体的巨噬细胞吞噬。

细胞内的病毒抗原经内源性途径加工，同时呈递到 MHC Ⅰ 分子的病毒肽可被 CD8+ 细胞毒性 T 细胞识别。这些效应细胞可有效地破坏病毒感染细胞并可长期防止同类病毒的继发感染。

游离病毒体被巨噬细胞吞噬，经外源性途径加工可刺激特异性的 Th1 细胞释放 IFN-γ，其可像 IFN-α 和 IFN-β 一样防止周边细胞发生感染。

病毒感染细胞可下调 MHC 分子，并更容易被自然杀伤细胞杀灭。IFN-γ 激活 NK 细胞的杀伤机制，却又自相矛盾地诱导靶细胞上 MHC 抗原的再表达，抑制 NK 细胞的细胞毒性，但是，这样的靶细胞将对 T 细胞细胞毒性变得敏感。

（二）病毒逃避策略

某些病毒可以改变免疫反应目标组分的结构（抗原变异）。编码病毒抗体基因上的点突变可造成轻微的结构变化（抗原漂移），如果与其他病毒进行大段遗传物质的交换则改变了抗原的整体结构（抗原转变）。流行性感冒 A 病毒血细胞凝集素的抗原漂移在每个冬季的小型流行性感冒流行前发生，但是大型流行性感冒（如在 1918 年、1957 年、1968 年和 1977 年发生的流行性感冒），则是血细胞凝集素和（或）神经氨酸酶抗原转变的结果。

将自己的基因整合进宿主细胞基因的病毒（如人疱疹病毒），只刺激低水平的免疫反应，不能清除潜伏的感染细胞。感染免疫细胞的病毒可抑制它们的功能，如 E-B 病毒（B 细胞），麻疹病毒，人 Ⅰ 型 T 细胞病毒，人免疫缺陷病毒（T 细胞），骨痛热病毒，拉沙病毒，马尔堡—埃博拉出血热病毒，HIV（巨噬细胞）。

一些疱疹病毒和痘病毒可分泌一种蛋白，后者可模仿或干扰重要的免疫调节子，如细胞因子和细胞因子受体。

（三）抗病毒免疫反应造成的损害

E-B 病毒是一种有力的不依赖 T 细胞的 B 细胞激活子。它诱导 B 细胞分泌抗体，包括那些带有抗自身 BCRs 的 B 细胞，后者因为相应的抗自身 T 辅助细胞的清除，正常情况下是失活的几种病毒，如乙肝病毒，随着组织的损害通过释放以往生僻的（如非耐受原的）自身抗原，可导致慢性自身免疫性疾病。抗病毒抗体抗原复合物可激活血管、关节以及肾小球中的补体，从而导致血管炎、关节炎和肾小球肾炎。细胞毒性 T 细胞可摧毁重要的表达病毒抗原的宿主细胞，如柯萨奇病毒（心肌炎）、腮腺炎病毒（脑膜脑炎）和损害髓鞘神经鞘的病毒（病毒感染后多发性神经炎）。

（四）HIV 和艾滋病（AIDS）

HIV 病毒导致 CD4+T 辅助淋巴细胞长年缺失。患者最终死于机会性感染（卡氏肺囊虫、结核分枝杆菌、非典型分枝杆菌、组织浆菌、球孢子、隐球菌、隐孢子虫和弓形虫属、单纯性疱疹病毒、巨细胞病毒），也可发展为卡波西肉瘤、B 细胞淋巴瘤和其他恶性肿瘤。脑部的 HIV 感染可导致痴呆和脑炎。

HIV 传播的主要途径是性交：从男到女，从女到男，从男到男。它也可以在分娩和哺乳期通过胎盘进行母婴传播。直接注射至血液，如注射毒品的针头和针管的重复使用也可传播 HIV。

HIV 病毒将自身表面的 gp120 分子（120kD 大小的糖蛋白）结合到 T 辅助细胞和巨噬细胞亚型上的 CD4，从而得以进入靶细胞。巨噬细胞可以通过 Fc 或补体受体吞噬调理过的 HIV。共受体对感染靶细胞也是必需的：CXCR4，也叫融合素或者 LESTR，是趋化因子 SDF-1 的受体，同时也是 HIV 感染 T 细胞的共受体。CC5，趋化因子 FANTES，MIP-1α 和 MIP-1β 的受体，是感染巨噬细胞的共受体病毒的 gp41 造成病毒与细胞膜融合，并将称为 RNA 的双链病毒基因组信息注入靶细胞。一条链为病毒核糖核酸酶破坏，剩下的一条链被病毒逆转录酶转化为 DNA 拷贝。这就形成了细胞 DNA 聚合酶合成互补第二条链的模板。之后这种双链 DNA 被病毒整合酶整合进宿主细胞 DNA。

关于 HIV 发展到 AIDS 的病理过程的研究，揭示了病毒和免疫系统之间存在一个动态的相互作用。病毒通常通过巨噬细胞（生殖分泌物中感染的巨噬细胞要远远多于感染的 T 辅助细胞）或者无细胞游离状态在人与人之间传播。感染的巨噬细胞在胞质空泡中包含有 HIV 病毒体；因吞噬而产生的 IL-6 和 TNF-α 可能诱导整合的原病毒 DNA 持续缓慢地产生病毒体，当感染的巨噬细胞进入新的宿主，它们被破坏并释放 HIV。树突样细胞转运 HIV 到引流淋巴结，在那里它们感染 CD4$^+$T 细胞。

淋巴结内 HIV 的增生存在长时间的临床潜伏期，尽管患者保持状态良好，无 T 辅助细胞的缺失，但是最终，淋巴结的结构被破坏，同时 HIV 的全身释放导致 T 辅助细胞被快速地破坏。

从感染的 T 辅助细胞增生出的 HIV 可破坏细胞膜的完整性。除直接杀死感染细胞外，HIV 还可通过各种间接机制显著地破坏或失活未感染的 T 辅助细胞，大部分间接机制停留在可能的理论阶段而未被临床证实。

这一过程贯穿整个临床潜伏期，大量的 CD4$^+$T 细胞被感染、破坏和替换，每天都有数十亿的新细胞被感染和杀死。最终，T 辅助细胞替换过程衰竭，细胞数目下降以及免疫功能恶化。伴随骨髓的感染，病毒可减少造血干细胞对 T 细胞的补充。此外，破坏的 CD4$^+$ 细胞可被相似的 CD4$^+$ 或 CD8$^+$ 细胞替换，因此后者的表征相对于前者逐渐增高，免疫抑制活性超过辅助活性成为主导表征。病毒感染的巨噬细胞不能产生 IL-2，因此不能诱导 Th1 反应。相反的是，主导的 Th2 反应导致高 γ 球蛋白血症和自身抗体与 B 细胞淋巴瘤的生成。

新近推出的高活性药物组合可干扰病毒的增生和 T 细胞的破坏，延缓疾病的发展。典型的干扰逆转录的药物是齐多夫定或者 AZT。目前，AIDS 的治疗是联合治疗，应用特定的高活性抗逆转录酶治疗方案。

三、抗真菌免疫

真菌感染可以是浅表的（如毛藓菌造成的藓、鹅口疮和白色念珠菌造成的阴道炎），皮下的（如申克孢子丝造成的脓肿和溃疡），或者系统性的（组织胞质菌病、球孢子菌病、系统性念珠菌病、隐球菌病、曲菌病）。

在健康的个体，甚至包括抗体生成缺乏的免疫缺陷患者，真菌感染通常是局限性的，并很快被清除。相反，缺乏 T 细胞和中性粒细胞的患者则会罹患慢性感染，这提示在免疫系统中有抗真菌的重要效应细胞。

抗真菌抗体的生成可导致 IgE 介导的过敏性疾病（如过敏性支气管肺曲菌病），或者导致 IgG 介导的免疫复合物疾病，如当曲菌在已存的肺腔里长大并形成曲菌肿时。组织胞质菌、环孢子和隐球菌可诱导肺肉芽肿形成。

四、疫苗接种

自然感染随着记忆 T 细胞和记忆 B 细胞的发展得到终身的保护，后者能快速应对相同抗原引发的继发感染。许多感染可造成严重的临床体征，甚至死亡，这可以通过在暴露给病原体前诱导记忆细胞来预防。

（一）被动免疫

在妊娠期和哺乳期母体抗体的被动转运可为新生儿提供有限的保护，但是随着这些抗体的分解代谢，保护也不复存在。在新生儿期接种疫苗以诱导记忆 B 细胞很难成功，因为母体抗体会使疫苗抗原失效，但是在这一时期记忆 T 细胞是可以被诱导的。

在生命的晚期可以通过被动转运免疫球蛋白而获得短期的保护。应用超免疫球蛋白或者单克隆抗体的短期被动免疫，对暴露后预防非常有效，如暴露给狂犬病病毒后。

（二）主动免疫

记忆 T 细胞和 B 细胞可通过应用活疫苗被非常成功地诱导，后者包含降低毒力的微生物。通常一次剂量就足够诱导系统免疫和黏膜免疫。免疫妥协的患者因有发生弥散性感染的危险禁止应用活疫苗。

灭活的疫苗包含整个杀灭的生物体，生物体的产物或者生物体亚单位。因为生物体无法复制来提供超过数天的免疫刺激，灭活的疫苗必须在佐剂存在下给予多倍的剂量。人类疫苗使用最广泛的佐剂是明矾，它可以形成蛋白抗原的沉淀物，从而使得抗原可以缓慢地释放到免疫系统中。

类毒素包含经甲醛处理后无害的细菌外毒素。联合含有内毒素的其他细菌的悬浮液可提高其抗原性，例如白喉—破伤风—百日咳三联疫苗。类毒素疫苗可以诱导抗类毒素抗体生成，后者可结合到毒素并中和其毒性。

（三）疫苗发展的新进展

目前还没有成熟、有效的疫苗面世来抵抗当今的头号杀手，特别是疟疾、寄生虫疾病和 HIV。即便常规使用的疫苗也不可能是百分之百有效。它们中的大多数可有效地诱导抗体，但却很少能刺激细胞免疫。这甚至暗示目前接种的疫苗更偏向于生成 2 型反应细胞因子，而不是 1 型，同时不断上升的哮喘和变态反应发病率部分归因于诱导 IL-4 疫苗的免疫接种作用。但是，疫苗发展的新方法承诺在不久的将来更好地控制感染性疾病。

发展更有效的佐剂是提高灭活疫苗效能的一种方法。弗氏完全佐剂，含有结核分枝杆菌，可刺激实验动物产生强烈的 B 细胞和 T 细胞反应，但是对人来说毒性太大。分枝杆菌的活性成分胞壁酰二肽，可有力地强化巨噬细胞的活性，而且它是无毒的，对人类疫苗的发展非常有用。免疫刺激复合物，由皂角苷、胆固醇和卵磷脂配制而成，可为引导蛋白进入免疫系统提供载体，并诱导 T 细胞和 B 细胞记忆。

由整个微生物制取的灭活疫苗含有的蛋白可刺激保护性的免疫反应，也可刺激非保护性的甚至抑制性的免疫反应。亚单位疫苗仅含有诱导保护的蛋白，应该比天然的制取物更加有效。

现代的亚单位疫苗通过 DNA 重组技术合成。备选的蛋白抗原首先必须经过鉴别和纯化，以便部分氨基酸序列可被确定。随后合成含有相应核苷酸序列的寡核苷酸探针，并为放射性同位素所标记。

之后从病原体中提取 DNA，用限制性内切酶消化，并用聚丙烯酰胺凝胶电泳分离 DNA 片段，再印迹到硝酸纤维素上后，DNA 通过加热变性。当温度降低时加入探针并结合到其互补的序列上，因此识别相关的基因片段。放射自显影可显示其在印迹上的位置，然后切取原始聚丙烯酰胺凝胶而得到相应的基因，该基因随后被转染到合适的宿主细胞（细菌、酵母、昆虫或人）的 DNA 里。当培养宿主细胞时，重组体同宿主蛋白一样被合成。

这种技术对于合成源自病毒的抗原蛋白尤其有效，因为病毒很难培养，高效的乙肝病毒疫苗已经在常规应用。DNA 疫苗有着现存许多疫苗没有的优势，因为其编码蛋白可在宿主内以天然的形式得以表达。DNA 疫苗可导致产生显著免疫记忆的抗原长时间的表达。

仅含有抗原蛋白相关抗原决定簇的合成肽疫苗也已在动物模型中合成，且非常有效。在载体分子上合成（如聚 –L– 赖氨酸），同时含有 B 细胞和 T 细胞抗原决定簇的疫苗，理论上是有这种可能的。对有抗原变异的病原体（尤其是 HIV）合成含有足够大阵列肽的肽疫苗，以对抗病原体大部分的变异体，这是有可能的。因为肽通常没有蛋白一样的免疫原性，佐剂和共轭化合物已被应用来提高合成肽的保护性免疫。

活重组疫苗也有着相当不错的前景。编码病原体蛋白的基因片段可插入减毒载体，如牛痘、卡介苗或者腺病毒。当载体在宿主内复制时免疫病原体蛋白得以释放。活的不能复制的微生物通过敲除一些参与复制的基因可被设计成疫苗来应用，虽然晚期回归完全致病性很难被排除。

抗个体基因型抗体可取代病原体蛋白当作疫苗使用。蛋白抗原（X）可用来提高小鼠单克隆抗体的生成。抗 –X 抗体的 V 基因去除之后用来免疫第二只小鼠，合成的单克隆抗 – 抗 –X 与 X 有着相似的抗原特性。通过将 V 基因从生成抗 – 抗 –X 的杂交瘤上隔离出来，抗个体基因 S 疫苗可应用重组 DNA 技术生成。

利用编码特异病原体蛋白的 RNA 或 DNA 生成的基因疫苗的近期发展成果令人鼓舞。当肌内注射时，基因信息在肌肉细胞保持未整合，但可长期表达适当折叠和糖基化的免疫原蛋白，并给予强大的细胞免疫和体液免疫。在小鼠，RNA 疫苗可降低抗利什曼病、结核病和疟疾的保护性细胞免疫。在一项抗疟疾的人体实验中，DNA 疫苗显示可诱导疟疾特异性细胞毒性 T 细胞的生成。重组 DNA 技术，加上 T 细胞和 B 细胞反应中的病毒和细菌抗原决定簇的鉴定，使未来的疫苗更安全，更易于给药并能提供给世界上绝大部分的人口，特别是在发展中国家。

（费　帆）

第三章　牙体牙髓病微生物学

第一节　龋病微生物学

龋病是发生在牙齿硬组织的感染性疾病，是最常见的口腔疾病。牙齿存在于口腔这一特定的环境中，所以龋病的发生离不开口腔环境。口腔内适宜的温度、湿度及丰富的营养为各种微生物的生长繁殖提供了良好的环境和条件。口腔微生物之间以共生、竞争和拮抗等方式相互作用，与所处的环境构成不同的微生态。

一、牙菌斑生物膜

牙菌斑生物膜是口腔常见疾病——龋病、牙周病的主要致病因素，是一个以细菌为主定植于牙面的微生态环境，是细菌在牙面上生存、代谢、致病的具体环境。牙菌斑生物膜与生活的组织一样，由细胞（细菌）和细胞间质（菌斑基质）所构成，可以生长繁殖并具有特殊结构和新陈代谢规律。与龋病相关的牙菌斑生物膜是龈上菌斑，就是牙颈部龈缘以上的菌斑，包括窝沟菌斑、光滑面菌斑、邻面菌斑和颈缘菌斑。

1. 牙菌斑的结构与组成

牙菌斑生物膜由微生物及基质两部分组成，牙菌斑由大小不等的被覆盖基质或获得性膜上的细菌团块组成，团块之间为充满多糖的水性通道，构成了菌斑内部与外界进行物质交换的通道。牙菌斑基质是细菌生存的载体，是细菌的营养物质储存库，还对细菌起到保护作用。

成熟的菌斑由内至外分为3层：

①基底层，为牙菌斑紧靠牙面的一层无细菌的均质结构，这一层是获得性膜，可见少量细菌黏附于其表面或直接黏附于釉质上。

②中间层，为菌斑主体部分，主要由排列有序的细菌组成。一般黏附于基底层的长杆菌及丝状菌垂直于牙面排列，大量的球菌、杆菌分布或黏附于其中形成栅栏状结构。栅栏状结构是牙菌斑的基本结构，也是牙菌斑深层细菌的营养通道。

③表层，是指牙菌斑最外层，结构松散，微生物组成差异大。主要含有球菌、短杆菌、脱落上皮细胞及食物残渣。

口腔中检出的微生物种类繁多，有细菌、真菌、原虫、病毒等，其中细菌的数量和种类最多。牙菌斑细菌组成受宿主与口腔环境影响变化较大，牙菌斑形成的不同阶段，其细菌组成也存在很大差异。形成初期，其结构疏松，氧能够扩散到内部，因而以需氧菌和兼性厌氧菌为主，随着菌斑厚度增加，厌氧菌数目也随之增加。致病性菌斑和非致病性菌斑的细菌组成差异不大，仅是各种细菌所占比例不同。致病菌种中变异链球菌、黏性放线菌、乳杆菌的数量明显较多。

牙菌斑是口腔微生物生存的微生态环境，菌斑与菌群之间，菌群与宿主之间相互依存、相互制约，处于动态平衡，这一平衡是口腔健康的重要标志。如果生存环境发生变化，菌斑内菌群组成和数量也随之改变。影响菌斑生态平衡的主要因素有温度、pH、氧化还原电势、营养、唾液中的抑菌成分、微生物间的相互作用和氟化物的作用。

2. 牙菌斑的形成与发育

牙菌斑生物膜的形成分三个阶段：获得性膜的形成、细菌黏附与聚集，以及菌斑的成熟。获得性膜是一层非发育性无细胞结构的薄膜，主要由唾液中的黏蛋白或糖蛋白选择性地沉积吸附于牙面和修复体表面。清洁过的表面数秒钟就有蛋白沉积，1～2 小时迅速增厚，3 小时就有细菌定植其上。获得性膜有双重作用，不仅有助于细菌的附着生长，又能够保护牙齿，缓冲酸性食物对牙面脱矿，也有利于牙面再矿化。大多数细菌是黏附于获得性膜上的，只有少数细菌直接黏附于牙面，在获得性膜形成后，细菌很快就黏附其表面，并在其中生长发育形成菌落。细菌的黏附包括特异性黏附和非特异性黏附。细菌通过钙桥作用、氢键作用、疏水作用、受体黏附作用等与牙面黏附。唾液中的硫酸糖蛋白、磷蛋白属于高分子血型活性物质，具有许多阴离子，对釉质中羟磷灰石具有高度的亲和力，容易吸附在牙齿表面。细菌的聚集是一种细菌黏附于另一种细菌的表面。细菌的聚集有三种情况：细菌间通过自身合成的细胞外聚合物而相互黏附；不同细菌直接黏附在一起；细菌与宿主的聚合物相互作用（图 3-1）。

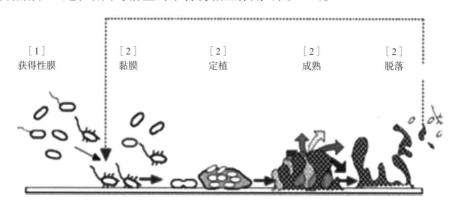

| [1] | [2] | [2] | [2] | [2] |
| 获得性膜 | 黏膜 | 定植 | 成熟 | 脱落 |

图 3-1 牙菌斑生物膜的形成和发育

菌斑中的细菌通过黏附和聚集相互连接，迅速繁殖，导致菌斑内细菌的数量和种类逐渐增多，牙菌斑面积和厚度增加，在菌斑形成的第 5～6 天，菌斑内的细菌重新排列，纤毛菌取代链球菌定植于菌斑深层并形成垂直牙面排列的栅栏状结构，球菌和杆菌分散黏附在丝状菌周围。栅栏状结构的形成标志着牙菌斑生物膜的成熟。

二、微生物致龋假说

细菌在龋病发生中作用的确立经历了相当长的时期。1881 年，Miller 第一次明确提出龋病是细菌和细菌产生的酸所造成的。大量研究证实，细菌在龋病发生中起着作用，例如未萌出的牙齿不发生龋病，抗生素可明显降低龋病的发生，无菌动物不发生龋病。

1. 非特异菌致龋说

认为龋病是牙菌斑内所有细菌共同作用的结果，所有菌斑无质的差别，致龋能力与牙面上菌斑的量有关。根据这一假说制订的口腔卫生措施，强调临床上尽可能清除牙斑可以达到防龋效果。这些措施包括刷牙、洁牙等机械方法，使用漱口水等化学方法。

2. 特异菌致龋说

认为并非所有菌斑中细菌都会导致龋齿的发生，仅有某些特定细菌在龋病的发生中起到积极作用。根据这一理论，通过抑制特异致龋菌的黏附或产酸（如免疫防龋等手段），可以达到预防龋病发生的目的。其主要观点如下。

（1）不同牙齿部位的牙菌斑及细菌组成不同。

（2）从龋坏组织中可分离出与龋病关系密切的细菌。

（3）并非所有菌斑内的细菌都可以在实验动物中造成实验性龋，而且不同细菌产生的实验性龋损类型也不同。

（4）流行病学调查显示，牙釉质龋、根面龋和牙本质龋的细菌组成不同。牙齿点隙窝沟中的变形链球菌数量与牙釉质龋的发生和进展正相关。G^+杆菌，尤其是放线菌参与了根面龋的发生。

3. 生态菌斑说

1991 年 Marsh 提出，与龋病发生有关的细菌都是口腔正常微生物群，在生理状态下，细菌之间、细菌与宿主之间处于动态平衡，不发生疾病；由于局部的、全身的、食物的因素改变，造成口腔生态环境的变化，正常细菌与宿主之间的生理性组合改变为病理性组合，口腔生态平衡转化为生态失调，正常细菌成为条件致病菌，引起龋病。

生态菌斑说认为细菌与宿主之间存在动态关系，在制订龋病预防措施时，关键的宿主因素（如糖的摄入、唾液分泌量，以及牙齿的排列情况）应该被考虑在内，有利于制订出适合每位患者的防龋策略。

龋病细菌学研究是比较困难的，因为口腔中生态环境复杂，细菌种类繁多，细菌之间又存在各种关系。它们有各自的代谢活动，产生复杂的代谢产物。而且口腔中细菌只有很少一部分能在实验室培养出来，所以哪些细菌与龋病相关难以界定。直到 1890 年，Miller 提出的化学细菌学说仍然停留在非特异性细菌感染假说上。非特异性细菌感染假说意味着所有牙菌斑无质的差异，它们诱发龋的能力与聚集牙菌斑生物膜量有关。后来很多学者在继续研究中发现，很多实验结果与非特异性细菌感染假说相悖。Keyes 等的动物实验性龋研究对龋病细菌研究产生了深远影响。从龋活跃的仓鼠的粪便中分离出一株纯的链球菌，将它种植于无龋仓鼠口腔中，令无龋仓鼠发生了龋病。这说明了龋病是可以传播的，而且有一些细菌有特异度的致龋性。后来，这种特异的致龋菌被证实为变异链球菌。而血链球菌、缓症链球菌、肠球菌、乳杆菌和放线菌致龋性弱。

在人类流行病学调查研究中发现，变异链球菌与龋病之间存在着正相关关系，而血链球菌和韦荣菌与龋病之间则是负相关关系。另外，龋病部位还被分离出较多的乳杆菌、放线菌和酵母菌。人类龋病和细菌关系的研究表明，龋病发生与变异链球菌密切相关，变异链球菌是主要致病菌，但引起龋病的不是单一细菌，而是牙菌斑生物膜中几种或多种细菌共同作用的结果。

三、致龋微生物的特点

1. 能够黏附定居于牙面（黏附）

黏附是致龋的先决条件。细菌通过钙桥作用、氢键作用和疏水作用可逆性吸附于牙面，进而通过黏附素与受体的特异结合，使细菌牢固地在牙面黏附，以牙菌斑生物膜形式抵抗食物的咀嚼摩擦和唾液的机械冲洗（图 3-2）。

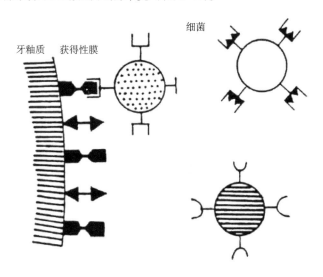

图 3-2　黏附素与受体的特异结合模式

2. 能迅速将糖转运入细胞内，能够代谢糖产酸（产酸）

变异链球菌具有磷酸转移酶系统（与葡萄糖亲和力高，低糖浓度，高 pH 时活性大）和透性酶系统（与葡萄糖亲和力低，高糖浓度，低 pH 时活性大）。即使在低糖和酸性的环境中都能迅速摄取外界的糖用于生长代谢。

3. 具有耐酸性（耐酸）

细菌能在酸性环境中生长和代谢的能力。

4. 能够合成细胞内和细胞外多糖

（1）细胞外多糖葡聚糖（95%）、果聚糖（1%）和杂聚糖，促进菌斑形成，参与菌斑基质组成，有助于形成致龋环境。水不溶性葡聚糖对龋病发生非常重要，参与构成大量"黏性"牙菌斑。水溶性葡聚糖、果聚糖和杂聚糖作为细菌胞外储能形式，在外源性糖供应不足时，可降解为单糖，参与产酸。

（2）细胞内多糖即糖原、支链淀粉。作为胞内储能形式，细胞内多糖在外源糖不足时继续产酸。

5. 致龋菌斑特征

（1）致龋菌斑多位于牙齿的邻面和咬合面，致龋产物主要是有机酸。

（2）致龋菌斑内优势菌为变异链球菌，能够合成葡聚糖酶的细菌及韦荣菌数量少。

（3）能快速分解蔗糖产生大量乳酸，并且迅速将蔗糖转化为细胞内多糖。

（4）目前已经证实的致龋菌有：变异链球菌、远缘链球菌、乳杆菌、黏性放线菌。

四、主要致龋微生物

1. 口腔链球菌

为口腔常驻菌，所占比例最大，口腔链球菌是革兰阳性菌，在口腔中产酸量最多。分为变异链球菌群、咽峡炎链球菌群、口腔链球菌群和唾液链球菌群。其中变异链球菌群是一群异源性细菌，包括变异链球菌、表兄链球菌、仓鼠链球菌、野鼠链球菌、猕猴链球菌、道恩链球菌。其中变异链球菌是在人类口腔中检出最高的一类。

（1）变异链球菌：最早确定的致龋菌，与龋病发生关系最为密切。因其在不同培养基中生长形态发生变化得名。革兰染色阳性，兼性厌氧菌，菌体球形。在偏酸性的肉汤培养基中，菌细胞呈短杆状或球杆状，成对或链状排列。受培养基种类、培养条件影响，菌落形态变异较大（图3-3）。产酸耐酸性强，生长最低 pH 为 5，酵解最低 pH 为 3.5。产酸快，可使 pH 迅速下降到 5 以下。变异链球菌对牙齿有很高的亲和力，牙齿是变异链球菌在口腔内的主要定居部位。变异链球菌对牙齿的选择性黏附与其致龋性有密切关系，变异链球菌对牙齿表面的黏附使其具有致光滑面龋的能力。

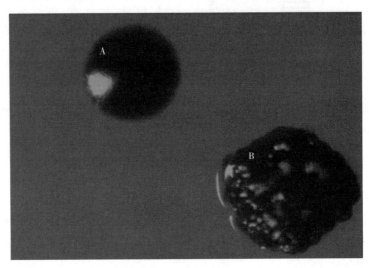

图 3-3 变异链球菌菌落

A. 光滑型菌菌落；B. 粗糙型菌菌落

①黏附能力对牙面有很高的亲和力，包括蔗糖非依赖性黏附和蔗糖依赖性黏附。蔗糖非依赖性黏附：变异链球菌表面的黏附素（表面蛋白 PAc，壁相关蛋白 AWapA）与牙面获得性膜中受体（黏蛋白、富脯蛋白、淀粉酶等）特异性结合，起始细菌对牙面的黏附，不需要蔗糖的存在。黏附素是变异链球菌主要毒力因子之一。蔗糖依赖性黏附：蔗糖存在的情况下，细菌将蔗糖作为底物在酶的作用下合成带负电、可黏附于牙面或牙面获得性膜上的葡聚糖。变异链球菌通过表面葡聚糖受体与合成的葡聚糖结合，从而使变异链球菌黏附于牙面。葡聚糖受体包括葡糖基转移酶（GTF）和葡聚糖结合蛋白。

②产酸：能发酵多种酸，产酸力强，产酸迅速，终末 pH 范围在 3.95 ～ 4.10。利用乳酸脱氢酶（LDH）合成乳酸，乳酸是其代谢糖的主要酸性产物，它的堆积是导致牙菌斑内 pH 降低的主要原因。乳酸脱氢酶被认为是变形链球菌的一个毒力因子。

③耐酸：变形链球菌生长繁殖的最低 pH 是 4.8。耐酸机制：能将 H^+ 泵出细胞，维持胞内合适的 pH 环境；能在酸性环境中诱导表达酸应激蛋白，帮助细菌耐酸；胞质内具有能够在酸性环境中继续保持活性的酶；合成的水不溶性葡聚糖可阻碍 H^+ 扩散，对酸起着屏障作用，有利于细菌的耐酸。

④合成细胞内外多糖：变异链球菌用于合成葡聚糖的酶，是变异链球菌的固有酶，只能利用蔗糖作为底物，有较强的 pH 适应性，在 pH 5.2 ～ 7.0 有活性，以 pH=5.5 时最佳。合成的葡聚糖有水溶性和水不溶性两种。变异链球菌有 3 种 GTF，分别由 *gtfB*、 *gtfC*、*gtfD* 基因编码。分子结构由氨基端至羧基端分别是信号肽序列、催化区、葡聚糖结合区。

（2）远缘链球菌（表兄链球菌、茸毛链球菌）：表面蛋白抗原参与细菌在牙面的定植过程，合成水不溶性葡聚糖能力强。利用葡萄糖产酸速度比变异链球菌快，产酸量多，低 pH 时尤为明显。

（3）血链球菌：口腔内常驻菌，是牙菌斑形成的先驱菌之一。在口腔中主要分布于牙面，占牙菌斑生物膜内链球菌的一半。血链球菌形态呈球形或椭圆形，链状排列，为革兰阳性兼性厌氧菌。血链球菌对牙齿表面获得性膜有很高的亲和力，能牢固地黏附到唾液包被的羟磷灰石上。与变异链球菌有共生关系，可为其生长提供必需的对氨基苯甲酸。随着变异链球菌的定植，血链球菌数量逐渐减少。对实验动物有一定的致龋力，能引起窝沟龋，但不引起平滑面龋。

（4）其他链球菌：在某些牙釉质早期脱矿或白垩斑表面，变异链球菌含量 < 0.1%，而咽峡炎链球菌、缓症链球菌、戈氏链球菌和口腔链球菌的数量却较多，同样可以降低菌斑内的 pH，导致牙釉质早期脱矿。非变异链球菌族链球菌可能在龋病的起始阶段起作用，通过降低牙菌斑内的 pH，促进更具产酸和耐酸性的细菌繁殖，从而最终导致龋病的发生。

2. 乳杆菌

为革兰阳性无芽孢杆菌，因能发酵糖类从而产生大量乳酸得名。乳杆菌与牙面亲和力低，在牙菌斑中所占比例很小，对 I 型胶原蛋白具有强亲和力，一般在龋损深处或根面龋病损部位才能检出。多数学者认为乳杆菌不是龋病发生的致病菌，但参与了龋病的发展。可以通过测定唾液中变异链球菌和乳杆菌数量预测龋病的进展，在流行病学中可用此菌作为"龋标志菌"。

3. 放线菌

为革兰阳性无芽孢杆菌。口腔中放线菌分两类：兼性厌氧菌（内氏放线菌）、黏性放线菌和厌氧菌（依氏放线菌、溶牙放线菌、迈氏放线菌）。所有放线菌均能发酵葡萄糖产酸，主要是乳酸。动物实验发现，接种黏性放射菌和内氏放线菌，可在实验动物中造成根部龋、窝沟龋和牙周组织破坏。

各种放线菌菌毛成分不同，黏性放线菌有 I 型和 II 型菌毛，而内氏放线菌只有 II 型菌毛，菌毛成分与放线菌的黏附性能密切相关。I 型菌毛能促进黏性放线菌对唾液包被羟磷灰石的黏附，II 型菌毛主要介导放线菌与变异链球菌、血链球菌、韦荣菌、牙龈卟啉单胞菌及具核梭杆菌等细菌的聚集和对上皮细胞的黏附。

所有放线菌均能发酵葡萄糖、蔗糖、麦芽糖和果糖，在二氧化碳缺乏时产生乳酸，有二氧化碳时，可形成琥珀酸、甲酸和醋酸。口腔放线菌可使牙菌斑生物膜 pH 下降至5 以下，对牙面特别是根面有很高的亲和力。一些放线菌还能形成胞内和胞外多糖。一些研究证明，黏性放线菌可能与根面龋发生有关。

（郭　骏）

第二节　牙髓根尖周病微生物学

牙髓根尖周病是口腔常见病之一，细菌感染是导致牙髓病和根尖周病的主要因素。

一、感染途径

1. 牙本质小管

当釉质或牙骨质丧失后，牙本质小管暴露于口腔菌群，细菌就会侵入牙本质小管，最后感染牙髓。龋病是引起牙髓感染最常见的原因，细菌在感染牙髓之前，其毒性产物可通过牙本质小管引发牙髓的炎症反应。当细菌侵入牙本质距牙髓 < 1.1mm 时，牙髓可出现轻度的炎症；当细菌距牙髓 < 0.5mm 时，牙髓可发生明显的炎症；在牙本质的厚度 ≤ 0.2mm，牙髓内可找到细菌。一些牙体硬组织的非龋性疾病，如创伤、楔状缺损、磨损、牙体发育畸形等也可造成釉质或牙体的缺损，使牙本质小管暴露而引发牙髓感染。窝洞充填前未去尽的细菌或从充填物与窝洞之间微渗漏侵入的细菌，也可通过牙本质小管感染牙髓。

2. 牙髓暴露

龋病、牙折、楔状缺损、磨损、牙隐裂或治疗不当等均可引起牙髓直接暴露于口腔环境，细菌直接侵入牙髓。

3. 牙周途径

牙周病时，深牙周袋中的细菌可以通过根尖孔或侧支根管进入牙髓，引发牙髓感染。由牙周途径导致的牙髓感染称为逆行性感染，所引起的牙髓炎称为逆行性牙髓炎。

4. 血源感染

当机体处于菌血症或败血症时，细菌、毒素随血行进入牙髓，引起牙髓炎症，造成血源性牙髓炎，临床极为少见。血运中的细菌易于在已有感染、坏死或受损的部位聚集停留，称为引菌作用。

二、致病微生物

根管和根尖周的感染是以厌氧菌为主的混合感染，厌氧菌在牙髓病和根尖周病的发生和发展中具有重要作用。

1. 不同病变中优势菌检出情况具有一定的规律性

（1）炎症牙髓：无明显的特异性，细菌种类与牙髓感染途径和髓腔开放与否相关。继发于龋病的牙髓炎，分离到的细菌多为牙本质深层的细菌，主要是兼性厌氧球菌和厌氧杆菌，如链球菌、放线菌、乳杆菌和革兰阴性杆菌等。髓腔开放时，可在炎症牙髓中检出口腔内许多细菌，厌氧菌极少被检出。

（2）感染根管：厌氧菌尤其是专性厌氧菌是感染根管内的主要细菌，通常是 5 ～ 8 种细菌的混合感染，其中以 1 ～ 2 种为优势菌。较常见的优势菌有卟啉单胞菌、普氏菌、梭形杆菌、消化链球菌、放线菌、真杆菌。其中牙髓卟啉单胞菌几乎只在感染根管内出现，且检出率较高，被认为是牙髓感染的特有病原菌。

（3）根尖周组织：根尖周肉芽肿通常是细菌被杀灭的场所，因此通常是一个无菌的环境；根尖周脓肿里则可能包括有消化球菌、消化链球菌、米勒链球菌等多种细菌。

2. 常见根管和根尖周微生物

（1）牙髓卟啉单胞菌：牙髓卟啉单胞菌和牙龈卟啉单胞菌是革兰阴性专性厌氧的不解糖杆菌。牙髓卟啉单胞菌被认为是牙髓感染的特殊病原菌，多从感染根管和根尖脓肿中分离，不易在口腔一般部位检出，这可能与它缺乏菌毛，难以附着于口腔软组织有关。一般存在于急性感染中。与牙髓坏死、根尖部疼痛肿胀、叩痛等症状和窦道形成密切相关，在牙髓、根尖周组织病的发生、发展中起重要作用。毒力因子主要有荚膜、外膜蛋白、内毒素、蛋白酶和毒性代谢产物等。

（2）普雷沃菌属：多数对青霉素、头孢菌素、卡那霉素和万古霉素耐药，对甲硝唑、利福平和新霉素敏感。中间普雷沃菌和产黑色素普雷沃菌是革兰阴性无芽孢专性厌氧解糖杆菌，在感染根管临床样本中最常检出。颊普雷沃菌具有高度免疫原性的结晶蛋白质表层，内毒素活性低，但诱发变态反应作用较强。此种特性可能是导致慢性根尖周炎的主要原因，是有该菌繁殖的感染根管患者常有主观症状。

（3）拟杆菌属：为条件致病菌。可引起几乎所有临床各科的感染性疾病。荚膜多糖是非常重要的致病因子，能引起脓肿。产黑色素拟杆菌常引起条件性感染，也常与其他化脓菌混合感染。预防感染在于加强机体免疫，减少条件性感染的诱发因素。治疗可使用甲硝唑及替硝唑或其他广谱抗生素。

（4）梭杆菌属：梭杆菌属为革兰阴性无芽孢的专性厌氧菌，其培养物因产生硫化氢和甲硫醇等挥发性硫化物而具有特殊的臭味。其中具核梭杆菌是感染根管及根尖脓肿的优势菌，重度感染病例的检出率明显高于轻度感染者，提示其与牙髓炎症的发生、发展有着密切关系。毒力较强，脂多糖的诱炎作用高，能明显抑制间质细胞的生长。能降解甲硝唑形成乙酰胺，使其失去抗菌作用从而使伴随的牙髓卟啉菌得以生长。因此，具核梭杆菌在牙源性病灶内细菌的定植、混合感染的发展变化中可能起关键性作用，在临床药物治疗中应注意具核梭杆菌的保护作用。

（5）消化链球菌属：消化链球菌属也是牙髓、根尖周感染中分离率较高的细菌，特别是在有症状的病例中。

（6）放线菌属：放线菌不产生内毒素，缺乏组织分解酶，一般认为可导致组织慢性炎症。在牙髓、根尖周感染中常有放线菌属的菌株参与，并认为它与长期不愈的瘘管有关。感染根管中放线菌检出的相对频率与龋牙本质中相似。根尖放线菌感染最常见的感染部位是上颌中切牙和下颌第一磨牙，青少年好发。常伴有的临床症状包括瘘管形成、局部肿胀和疼痛。牙髓治疗不彻底或者把细菌带入根尖区可引起放线菌感染。动物实验已证实，放线菌能引起骨吸收，可能与临床反复发作和瘘管形成有关。对正在进行治疗而根尖损害仍在加重的患牙，考虑放线菌感染的可能。

三、细菌引起牙髓根尖周病的机制

根尖周组织的破坏是由机体局部组织与细菌的相互作用所致，细菌是否在局部引起损伤，取决于机体的抵抗力与细菌毒力的对比。进入牙髓或根尖周组织中的细菌可产生多种有害物质，可直接毒害组织细胞，或通过引发炎症和免疫反应间接导致组织损伤。

1. 细菌致病的物质基础

（1）菌毛、荚膜或纤毛等细菌菌毛有利于对宿主的附着，是发挥其致病作用的重要条件。荚膜是细菌的表层结构，一方面保护菌体不易被宿主吞噬细胞吞噬和消化，抑制机体溶酶体多肽等非特异性保护功能；另一方面由于相对分子质量小和易溶解，极易侵入深层组织，引起宿主组织破坏，并可达到细菌不能侵及的远离区域。

（2）内毒素：

①对组织细胞的直接毒性作用：此种细胞毒作用是通过内毒素作用于细胞表面特异受体，抑制细胞的有丝分裂和 DNA 合成。根管内细菌产生的内毒素通过根尖孔进入根尖周时，对根尖周成纤维细胞产生毒性作用，其作用强弱取决于内毒素量的多少。大量内毒素攻击下，成纤维细胞分裂停止和坏死，破坏根尖周的屏障。在炎症转化时，小剂量内毒素的刺激作用有助于成纤维细胞的 DNA 合成和分裂，促进炎症的转归和愈合。内毒素对牙髓组织成纤维细胞的作用也类似。

②在牙髓、根尖周组织炎症中的作用：内毒素是一种强烈的致炎因子，与牙髓和根尖周组织的炎症有关。其致炎作用主要通过激活补体 C 旁路、诱生 IL-1 和肿瘤坏死因子等细胞因子，激活白细胞，使肥大细胞脱颗粒释放炎症递质（如组胺、5- 羟色胺等），这些物质作用于多种靶细胞引起组织损伤，同时使毛细血管通透性增加和多形核白细胞的趋化性增强，释放疼痛递质缓激肽，加重疼痛和炎症进程。

③在根尖周骨质吸收中的作用：一方面在炎症初期，内毒素具有的破骨细胞活化因子样活性，直接激活造血干细胞转化为破骨细胞引起骨吸收；另一方面在慢性炎症期时，内毒素通过刺激炎症区域的炎症细胞，如多形核白细胞，T 细胞、B 细胞产生 IL-1、TNF 和干扰素等细胞杀伤素，间接导致骨吸收。

内毒素作为强抗原，引起宿主免疫反应，导致牙髓根尖周的免疫损伤。内毒素是牙髓根尖周疾病中的重要致病因子，特别与慢性尖周病的扩大和长期不愈密切相关。

（3）酶：牙髓和根管中的细菌产生的多种酶具有不同程度的破坏作用，特别是厌氧菌产生的酶更具有致病性。

（4）代谢产物：细菌的分解和代谢产物（如有机酸、吲哚、氨、胺等），也具有一定毒性作用。不仅可直接作用于炎症细胞，产生趋化作用，还可以间接激活补体，造成组织损伤。

2. 细菌致病的协同作用

牙髓根尖周感染是以厌氧菌为主的混合感染，感染根管内的优势菌单独纯培养接种于动物往往不能致病，但混合接种却能导致根尖周破坏加重。

（1）干扰宿主的防御能力：牙龈卟啉单胞菌的蛋白酶对免疫球蛋白的水解和胶原酶对结缔组织的破坏，有利于其他细菌的入侵和致病。

（2）互相提供必要的生长物质：一些细菌的生长需要复杂的营养，需要与其他细菌共存，其他细菌为其提供生长条件，产黑色厌氧杆菌的生长需要的维生素 K、琥珀酸盐和氯化血红素。研究发现，混合感染中消化链球菌、具核酸杆菌等能提供琥珀酸盐，沃林菌、弯曲菌等能提供氯化血红素，类白喉棒杆菌能提供维生素 K。

（3）改善局部环境：正常根管和根尖周的氧化还原电势是由血液中氧分子维持的。牙髓感染早期，微生物以需氧菌及兼性厌氧菌为主，需氧菌的生长降低了局部的氧浓度和氧化还原电位，造成适合厌氧菌生长繁殖的环境。

四、细菌及毒力因子的直接侵袭作用

牙髓和根管内的细菌及其代谢产物（如吲哚、氨、胺、酶、毒素等）均能直接刺激牙髓和根尖周组织，引起非特异性炎症反应，造成组织损伤。专性厌氧菌较兼性厌氧菌具有更强更持久的致炎能力。

五、细菌及其产物对牙髓和根尖周组织的免疫损害

细菌及其产物还可作为抗原物质，造成免疫性损害。牙髓和根尖周病是机体对牙髓和根管内抗原物质的免疫应答在局部的表现形式，牙髓和根尖周病的发生、发展、转归与其局部免疫应答密切相关。

1. 牙髓和根管内的抗原性物质

牙髓和根管内的微生物及其代谢产物、毒素等以及变性坏死的牙髓组织是主要的抗原物质。牙髓经甲醛甲酚、三聚甲醛等根管药物处理后会变成抗原物质。许多牙科材料和药物都可能成为半抗原，使牙髓具有抗原性，如丁香油氧化锌、树脂等充填材料，次氯酸钠等根管冲洗药物，AH-26 等根管充填材料。

2. 牙髓和根尖周病变组织中的免疫活性细胞

（1）牙髓组织中的免疫活性细胞：正常牙髓中主要免疫活性细胞是 T 细胞，多分布于牙髓基质中。辅助性 T 细胞（Th）与抑制性 T 细胞（Ts）起十分重要的调节作用。Ts 介导的负性调节反应尤为重要，其抑制作用一般情况下为一种保护功能。

（2）根尖周病变中的免疫活性细胞：

① T 细胞及其亚群：根管中的抗原物质通过根管系统刺激尖周组织，使尖周 T 细胞不断分化、增生，成为针对某一特定抗原具有免疫效应作用的致敏淋巴细胞，参与细胞免疫反应。免疫应答过程中释放的一系列具有生物活性的淋巴因子，使巨噬细胞活化，招引大量巨噬细胞、中性粒细胞吞噬、消除抗原物质，释放溶酶体酶，损伤组织细胞，导致组织坏死。Th 和 Ts 对稳定和调节根尖周免疫系统的生理功能和反应强度起重要作用，有研究发现，Th 与 Ts 的比值随病程延长而逐渐变小。提示 Th 与慢性根尖周炎的早期病变有关，Ts 与根尖周病的晚期病变有关。

② B 细胞：B 细胞可分化为浆母细胞，增生成为合成抗体的浆细胞，参与体液免疫反应。研究发现，根尖周产生 IgG 的浆细胞最多。

③ 肥大细胞：有学者在根尖周病变中发现了大量肥大细胞，其在抗原刺激下可脱颗粒，释放组胺、5- 羟色胺等化学递质，从而导致尖周炎症及损伤。

④ 朗格罕细胞：有一定游走能力和吞噬能力，具有处理抗原物质，并将相关抗原信息传递给 T 细胞的功能，是细胞免疫反应中的重要细胞成分。

（3）牙髓和根尖周病变中细菌的免疫生物活性：细菌是牙髓和根尖周病变组织中的主要抗原物质，是造成牙髓和根尖周组织免疫损伤的主要刺激物，其免疫学作用与其免疫生物活性密切相关。

① 抗原性：细菌所具有的免疫活性作用是通过其作为抗原引起机体的特异性免疫反应来实现的，其免疫应答包括体液免疫和细胞免疫。

② 丝裂原：丝裂原具有与抗原相同的刺激淋巴细胞分化、增生、转化为致敏淋巴细胞的能力。感染牙髓和根管内细菌的丝裂原作用引起的淋巴细胞非特异性转化是介导根尖周病的一个重要因素。

③诱生白介素和肿瘤坏死因子:IL-1被认为是增强炎症反应和免疫反应的第二信使,同时可激活破骨细胞,促进骨吸收。TNF具有广泛的生物学作用,不仅对肿瘤细胞有杀伤作用,对炎性细胞和许多正常的组织细胞也有明显作用,参与免疫病理过程,加剧炎症反应,促进骨吸收,抑制骨形成。

④对巨噬细胞的作用:颊普雷沃菌、口腔普雷沃菌、侵肺拟杆菌和小韦荣菌4种细菌刺激巨噬细胞的游走,诱发巨噬细胞产生炎症递质。

（4）宿主的免疫反应:牙髓和根尖周病是机体对牙髓和根管内抗原物质的免疫应答在局部的表现形式。由于牙髓所处的特殊环境,一旦感染,容易坏死,根管系统不断释放抗原使机体致敏,从而导致尖周组织不断破坏。因此,只有将根管中的抗原彻底清除干净,免疫反应才能终止。对临床的指导意义在于,根管治疗中最重要的步骤是对根管系统的彻底清理。

六、牙髓根尖周病临床症状与细菌的关系

1. 细菌种类与牙髓疾病症状的关系

（1）冷刺激痛与细菌感染:一旦患牙有冷刺激痛,则牙髓充血,部分牙髓组织发生急性炎症,被诊断为可逆性牙髓炎病例,33.3%的患者能检出细菌。分离的细菌一般为链球菌、乳杆菌。

（2）自发痛和热刺激痛与细菌感染:患牙以自发痛、热刺激痛为主要症状,诊断为不可逆性牙髓炎,90.9%的患者都存在细菌感染,60%的患者牙髓为专性厌氧菌为优势菌,普雷沃菌、真杆菌、放线菌、链球菌检出率高。

（3）腐败臭和显著出血与细菌感染:在开髓后、拔髓前有腐臭味和显著出血的病例,都能检出细菌,专性厌氧菌分离比率高。在腐臭病例常分离出产黑色素普雷沃菌属细菌,特别是中间普雷沃菌始终伴随着症状。

（4）拔髓后根管内细菌残留:拔髓后残存在根管内的细菌与根管治疗后根尖周疾病的发生存在可能的相关关系。牙髓疾病中牙髓感染与拔髓后根管细菌残存相关。

（5）不可逆性牙髓炎与可逆性牙髓炎相比细菌的存率更高。

2. 细菌种类与根尖周病临床症状的关系

牙髓和根尖周炎的临床症状与厌氧菌的关系具有一定的规律性。

（1）急性根尖周炎是由口腔正常菌群失调所致的内源性感染:难以检测出特异的致病菌,需氧菌与厌氧菌及其不同菌属、种之间的协同作用参与了急性根尖周炎的发生。急性根尖周炎以厌氧菌为主,其中厌氧菌检出率约为94%。

（2）厌氧菌数量的变化与根尖周炎急性症状无明显关系。

（3）有症状的慢性根尖周炎患牙根管内多数都能检出细菌:消化链球菌、真杆菌、拟杆菌、丙酸杆菌等专性厌氧菌以及链球菌、肠球菌等兼性厌氧菌在根尖周炎患牙能被检出。而无症状的根尖周炎患牙,粪肠球菌等兼性厌氧菌检出率较高。

（4）厌氧菌菌属、种的分布与牙髓、根尖周病的临床症状有明显关系:普氏杆菌、卟啉菌、梭杆菌、真细菌和消化链球菌等菌属与根尖部肿胀、叩痛、瘘道形成以及恶臭等有关。其中特别是产黑色素类杆菌群是较恒定的优势菌,结合其毒力因素、与其他菌的协同作用等,认为其可能是死髓牙症状发展的重要致病菌。

（5）牙髓卟啉菌与感染根管可能有特殊关系。

（6）放线菌与顽固性根尖周病以及瘘管经久不愈等有关。

3. 感染根管中内毒素活性与临床症状的关系

有人发现，根尖周肉芽肿的炎症程度和疼痛症状与内毒素为正相关关系。另有人发现内毒素含量与根尖周骨吸收范围呈正相关，疼痛症状（叩痛、自发痛）与内毒素含量密切相关。目前，尚不清楚内毒素在根尖周病变中的确切机制，但其免疫和直接损伤作用可能与慢性根尖周病变的扩大、急性发作及长期不愈有密切关系。

4. 牙髓和根尖周病变中细胞因子与临床症状的关系

有人发现，有临床症状的有龋损的牙髓中，IL-1 明显高于健康牙；另有人发现，根管渗出液中 IL-1 浓度与临床排脓症状有关。

5. 牙髓和根尖周病中免疫活性细胞与临床症状的关系

有学者发现炎症牙髓中有大量含 Ig 细胞，其中含 IgG 的细胞最多。另有人发现根尖肉芽肿和囊肿两种病损的免疫反应无根本差别；T 细胞亚群和含 Ig 细胞的出现有相互关系，$CD4^+$ 细胞和含 Ig 细胞共同作用对抗来自根管的抗原刺激；$CD4^+$ 细胞和 $CD8^+$ 细胞的数目在大小根尖病损间有明显差异，病损大者数目多，表明 $CD4^+$ 和 $CD8^+$ 细胞可能与病变活跃有关；在有叩痛、牙龈肿痛的患牙，$CD11^+$ 细胞的数目较无症状者高，提示 T 细胞在根尖周病损中起重要作用，$CD11^+$ 可能与症状的产生有关。

（郭　骏）

第四章　牙周病微生物学

第一节　概　述

牙周组织是指围绕并支持牙齿组织的组织结构。包括牙龈、牙周膜、牙槽骨和牙骨质 4 部分。其中，牙骨质既是牙体组织的结构，又是牙周组织的一部分。由于其通过牙周膜与牙槽骨相连，形成支持牙齿的功能系统。牙周病是指发生在牙周组织的各种疾病。广义的牙周病包括牙龈病和牙周炎两部分，狭义的牙周病指已造成牙周支持组织破坏的牙周炎。牙周组织解剖关系复杂、组织结构和理化性质不同，形成从有氧到无氧各种氧张力的特殊微环境，加之口腔有合适的温度（35～37℃）、湿度和营养，给许多微生物的定居、生长和繁殖提供了适宜的环境和条件，因此牙周生态关系很复杂。目前，学术界公认的观点是牙周病是与微生物感染密切相关的疾病，尤其是细菌作为牙周病的病原因子已经得到确认。牙周病微生物学主要研究与牙周病有关的病原微生物的形态、结构、代谢活动、遗传和变异、致病机制、机体的抗感染免疫、实验室诊断及特异性预防等。

牙周病的病因学研究可以追溯到纪元前。从 19 世纪 Leuwenhauk 发明显微镜以后，微生物病因学基本上就确立了主导地位。100 多年来，人们通过大量理论和实验研究，已经可以肯定地说，细菌是导致牙周病的始动因子和重要病原，没有细菌就没有牙周病。Van Winkelhoff 和 de Graaff 在 1991 年总结了牙周病相关的微生物研究工作，发现了大量与牙周病相关的龈下菌丛成分。然而，尽管牙周病细菌病因学说已经提出 100 多年了。但到目前为止，仍然没能进一步确切地知道牙周炎的病原菌。其原因非常复杂，总的来说，可能与下述因素有关。

1. 龈下菌丛组成非常复杂

目前，从临床牙周炎患者的牙周袋内可培养的细菌就达 300 多种，而牙周炎的一个病变位置可检查出的细菌在 30～1000 种。成分的复杂性使得确定病原菌非常困难。

2. 取样比较困难

牙周袋处于牙根与牙龈之间，有软硬组织阻挡，难以比较稳定地从一个位置重复取得纯样。临床取样时很难避免不带有污染细菌。大量的样品中病原菌和同样大量的污染菌混合在一起，很难分辨出来。如果精确取样，一方面很难保证取样位置恰好位于病变点，另一方面样品量太少又容易遗漏病原菌。

3. 培养、鉴定技术困难

牙周袋内细菌种类很多。目前，还没有一种培养基或培养条件能适合所有龈下分离的细菌。许多检测出的细菌目前也还无法分类。有些菌株要求条件非常严格，鉴定过程中很容易丢失。也有些细菌尽管可以做到维持培养，但由于常规鉴定方法不易得到结果，因此鉴定方法要求很特殊。

4. 混合感染

牙周病并非单一细菌感染，而是多种微生物的混合感染。两种或多种的微生物感染，确定病原菌要比单一微生物感染复杂得多。除非很特别地反复发现某种微生物，否则这种混合感染很不容易发现病原菌。

5. 条件致病菌

一般来说，致病菌引起的病变到晚期都会导致条件致病菌生长。组织破坏、牙周袋加深都会引起局部条件改变，这样又会有利于其他条件致病菌的生长。条件致病菌数量增加后，与真正的致病菌混淆在一起，再去区分谁是真正的病原菌就更加困难。

6. 病变的活跃性

牙周病的病程比较复杂，有时长期静止，有时病变活动。要确定病原菌，当然最好是在活动期最严重时取样检测，但是，目前没有稳定的指标可以准确确定活跃期，因此也就很难确定活动期微生物分布的改变。

7. 不同类型的牙周病临床表现相似

许多牙周病其临床上的表现都基本类似，很难鉴别。这就很可能会把不同类的病变合在一组，在研究中再去鉴定病原菌本身就是混淆的了。

8. 患者本身可能有多重疾病

牙周病的临床表现不同，其原因可能是由于病原菌多少不同，也可能是病变发展阶段病原各异所致。目前，并不清楚的是，浅牙周袋和深牙周袋所导致的病原菌本身不同，还是某一个部位是一种病原菌引起，而另一个病变部位是另一种病原菌导致的。

9. 带菌状态

导致牙周病的细菌为正常菌丛，即在没有牙周病的口腔也有一定量的病原菌存在。因此，其作用很难确定。

10. 致病因素

牙周致病菌的致病因素不同。一些毒性株在正常个体也可检出。因此，致病株与非致病株很难区分。

11. 基因成分复杂

有研究发现，强毒性株可在噬菌体内或整合在质粒中。细菌质粒就是细菌编码毒性作用的基因，包括侵入、黏附、抗药以及毒性产物。从临床侵袭性牙周炎患者分离的伴放线放线杆菌的许多株都包括4种质粒。而青春期前牙周炎的活动期病变部位可分离出伴放线放线杆菌噬菌体。这提示，牙周组织破坏可能与伴放线放线杆菌的噬菌体感染有关。

（李双君）

第二节 牙菌斑生物膜

生物膜是指适宜微生物生存的实体，它广泛存在于自然界（如海洋、湖泊、土壤、船底和沉积物等），也存在于动物和人体的口腔、肠道、膀胱与皮肤等部位。

1898 年，Black 首先把菌斑这一名词引入口腔医学，牙菌斑被描述为胶黏在牙面上的不能被水冲去的细菌斑块。Socransky 将生物膜定义为包含一种或多种微生物共同体，它们被包裹在自身分泌的多糖基质内，附着于生物或非生物的固体表面。目前，牙菌斑生物膜的新概念认为：牙菌斑生物膜是基质包裹的互相黏附或黏附于牙面、牙间或修复体表面的软而未矿化的细菌性群体，为不能被水冲去或漱掉的一种细菌性生物膜。这个概念强调牙菌斑细菌是一整体生存的微生物生态群体，它不同于悬浮的单个细菌。细菌凭借生物膜这一独特结构，黏附在一起生长，相互附着很紧，难以清除；另外菌斑生物膜的形成是一种适应过程，使细菌能抵抗宿主防御功能、表面活性剂或抗生素等的杀灭作用，能长期生存，并使各种细菌在合适的微环境中发挥不同的致病作用。

一、牙菌斑生物膜的形成

牙菌斑生物膜的形成过程大致可分为 3 个基本阶段。

（1）获得性膜形成：最初由唾液蛋白或糖蛋白吸附至牙面，形成一层无结构、无细胞的薄膜。它形成的速度很快，在刚清洁过的牙面上，数分钟内便可形成，1～2 小时迅速成层增厚，厚度为 1～20μm，在龈缘区较厚，牙尖区较薄，由蛋白质、糖类和脂肪组成，能为细菌黏附提供特殊受体，具有选择性吸附细菌至牙面的作用，可促进早期细菌的黏附定植，还为其他细菌附着提供表面，能决定细菌附着的顺序，又可作为细菌的营养。

（2）细菌黏附和共聚：获得性薄膜一旦形成，口腔内的细菌便陆续地定植于薄膜，细菌表面与宿主组织表面间存在着高度选择性，仅少数细菌具有直接黏附于薄膜的能力。最初附着的主要是一些革兰阳性球菌，附着机制十分复杂，有的细菌如某些链球菌、乳杆菌和放线菌等能将食物中的糖类转化成胞外多糖，如葡聚糖、果聚糖和杂多糖，这些长多糖纤维可包在细菌表面，形成黏性的糖液，构成菌斑的基质，将细菌黏合在一起。还有些细菌可通过综合的识别系统，如菌体表面的菌毛、纤毛等附件，含有称为黏附素的蛋白样大分子物质，可与获得性膜上相应的受体糖蛋白或糖脂结合，如早期定植菌链球菌、放线菌可与薄膜内含脯氨酸的酸性蛋白质的不同位点（受体）结合，而这些早期菌的定植又为后期菌的附着提供表面。不同属（种）细菌表面分子间的特异性识别称为共聚，如由一种细菌的植物凝集素样蛋白与另一种细菌相应的糖类产生特异的蛋白酶性连结。

（3）菌斑成熟：细菌通过黏附和共聚相互连接，定植菌迅速生长和繁殖，导致菌斑细菌数量和种类增多，形成复杂菌群。假如每 3 小时可繁殖一代，一个细菌在 24 小时内便可分裂繁殖为 256 个。在菌斑成熟过程中，细菌定植有一定的顺序，首先吸附到牙面的是革兰阳性球菌，链球菌占优势，然后是丝状菌、放线菌，以后随着菌斑的成熟，细菌种类逐渐增多，菌斑大小和厚度增加，革兰阴性厌氧菌、能动菌和螺旋体（如梭杆菌和弯曲菌、密螺旋体等）比例上升。早期定植菌间可相互共聚，后期定植菌间也可互相共聚，早期定植菌一般不识别后期定植菌，仅少数细菌例外，如梭杆菌既可识别早期定植菌，又可识别后期定植菌，是早、后期定植菌的黏接桥，在菌斑生物膜形成中起重要作用。一般 12 小时的菌斑便可被菌斑显示剂着色，早期菌斑增长较快，成熟时则较慢，9 天后便形成各种细菌的复杂生态群体，10～30 天菌斑发展成熟达高峰。

二、牙菌斑生物膜的结构

激光共聚焦显微镜观察牙菌斑生物膜，可见不同生物量的细菌群体被获得性薄膜和胞外基质包裹着，内部为大小不等的水性通道所间隔，通道内有液体流动（图4-1）。测定活菌斑内的氧溶解量，显示细菌群体内部几乎无氧，为厌氧生存，而各层水性通道内则发现有效浓度的溶解氧，邻近水性通道的细菌为需氧生存，这种差异使同一生物膜内的不同细菌能和谐地一起生活。该结构与细菌群体的自身结构相关联，水性通道的功能相似于原始循环系统，可给菌斑生物膜内不同细菌输送营养物质、清除代谢废物，使细菌发挥各自的致病作用，是不同细菌共同获益的途径。这种生物间的生理协作和独特结构，可能与菌斑内细菌快速增生及其在宿主体内具高度抵抗力密切有关。菌斑生物膜具较强的抵抗力，耐受干燥，高黏度的基质具屏障作用，可抵抗宿主防御成分或药物渗入，使菌斑对抗菌药物的敏感性降低。

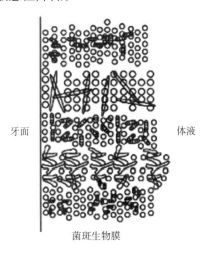

牙面　　　　　　　　　　　　　　体液

菌斑生物膜

图 4-1　菌斑生物膜模式图

三、牙菌斑生物膜的分类

牙菌斑根据其所在部位，以龈缘为界，分为龈上菌斑和龈下菌斑两种。龈上菌斑为位于龈缘以上的菌斑，主要分布在牙冠的近牙龈1/3处和其他不易清洁的部位，如窝沟、裂隙、邻接面、龋洞表面等，主要为革兰阳性兼性厌氧菌组成，与龋病的发生、龈上牙石形成有关，对牙周组织有危害的主要是龈缘附近的龈上菌斑。在近龈缘的成熟龈上菌斑的表面，常见到细菌聚集成"玉米棒"状或"谷穗"状，其中心为革兰阳性丝状菌（如颊纤毛菌、梭杆菌或放线菌），表面附有许多球菌（如链球菌和韦荣球菌等），这种细菌间有秩序和谐生长的病理意义尚不清楚。

龈下菌斑为位于龈缘以下的菌斑，分布在龈沟或牙周袋内，可分为附着性龈下菌斑和非附着性龈下菌斑两部分。

附着性龈下菌斑由龈上菌斑延伸到牙周袋内，附着于牙根面。健康的牙龈因龈沟较浅，龈下菌斑量少，当牙龈有炎症使龈沟加深或形成牙周袋后，龈下菌斑量随之增加。附着性龈下菌斑的结构、成分与龈上菌斑相似，细菌种类增多，主要为革兰阳性球菌及杆菌、丝状菌，还可见少量革兰阴性短杆菌和螺旋体等，它与龈下牙石的形成、根面龋、根面吸收及牙周炎有关。

非附着性龈下菌斑位于附着性龈下菌斑的表面，为结构较松散的菌群，直接与龈沟上皮或袋内壁上皮接触，主要为革兰阴性厌氧菌，如牙龈卟啉单胞菌，福赛拟杆菌和具核梭杆菌等，还包括许多能动菌和螺旋体。在牙周炎快速进展时，非附着龈下菌斑明显增多，与牙周炎的发生发展关系密切，被认为是牙周炎的"进展前沿"。

四、菌斑微生物作为牙周病始动因子的证据

大量的实验研究、流行病学资料和临床观察证明，牙周病是菌斑微生物引起的感染性疾病，菌斑微生物是引发牙周病的始动因子，是造成牙周病破坏的必需因素。这些证据包括以下几点。

（1）炎症龈沟或牙周袋内的细菌数量多于健康龈沟。

（2）有牙龈炎症或牙周袋的情况下，口腔内的微生物量增加。

（3）将口腔细菌注射豚鼠皮下，可导致脓肿形成，即这些细菌可导致病变。

（4）不同地区、不同种族人群的流行病学调查资料均发现，口腔卫生差与牙龈炎症发生直接相关。

（5）X线片筛查显示，口腔卫生状况与牙周组织破坏、牙槽骨吸收直接相关。

（6）实验性龈炎证据：1965年Loe等人以牙科学生进行实验性观察。12名学生停止刷牙后，龈缘处菌斑逐步堆积，牙龈炎症逐步加重。恢复刷牙后，清除菌斑、牙龈炎症消退。

（7）以比格犬进行动物实验，喂食黏性食物，不进行刷牙，造成局部菌斑堆积，可导致实验性牙龈炎症，而给予刷牙清除菌斑处理，可消除牙龈炎。

（8）流行病学研究证明，加强口腔卫生措施可减少牙龈炎的发病率。

（9）临床实验和动物实验都证明，口腔卫生措施不良而导致的牙龈炎症，可采用非特异性抗菌漱口液控制。

（10）局部或全身使用抗生素可减轻牙龈炎症。

（11）单纯的充填物包括充填悬突，并不能刺激产生龈炎，但产生菌斑滞留后可产生局部炎症。

（12）无菌动物实验发现，在其牙颈部栓扎丝线并不导致龈炎或牙槽骨吸收，但加入细菌后，可诱导出现牙周炎症破坏。

（13）人类牙周袋内细菌分离培养后，可产生降解牙龈和牙周结缔组织的酶。

（14）牙周病患者血液和龈沟液中抗菌斑微生物的抗体滴度升高。

（15）牙龈结缔组织和龈沟液中有淋巴细胞和浆细胞，其随牙龈炎症的出现而增多。

（16）体外实验显示，菌斑可激活淋巴细胞，而且牙周炎症与淋巴细胞转化有直接相关性。

（17）Lehner于1974年的实验表明，健康成人停止刷牙28天后，牙面菌斑堆积，同时相应部位牙龈炎症出现，牙龈组织内淋巴细胞增多，释放巨噬细胞游走抑制因子。菌斑清除28天后，细胞反应恢复正常。

目前认为，尽管这些证据本身如果单独考证的话可能还都有需商榷的地方，但是集合到一起，则足以支持菌斑致病理论。现在需要证实的是，菌斑导致炎症的最短时间。1973年，Lang研究证明，如果每48小时清洁一次牙面的话，可能就不会产生牙龈炎；而如果延长到72小时，则会出现炎症。这是否就是最后结论，还需要进一步研究。

（李双君）

第三节　牙周微生物的致病作用

一、牙周致病菌的概念

牙菌斑中绝大多数细菌为口腔正常菌丛，是人类与微生物长期共存进化过程中形成的微生物群，对宿主无不良影响，仅少数细菌（30 种左右）与牙周病的发生、发展密切相关，在各型牙周病的病损区，常可分离出一种或几种优势菌，它们具有显著的毒力或致病性，能通过多种机制干扰宿主防御能力，具有引发牙周破坏的潜能，称为牙周致病菌。从人类口腔内已分离出众多口腔微生物。目前，许多细菌的特征未完全了解，对菌斑生态学的了解也还十分肤浅。

1884 年法国科学家 Koch 提出确定病原菌的 4 个条件，又称 Koch 法则。即：在同样的疾病中能发现同一种病原菌；能从该疾病组织中分离出病原菌并纯培养；这种纯培养物接种至易感动物能引起相似的疾病；能从实验动物中重新获得病原菌纯培养。随着科学的进展，发现此法则过于偏重病原菌的致病作用，忽视了机体的防御功能。但该法则在确定某一新病原菌时仍有重要的指导意义，可避免从病灶中分离到某菌就轻易下病原菌的结论。

牙周病与 Koch 当时研究涉及的炭疽、结核和霍乱等传染病有显著不同，更重要的是牙周病可能是多种病原菌的感染，而且许多牙周致病菌为正常菌丛。1979 年 Socransky 根据 Koch 法则将确定牙周致病菌的条件修改为：

①病原菌必须在病损部位增多，在健康部位或其他类型牙周病较少或缺如。

②经过治疗去除或减少该病原菌后，疾病应中止。

③宿主对某特异细菌的细胞免疫或体液免疫增强或减弱。

④接种该细菌于易感动物或无菌动物的龈沟，会引起类似人牙周炎的病变，如炎症、结缔组织破坏和骨吸收。

⑤明确该细菌的致病性和毒性因子。

Socransky 牙周病致病菌的评判标准，与 Koch 法则原则一致，只是在研究牙周微生物的过程中，遇到更为复杂的生态关系时，设想的衡量标准较为全面。

二、重要的牙周致病菌的分类和命名

1996 年召开的世界牙周病研讨会上，专家们一致认为下列 11 种微生物与牙周病有关。

1. 证据充分的致病菌

伴放线放线杆菌（Aa）、牙龈卟啉单胞菌（Pg），福赛拟杆菌（Bf）。

2. 中等证据的致病菌

直肠弯曲菌、缠结优杆菌、具核梭杆菌（Fn）、中间普氏菌（Pi）、变黑普氏菌（Pn）、微小消化链球菌、中间链球菌、齿垢密螺旋体（Td）。

三、牙周致病菌的致病机制

1. 直接侵袭作用

入侵宿主组织细菌附着后，其抗原成分和（或）毒性产物引发白细胞的趋化、吞噬以及炎症过程，造成表面组织的损伤，细菌及其产物通过上皮细胞或细胞间隙侵入表层下组织。

早在1965年和1967年，Listgarten采用电镜研究证实坏死性溃疡性龈炎有螺旋体入侵坏死部位深层组织，可分成4个区域：

①细菌区：在溃疡病变的表面，含有许多不同细菌和螺旋体。

②中性白细胞区：在糜烂损害之下，各种细菌和螺旋体分散于大量炎症细胞之间。

③坏死区：主要由破坏的结缔组织、纤维残余、坏死的细胞碎屑和浆细胞等组成，内含大量螺旋体和少量其他细菌（如梭杆菌）。

④螺旋体区：在较健康组织以中、大螺旋体入侵为主，较深处无其他种类细菌。

过去一般认为，除了急性坏死性溃疡性龈炎外，在牙龈炎或牙周炎早期，菌斑细菌本身没有直接侵入牙周组织，仅细菌的一些酶、毒素或代谢产物进入牙周组织，引起组织的破坏。20世纪80年代，根据电镜观察等组织学研究，在牙龈炎、慢性牙周炎及侵袭性牙周炎等的牙周组织中发现入侵的细菌，包括球菌、短杆菌、梭杆菌、螺旋体和真菌等。细菌可通过龈沟或袋壁的溃疡面，或通过白细胞移出所造成的裂隙，或经过增宽的上皮间隙侵入棘细胞层，在基底层的上皮侧常有细菌积聚，该区基膜常可见穿孔或断裂，沿基膜集聚的细菌可穿入结缔组织，有的细菌甚至能达到牙槽骨或牙骨质。入侵组织的另一种方式可能涉及细菌直接进入宿主上皮或结缔组织细胞，实验研究证明，伴放线放线杆菌、牙龈卟啉单胞菌、具核梭杆菌及齿垢密螺旋体有直接入侵宿主组织细胞的能力。

目前的观点是细菌能侵入牙周组织，这也是牙周炎的一个重要致病机制。至于细菌入侵是否发生在牙周炎早期，可否作为牙周炎晚期的常规特征，细菌入侵对临床表现影响以及临床意义等均不清楚，尚待进一步研究。

2. 逃避宿主防御功能

致病菌的生长和繁殖除了需要有营养的环境以外，它们还必须能逃避宿主的防御功能，主要是非特异性免疫功能，特别是巨噬细胞。唾液和龈沟液中含多种杀菌因子，如溶菌酶、过氧化物酶、乳铁蛋白、补体和抗体等，然而口腔中有毒力的细菌对这些杀菌因子有抵抗力，有的细菌具有降解IgA和IgG的蛋白酶，有的细菌还能抑制白细胞的吞噬功能。白细胞对细菌的作用包括趋化、黏附、吞噬及细胞内杀死消化4个阶段，有毒力的细菌可在其中任一阶段抑制巨噬细胞的活性，如释放可杀死巨噬细胞的溶解物质、抑制趋化、抑制黏附、抑制吞噬、抑制溶酶体的杀伤消化，有的细菌甚至能在巨噬细胞内生长。疾病的临床结局取决于细菌的侵袭攻击与宿主的防御修复能力之间的相互作用，结局可以是宿主征服细菌，或是细菌破坏组织，或是介乎两者之间的多种多样情况，如牙周炎活动期和静止期的交替出现。

3. 菌体表面物质

近年来许多学者关注细菌表面物质的分子结构与其致病性的关系。

（1）内毒素：是革兰阴性菌细胞壁外膜中的脂多糖成分，为革兰阴性菌独有的一类高度活性的致病物质，可在细菌死亡或菌体崩解时释放出来，也可由活的细菌以胞壁发泡的形式释放，对牙周组织具有很高的毒性和抗原性，被认为是牙周炎症的重要病因之一，在牙周病的发生发展过程中起重要作用。

（2）脂磷壁酸（LTA）：为革兰阳性菌的细胞壁、细胞膜和荚膜上的一种含磷酸甘油残基的聚合物。其主要结构是由 16～40 个单体组成的 1,3- 链聚磷酸甘油骨架。LTA 可黏附于羟基磷灰石、黏膜、红细胞、淋巴细胞、血小板和心瓣膜等多种表面，与细菌毒力密切相关；组织培养条件下它同内毒素一样具有刺激牙槽骨吸收的作用，它可直接刺激破骨细胞而引起骨吸收；LTA 有细胞毒作用，可减少鼠成纤维细胞的合成，浓度高时可使细胞死亡；可促使巨噬细胞释放溶酶体酶，体外研究还发现，它能促使对鼠牙周组织有破坏作用的酸性磷酸酶、N- 乙酰 - 氨基葡萄糖苷酶、β - 半乳糖苷酶的释放。

（3）外膜蛋白（OMP）：外膜是细菌与外环境之间的一种物理和化学屏障，具有选择性通透、运输、细胞获能、生物合成和分泌外部组分的功能，它是多种蛋白大分子的嵌合体，包括外膜主蛋白和次蛋白，通过强烈的非共价作用，将外膜锚定在其下面的肽聚糖上。OMP 结构及其分布复杂，且具菌株特异性，各菌株都有其独特的复杂的生物学特性，如毒力传递等。其活性不受细胞转录酶或转译的控制，而受外环境的影响，在不同的培养条件下，OMP 结构可迅速发生改变，以适应环境。OMP 结构对细菌在宿主体内的生存能力和毒力变化都有明显影响。因此，进一步阐明细菌 OMP 的生物学活性和在疾病中的作用具有重要意义。

（4）菌毛蛋白：细菌对牙周组织的黏附是致病的第一步，菌毛或纤毛在黏附过程中起重要作用，许多革兰阴性厌氧菌表面具有由蛋白亚单位组成的菌毛或纤毛，如牙龈卟啉单胞菌、产黑色素普氏菌、脆弱拟杆菌及具核梭杆菌等都发现有菌毛及类似物，它们能凝集人或有些动物的红细胞，或选择性地吸附于牙龈上皮细胞。现已明确此黏附过程为一特异性的识别过程，菌毛或纤毛等为特异配体，与宿主细胞膜上的特异受体相互作用，为诱发牙周病的先决条件。

（5）膜泡：又称细菌胞外膜泡，是由细菌外膜向外膨出呈芽状，并可从细菌外膜游离进入周围微环境的一种泡状膜结构。多种口腔细菌可形成膜泡，如牙龈卟啉单胞菌、伴放线放线杆菌和二氧化碳噬纤维菌等，它是许多革兰阴性菌的一种适应性或功能性生物学特征，它在形成过程中包容并浓缩了许多细菌固有成分和毒性产物，游离后扩大了细菌毒力作用的范围和强度。膜泡具有蛋白水解酶活性，能增强细菌的黏附力。其体积小，容易透过上皮屏障，同时包含细菌表面相同的主要抗原和功能成分，可与宿主的抗体及免疫细胞反应，"消耗"一部分防御成分，从而削弱宿主免疫防御机制对细菌的抑杀作用，而且可作为细菌毒性产物（如内毒素、白细胞毒素和蛋白分解酶等）的载体，导致深部组织的破坏。

4. 细菌酶

牙周细菌产生的酶是造成宿主组织破坏的一类重要分子，主要致病酶有以下几种。

（1）胶原酶：宿主和口腔中许多细菌（如牙龈卟啉单胞菌等）均可产生胶原酶。牙周组织中有 Ⅰ、Ⅲ～Ⅶ 6 个型别的胶原，其中 Ⅰ 型胶原数量最多，占牙周膜中胶原含量的 80%。胶原酶可使结缔组织破坏、附着丧失，使骨胶原降解。患牙周炎时，早期便有牙龈胶原纤维束的结构变化和纤维变形，这些病理过程均与细菌产生的胶原酶有关。降解的胶原片段可刺激或吸引破骨细胞，进一步造成牙槽骨吸收。

（2）蛋白酶：口腔中有些细菌可以产生多种蛋白酶，降解牙周组织细胞的蛋白或多肽，对牙周组织造成破坏，如卟啉单胞菌属、普氏菌属、二氧化碳噬纤维菌属、放线菌属及密螺旋体。

（3）神经氨酸酶：神经氨酸酶即唾液酸酶，由许多口腔链球菌、类白喉杆菌产生。能水解黏多糖，使结缔组织中的神经氨酸破坏。同时能使唾液中的唾液酸丧失，造成黏糖蛋白沉淀，促进牙菌斑的形成和成熟。

（4）透明质酸酶：透明质酸酶可由口腔中的 α－溶血性链球菌和葡萄球菌等产生。牙龈上皮细胞和结缔组织细胞间均有透明质酸，该酶可降解龈沟上皮的细胞间质，促进其他细菌或酶进入深层结缔组织，使基质解聚、组织水肿、血管通透性增高，使炎症扩散。牙骨质内透明质酸的分解，能导致上皮细胞与骨质分离，这些作用与细菌及其产物的穿透和炎症迅速扩散有关。

（5）硫酸软骨素酶：硫酸软骨素酶可由口腔中的类白喉杆菌及齿垢密螺旋体产生，它能水解牙骨质、骨组织及牙周结缔组织基质中的硫酸软骨素，参与牙周袋形成及牙槽骨吸收等牙周组织的破坏过程。

5. 毒素

（1）白细胞毒素（LTX）：LTX 是伴放线放线杆菌产生的外毒素，属膜损伤毒素，具有溶血性。LTX 仅对人的多形核白细胞和单核细胞有毒性，白细胞受 LTX 作用后 1 小时内即可死亡，LTX 具有强烈的抗原性，能刺激宿主产生相应的 IgG 抗体。LTX 可损伤龈沟或牙周袋中多形核白细胞和单核细胞的细胞膜，导致白细胞死亡，释放溶酶体，还可诱导白细胞介素、肿瘤坏死因子和干扰素等细胞因子的产生，进而造成牙周组织破坏。不同菌株的毒素水平有差异，据此可将其分为高毒株和低毒株。

（2）抗中性白细胞因子：抗中性白细胞因子能使中性白细胞的形态及其趋化性发生缺陷。包括：

①白细胞趋化抑制因子，是二氧化碳噬纤维菌和伴放线放线杆菌产生的一种能抑制人类多形核白细胞趋化功能的物质，能阻碍白细胞向炎症中心部位集中。

②膜动抑制因子，二氧化碳噬纤维菌能产生一种可透析的因子，主要抑制多形核白细胞的运动性，如能抑制白细胞膜包绕吞噬细菌的伪足运动，降低多形核白细胞的吞噬功能。

6. 代谢产物

细菌的一些代谢产物（如丁酸、丙酸、己酸、乳酸和长链脂肪酸、硫化氢、吲哚、氨、毒胺等），可抑制宿主组织细胞生长或改变宿主组织细胞代谢，直接对宿主的上皮细胞和成纤维细胞等有不同程度的毒性，导致牙周组织损伤。

四、牙周致病菌的致病学说

1. 非特异性菌斑学说

早在 1890 年 Miller 就提出，牙周病是由非特异性的口腔正常菌群的混合感染所致。非特异性菌斑学说认为，在牙周健康者与牙周病患者之间、同一个体的不同牙位之间或不同类型牙周病之间，其菌斑组成相似，牙周病发生发展主要由于细菌数量增多或微生物毒力增大或宿主抵抗力降低引起。牙周病是菌斑内总体微生物联合效应的结果，即由非特异性的口腔菌群混合感染所致。其主要依据是：将健康者或牙周病患者的牙菌斑悬液接种于动物皮下，均可引起局部脓肿。临床上和流行病学证据表明，菌斑牙石多者，牙周病较重。根据此假说，牙周病的治疗有赖于彻底清除菌斑和控制菌斑的堆积。但是，为何有些人菌斑、牙石很多，龈炎很严重，年代经久，却不发展成牙周炎？相反有些人仅有少量菌斑，却发生严重的牙周组织破坏。为何有的患者仅某些牙发生牙周破坏，而另一些牙却不受侵犯？这些用非特异性菌斑学说都难以解释。

2. 特异性菌斑学说

20世纪70年代初期，随着厌氧微生物培养技术及各种先进研究手段先后应用于牙周微生物学领域，人们对于牙周病细菌病因的认识进入一个新时代。以 Loesche、Slots、Socransky 及 Newman 等为代表的学者，对牙周病与某些特殊细菌之间的关系做了大量开拓性研究，提出了许多令人信服的证据，如在局限性青少年牙周炎（现名局限性侵袭性牙周炎）患者的深牙周袋中分离出特异性细菌——伴放线放线杆菌。Loesche 于 1976 年正式提出该学说。这个学说认为，在牙周健康区与病损区、不同类型牙周病的病损区之间，菌斑微生物的构成不同，只有某些微生物是牙周致病菌，当它们在菌斑中存在或数量达到一定程度时即可致病。在为数众多的口腔微生物中，绝大多数细菌是口腔正常菌丛，仅有少数具毒力和能损害宿主防御功能的特殊致病菌，它们对牙周病的发生发展起关键作用。

虽然各方面研究支持特异性菌斑学说的观点，但是该学说同样存在着一些有待研究的问题。除了少数细菌的致病作用较明确外（如伴放线放线杆菌与局限型侵袭性牙周炎密切相关），对于很多其他菌来说，究竟何种细菌是何型牙周病的特殊致病菌，迄今仍无定论。临床上似乎还没有仅去除特殊致病菌、保留其他细菌而治愈牙周病的足够证据，某些证明有效抑制致病菌的药物，多属广谱抗菌药，如四环素、螺旋霉素、甲硝唑等。某些"特异的"牙周致病菌在牙周健康的部位也能检出等。从目前的多数研究结果来看，特异性菌斑学说似乎能较圆满地解释侵袭性牙周炎，而对慢性龈炎和慢性牙周炎则尚不能圆满解释。

3. 折中的观点

20世纪80年代，Genco 等学者根据牙周感染的来源和牙周致病菌的概念提出一个折中的观点，认为牙周病是由不同病因引起的疾病，某些类型的牙周病是由外源性的特殊致病菌感染所致，而另一些类型可能由内源性的口腔正常菌群比例失调或某些细菌过度增生而成机会性致病菌所致。

4. 菌斑生态学说

从微生态角度来看，口腔是一个复杂完整的生态区，由众多生态系组成，每个生态系的生物都可能与口腔的健康和疾病有关。某些重要的毒性菌株并非单独致病，可与其他菌共同或先后作用，导致疾病发生和加重。菌斑生态学说认为，牙周病是一种内源性和条件致病感染。它是由于局部生态环境变化导致局部菌群组成的平衡失调所致。而菌群失调又产生一系列变化。典型的例子如局限型侵袭性牙周炎在发病初期以伴放线放线杆菌为主，在深牙周袋形成、生态环境改变后，不利于伴放线放线杆菌的生长，而牙龈卟啉单胞菌或艾肯菌等专性厌氧菌成为优势菌，继续造成组织破坏（图4-2）。

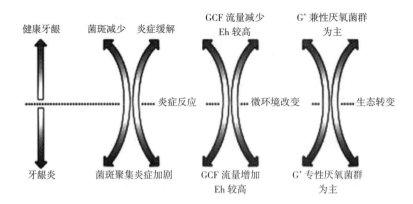

图 4-2　菌斑生态学说

Eh：氧化还原电位；GCF：龈沟液

　　任何研究进展、学说创立或学派形成，均与当时的基础知识和科学水平密切相关。牙周病究竟是由外源性特异性致病菌所致，还是由内源性特异性致病菌所致，迄今尚无定论，牙周病学者已不满足于以简单的病原微生物观点解释牙周病，转向用微生态规律，以宿主的牙周组织内环境为重心，研究牙周微生物和宿生相互之间的动态关系，以综合、全面和动态的观点来探讨牙周病的病因、发病机制的变化规律。这一领域还有待于大量研究。

　　绝大部分牙周病为慢性感染性疾病，目前公认牙周病是多因素疾病，菌斑细菌及其产物是引发牙周病的始动因子。口腔中大多数细菌为正常菌群，仅某些致病菌或毒性产物可入侵牙周组织，直接破坏牙周组织，或引发宿主的免疫反应和炎症反应，间接损害牙周组织而致病。一般而言，宿主反应起保护作用，防止牙周的局部感染发展成危害生命的全身感染，然而细菌及其产物激发的免疫反应和炎症反应也会造成宿主牙周组织的破坏。牙周微生物和宿主相互作用，导致牙周局部有害作用与有利作用的不同平衡，决定了不同类型、不同程度和不同转归的牙周疾病。此外，外界环境因素（自然环境如地理、水文、气温、湿度，社会环境如生活方式、口腔卫生状况、医疗条件等）都可能对牙周健康产生影响。20世纪90年代以来，研究者认识到，在牙周病的发生中，细菌是重要的因素，但仅仅有细菌是不够的，且其并非是决定性因素。而像遗传、吸烟等各种宿主因素和环境因素在决定是否发病和病变的严重程度方面比细菌的作用更大。

　　5. 牙周微生物复合体

　　1999年Socrnnsky等对185名个体的13261个龈下菌斑标本，用全基因DNA探针和棋盘式DNA-DNA杂交，分析40种常见龈下细菌的类别和水平，观察到龈下细菌的聚集有一定规律，按它们的聚集特性以及与牙周状况的关系，分为6种主要微生物复合体，分别以红、橙、黄、绿、紫、蓝表示：

　　①第一复合体（称红色复合体），为与牙周炎紧密相关的菌群，包括福赛坦菌、牙龈卟啉单胞菌、齿垢密螺旋体。

　　②第二复合体（称橙色复合体），为与牙周炎紧密相关的核心群，包括具核梭杆菌、中间普氏菌、变黑普氏菌、直肠弯曲菌、缠结优杆菌、昭和弯曲菌、微小微单胞菌等。

　　③第三复合体（称黄色复合体），由轻型链球菌、血链球菌、口腔链球菌、格登链

球菌及中间链球菌等组成。

④第四复合体（称绿色复合体），包括 3 种二氧化碳嗜纤维菌、简明弯曲菌、侵蚀艾肯菌、伴放线放线杆菌。

⑤第五复合体（称紫色复合体），由小韦荣菌和溶齿放线菌构成。

⑥第六复合体（称蓝色复合体），由放线菌属构成。

这些微生物的分组与牙周探诊出血的表现有相关性，复合体的存在也说明了菌斑生物膜环境下这些细菌之间的相互关系（图 4-3）。

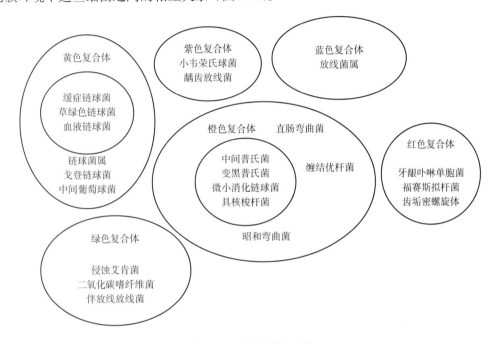

图 4-3　龈下细菌复合体

（李双君）

第四节　几种主要的牙周致病菌

一、伴放线放线杆菌

伴放线放线杆菌是一种兼性厌氧、嗜二氧化碳、无动力的 G^- 小杆菌，正常以少量寄居于口腔菌斑中。为 20 世纪 70 年代命名之菌种，因常与放线菌共生而得名。

1. 生物学特性

革兰阴性短杆菌，有的略弯曲，无芽孢、无动力，成单、成双或小堆状排列，多次传代后，菌体可较长。为微需氧菌，但在无氧或 5% ~ 10% 的二氧化碳环境下均可生长，最适生长温度为 37℃，在血清琼脂或血琼脂上可形成圆凸、边缘不规则、半透明、湿润、底部有星状的菌落，黏着于琼脂不易剥离。在肉汤培养液中管底生长物呈颗粒状，并牢固地黏附于管壁，多次传代后可呈均匀混浊生长。

2. 分型及致病性

根据血清学试验结果不同，Aa 可分为 a，b，c，d，e，f 6 个血清型，国外文献报道 b 型为侵袭性牙周炎龈下菌斑中最常见的血清型，毒力最强，d 型和 e 型较少见，但在我国人群中分离出的以 c 型为主，b 型较少。

大多数 Aa 具有很强的黏附上皮细胞的能力。Fives-Taylor 发现，上皮细胞感染 1 小时后，Aa 就能迅速达到黏附饱和。Aa 菌体表面菌毛、胞外无定形物质和膜泡等结构都与黏附作用有关。因此，Aa 较容易附着、定植在牙周袋内，它还能入侵牙龈组织。另外，也有人认为 Aa 表面有荚膜结构，能抵抗巨噬细胞的吞噬和消化。Aa 导致牙周损害的毒性因子包括以下几种。

（1）促进定植的因子：黏附素、侵袭素、细菌素、抗药性。

（2）降低宿主防御机制的因子：白细胞毒素、趋化抑制因子、免疫抑制蛋白、Fc 段连接蛋白。

（3）破坏宿主组织的因子：细胞毒素、胶原酶、骨吸收因子、炎症递质刺激因子。

（4）抑制组织修复的因子：成纤维细胞增生抑制因子、骨形成抑制因子。

Aa 导致侵袭性牙周炎的临床证据包括：从局限型侵袭性牙周炎的牙周袋中分离出 Aa 的阳性率高达 97%，而同一患者口腔的健康部位、慢性牙周炎患者或健康者则检出率低于 20%。经过有效的牙周治疗后，该菌消失或极度减少。近年来有人报道 Aa 可在局限型侵袭性牙周炎和某些类型牙周炎患者的家庭成员中传播。Aa 有在龈下附着、定居、生长和繁殖的条件，又有逃避宿主防卫功能以及损伤宿主牙周组织的致病潜力。

二、牙龈卟啉单胞菌

又译作牙龈紫卟啉单胞菌，以前分类为产黑色素类杆菌群中的一种，称为牙龈类杆菌（bacteroides gingivalis，Bg），由于其生物、化学特性与拟杆菌的典型菌株——脆弱拟杆菌有明显差异，1988 年 Shah 等将它从类杆菌中划出而成一新属——卟啉单胞菌属。1988 年 Van Winkelholf 初次命名为 Porphyromonas gingivalis（Pg）。故 Pg 和 Bg 实质上是异名同菌。Pg 是牙周病，尤其是慢性牙周炎病变区或活动部位最主要的优势菌，而健康龈沟内很少。Pg 的存在与牙周炎治疗后复发或病情继续加重有关。Pg 是目前公认的牙周致病菌，牙周微生物领域重点研究的厌氧菌之一。

1. 生物学特性

牙龈卟啉单胞菌属专性厌氧、G⁻ 产黑色素有菌毛的杆菌，菌落表面光滑，极个别菌株菌落表面粗糙，能代谢铁产生黑色素，从菌落边缘向中央均匀扩散，不发酵葡萄糖，能产生吲哚，3% 绵羊红细胞凝集试验阳性（图 4-4）。

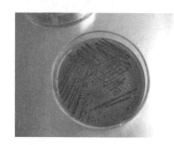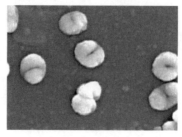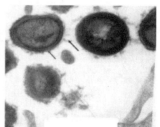

图 4-4　牙龈卟啉单胞菌

2. 分型

（1）生物学分型：临床分离不同的人类菌株，致病毒力存在明显不同。某些菌株能引起动物皮下出现疏松结缔组织炎和（或）局部皮肤坏死，甚至动物死亡，这类菌株被称为扩散型菌株，也称侵袭型菌株。这型菌株对动物机体的免疫反应具有一定的抵抗力，能够降低血清抗体的杀伤力和巨噬细胞的吞噬功能，抑制多形核白细胞对其趋化作用，能引起动物脓毒血症，菌落形态呈光滑型。而另一些菌株仅导致局部脓液形成和（或）局限性脓肿形成，不出现局部皮肤坏死和动物死亡，这类菌株被称为非扩散型菌株，也称为非侵袭型菌株。Pg 菌株的不同致病力提示菌株间细菌构成成分及遗传物质存在着差异，为牙龈卟啉单胞菌菌株的血清学分型和遗传学分型提供了可能。

（2）血清学分型：根据标准菌株抗血清与临床分离株的免疫反应，将其分为不同血清型。Nagata 等将其分为 4 个血清型，其制备血清的标准菌株分别为：血清 I 型 Pg 381，该型属非扩散型菌株；血清 II 型 Pg JH4；血清 III 型 Pg W50 或 W83，该型属扩散型菌株；血清 IV 型 Pg ATCC33277。牙周病患者以血清 I 型、IV 型感染为主。

（3）遗传学分型：根据菌毛蛋白氨基末端的前 20 个氨基酸序列差异，设计特殊引物扩增 FimA 基因特定序列，将 Pg 分为遗传 I ～ V 型。其标准菌株分别为：遗传 I 型 Pg ATCC33277，遗传 II 型 Pg HW24D1，遗传 III 型 Pg 6/26，遗传 IV 型 Pg HG564，遗传 V 型 Pg HNA-99。

3. 致病性和临床意义

（1）黏附和凝集因子：体外实验发现，牙龈卟啉单胞菌能黏附于颊黏膜、牙周袋上皮及菌斑中其他细菌的表面，黏附并凝集人或羊红细胞等。Pg 的表面结构（如菌毛、外膜、膜泡、荚膜和一些蛋白酶等）与这些功能有关，Pg 的一些因子（如植物凝聚素、脂多糖等）直接起着凝集分子的作用。

（2）抵抗宿主先天性免疫系统：Pg 能阻断防御反应的关键步骤，如 Pg 能直接刺激内皮细胞产生选择素 E，使白细胞不能与内皮细胞贴壁，不能向血管外游走。Pg 内毒素还能抑制单核细胞趋化蛋白 -1 白介素 8（IL-8）和细胞间黏附分子等白细胞趋化因子在内皮细胞、牙龈成纤维细胞和牙龈上皮细胞的表达，从而逃避或抑制宿主对细菌的先天性免疫反应，保护其自身和其他菌斑细菌得以定植和生长。Pg 还能释放外膜膜泡或脱落胞壁片段，能吸引和结合宿主的先天性免疫成分，有助于保护菌斑内其他细菌，使它们免受攻击；膜泡包容和浓缩了细菌的许多毒性成分，可作为 Pg 毒性产物的载体；膜泡体积小，可透过上皮屏障，扩大 Pg 的毒理作用范围。Pg 还能侵入牙龈上皮细胞，隐藏在宿主细胞内，进入逃避宿主先天防御的安全区，提供再次感染的病原菌。宿主缺乏对 Pg 有效的先天性免疫可能是某些牙周病发展的重要因素。

（3）分泌大量的毒力因子：产生多种胞外蛋白酶，如牙龈素、胶原酶、肽酶、内毒素、酸性和碱性磷酸酶、吲哚、有机酸等代谢产物，均可对牙周组织产生破坏作用。

牙龈素是 Pg 在细胞内合成并分泌到细胞外的一种蛋白酶，与牙周疾病关系密切的牙龈素，主要有两种：一种为精氨酸特异性半胱氨酸蛋白酶（Rgp），另一种为赖氨酸特异性半胱氨酸蛋白酶（Kgp）。Rgp 以 RgpA 和 RgpB 两种形式存在，RgpA 的相对分子质量为 95kD，包括催化结构域和血凝集素、黏附结构域；RgpB 的相对分子质量为 50kD，仅有催化结构域。Kgp 的相对分子质量为 105kD，结构与 RgpA 相似。RgpA、RgpB 和

Kgp 分别由 *rgpA*、*rgpB* 和 *kgp* 三个基因编码。位于 *rgpA* 和 *kgpC* 末端区域的血凝集素基因编码血凝集素、黏附结构域，对 Pg 降解血红蛋白（Hb）、摄取血红素尤其重要。而 *rgpB* 基因缺乏该序列。

牙龈素有多种毒性作用。其中包括可通过间接影响菌毛的生物合成或直接作为黏附因子而调节细菌黏附。Rgp 和 Kgp 的蛋白水解活性有利于 Pg 细胞表面多种蛋白的成熟，包括 fimA（菌毛的主要亚基），75kD 蛋白（菌毛的次要亚基）、血凝集素、血红蛋白受体等，从而间接调节细菌的黏附。体外实验中发现上皮细胞可以识别的黏附素是牙龈素肽段而非菌毛。RBp 的催化活性可调节黏附。Pg 的色素来源于血红蛋白的铁源卟啉 IX（FePP IX），牙龈素尤其是 Kgp 可降解 Hb、触珠蛋白、转铁蛋白等，在摄取铁和血红素、积累 FePP IX、色素形成中有重要作用。Pg 突变株发现 Kgp 失活的菌株无色素形成，同时细胞表面的 HbR 表达显著减少，降解纤维蛋白原的能力也显著下降。因此，牙龈蛋白酶也是影响 Pg 生长的重要因素。牙龈素毒力作用还包括降解破坏宿主组织蛋白质或多肽底物，降解 I 型、II 型胶原，破坏牙周组织细胞，还能促进缓激肽释放，提高血管通透性，增加龈沟液量，造成炎症区渗出增加，组织水肿，引发骨质吸收。通过降解 IgG、C3，破坏中性粒细胞的抗菌活性，破坏宿主免疫防御体系。

三、福赛坦纳菌

福赛坦纳菌以前称为福赛拟杆菌。最初由美国 Forsyth 牙科中心的 Tanner 等于 1986 年从人口腔中分离而命名的新菌种，最近已从拟杆菌属中划出而独立成一新属。

1. 生物学特性

革兰阴性梭形拟杆菌，两头尖细，中间膨大，归属于拟杆菌属。模式株为 ATCC43037。专性厌氧，生长缓慢，营养要求很高，最初分离培养时经常像是牙龈卟啉单胞菌或具核梭杆菌喂养的卫星菌群，在培养基中加 N- 乙酰 - 胞壁酸或冻溶血，培养 7 ～ 10 天后，才形成直径 1 ～ 2mm 粉红色或黑色的斑点状菌落。该菌在液体培养基中生长较差，仅在补充乙酸钠、硫酸钠、琥珀酸钠和氯化血红素后生长尚好。由于不易培养，故对该菌的研究较少。

2. 致病性和临床意义

常在重度牙周炎的附着丧失处的龈下菌斑中检出，常与牙龈卟啉单胞菌、齿垢密螺旋体或具核梭杆菌同时检出，吸烟者的检出率明显升高。它能产生大量的毒性产物和酶，如吲哚，以及 α- 岩藻糖苷酶、N- 乙酰 - 葡萄糖苷酶和胰蛋白酶样酶等，导致组织损伤。Loesche 检测 40 多种微生物，其中 Pg、Bf、Td 能产生胰蛋白酶样酶，能分解人工合成的多苯甲酰 -DL- 精氨酸 -β- 萘酰胺（BANA）。因此，可用 BANA 试验来快速检测 Pg、Bf 和 Td 三种细菌。该菌在许多方面尚未做充分研究，但目前已被公认为重要的牙周致病菌之一。

四、具核梭杆菌

具核梭杆菌（Fn）是龈上、龈下菌斑、牙周袋及感染根管等口腔感染部位的优势菌，大部分临床研究表明，Fn 检出数量、频率与牙周组织的炎症、破坏程度之间存在着正相关关系。它是口腔坏疽性病变的主要病原菌，如急性坏死性溃疡性龈炎、牙源性颌面部感染等，常在与螺旋体、链球菌或福赛坦纳菌等的混合感染中起协同作用。近年来随着研究的深入，其在牙周炎中的重要性逐渐显露，但还有许多问题尚待进一步阐明，如菌体成分、毒力因子、牙菌群相互作用等。

1. 生物学特性

革兰阴性无芽孢的梭形杆菌，两端尖锐，中间膨大，胞内常有革兰阳性颗粒，模式株为 ATCC25586。专性厌氧，最适生长温度 37℃，血平板上形成扁平、边缘不齐、中央凸起的半透明菌落，呈玻璃屑或面包屑状。

2. 致病性和临床意义

Fn 拥有几种凝集素，能凝集人及绵羊红细胞，能黏附于上皮细胞和羟基磷灰石表面。它既可与早期定植菌（如链球菌、放线菌等）共聚，又可与晚期定植菌（如卟啉单胞菌、放线杆菌、螺旋体等）共聚。Fn 能作用于甲硝唑，使其产生乙酰胺而失去抗菌作用，使伴随的 Pg 得到保护而生长，提示 Fn 在菌斑生物膜形成、细菌定植、混合感染的进展变化中起着重要作用，在临床药物治疗中应注意这种抗药作用。Fn 有致病潜力，能产生内毒素，可引起组织的出血性坏死、抑制细胞生长和局部施瓦反应等毒性作用，Fn 还可产生蛋白酶、硫酸酯酶以及一些有机酸等，造成牙周组织的破坏。

五、中间普氏菌

中间普氏菌（Pi）以前和变黑普氏菌（Pn）都归产黑色素拟杆菌属，由于生物学特性与拟杆菌属细菌有差异，故划归入新的普氏菌属。

1. 生物学性状

革兰阴性杆菌，长短不一，模式株为 ATCC25611。专性厌氧，最适生长温度为 35～37℃，在血平板形成圆形、低凸、半透明、表面光滑的溶血菌落，氯化血红素、维生素 K 能促进其生长，兔血或冻溶血可加快黑色形成。用 366nm 紫外光照射新鲜的菌落可见砖红色荧光，还可产生 β-半乳糖酶。

2. 致病性和临床意义

Pi 有许多与 Pg 类似的毒力因子，如荚膜、纤毛、内毒素、酸性和碱性磷酸酶、胰蛋白酶样酶、IgA 蛋白酶、IgG 蛋白酶及氨等，可造成牙周组织的破坏。Pi 与中度或重度牙龈炎、急性坏死性溃疡性龈炎和慢性牙周炎有关，可从牙周袋、冠周炎、感染根管和头颈部感染部位中检出。有报道特别在妊娠期龈炎，Pi 常为主要优势菌，这是由于妊娠期孕激素增多，Pi 可利用孕激素来满足它对维生素 K 的需要，导致 Pi 明显增加，在分娩后会减少。1983 年 Johnson 等研究发现 Pi 具有种内异源性，分为基因型Ⅰ型和Ⅱ型。1992 年 Shah 等用多位点酶电泳法和 DNA-DNA 同源性比较证实了这种异源性，将 Pi 基因型Ⅱ型从 Pi 中独立出来成为一新种，命名为变黑普氏菌，而 Pi 即为基因型Ⅰ型。由于以往的研究将 Pi 与 Pn 混在一起，加上常规的表型生化方法难以区分 Pi 和 Pn，它们在牙周正常部位、病变部位或活动部位的检出率不一，实验结果常有矛盾之处，因此 Pi、Pn 与牙周病变的关系有待进一步深入研究。

六、齿垢密螺旋体

齿垢密螺旋体（Td）和奋森密螺旋体（Tv）常为人、动物体内共生或寄生的厌氧性螺旋体，形态上有时不呈螺旋状，而呈扁平波浪形，具复杂的抗原结构，能自主运动，多呈旋转运动。口腔螺旋体是口腔常居菌丛之一，很少出现于萌牙前的婴儿或无牙龈的成人，50% 的学龄儿童及青年存在口腔螺旋体，年龄较大者几乎 100% 存在螺旋体。主要存在于菌斑的外表面，与龈沟和袋上皮接触，可入侵牙周组织，在一定条件下具有致病性。

1. 生物学特性

Td 为细长螺旋形细胞，末端尖削和稍弯，两根轴丝插入细胞的两端，几乎见不到从细胞末端伸出的轴丝，以颠簸的迅速移动方式运动，幼龄细胞沿它们的轴迅速旋转。Tv 为螺旋形细胞，末端逐渐变尖，表面有浅而不规则的螺旋，可见到从细胞末端伸出的轴丝，以迅速颠簸摆动的方式活跃地运动。它们在厌氧条件下，在蛋白胨酵母提取物血清培养基中生长良好，生长需要动物血清或腹水液，最适生长温度 37℃，pH=7.0。

2. 致病性和临床意义

正常位于牙和牙龈交界处，在牙周袋内氧张力低的部位定居，通过酸性黏多糖黏附于牙周上皮组织，产生一系列毒性物质，其致病机制尚无定论，可能有以下几方面因素。

（1）机械性穿入：扫描电镜观察发现在冠周炎、急性坏死性溃疡性龈炎及慢性牙周炎的牙龈组织中，螺旋体可以侵入上皮细胞间隙和结缔组织中，侵入坏死病损前沿的健康组织，提示这种机械性侵入能力可能在致病作用中起先导作用。此外，一些无活动能力的细菌可附着于螺旋体或随螺旋体的滑行运动带入组织，为其他细菌的继发感染开辟道路。

（2）致病性酶和侵袭性酶：研究证实 Td 能产生胰酶样蛋白酶、肽酶、磷酸氢酶、透明质酸酶、酸性磷酸酶和硫酸软骨素酶，这些酶能扩散入组织，水解组织成分，产生破坏作用。螺旋体是否依赖这些酶入侵组织尚待证实。

（3）抑制成纤维细胞：Hansrued 于 1984 年发现 Td 的可溶性超声波提取物可以抑制人和鼠的纤维细胞增生。成纤维细胞发育障碍，可导致胶原成分减少，影响牙周组织附着。

（4）抑制免疫作用：密螺旋体的外鞘具有抗多形核白细胞吞噬的作用，还可抑制外周淋巴细胞反应。

（5）螺旋体细胞壁：具有内毒素样物质，可发挥多种生物活性。此外，还可产生大量硫化氢和氨，破坏上皮细胞的完整性。

研究表明，单纯接种螺旋体于实验动物致病力弱，如将螺旋体与梭杆菌、卟啉单胞菌或厌氧球菌等混合接种，则可发挥协同致病作用，产生明显的炎症反应，说明口腔螺旋体在混合感染中起十分重要的作用。现已证实，口腔螺旋体和其他厌氧菌混合感染可引起多种口腔炎症疾病，如急性坏死性溃疡性龈炎、冠周炎、干槽症等均与螺旋体密切有关。目前，螺旋体在牙周中的致病作用还有争论，健康龈沟中口腔螺旋体占正常菌丛的比例低于 2%，而在慢性牙周炎、广泛型侵袭性牙周炎的牙周袋中，螺旋体的比例明显升高，可高达 35%～55%。但螺旋体究竟是致病因子，还是由于局部环境改变后有利于螺旋体定居繁殖，尚未有最终定论，有必要深入研究探讨。但不管螺旋体是因还是果，它的存在可作为观察牙周炎严重程度或监测治疗效果的一项指标。

七、关于疱疹病毒在牙周病发病中的作用

长期以来，大多数学者认为牙周病的发生与牙周致病菌牙龈卟啉单胞菌、伴放线放线杆菌、福赛坦纳菌等有关。但近年来在牙周炎患者炎症位点中，发现人巨细胞病毒、EB 病毒和多种疱疹病毒共同感染的情况。因此，为牙周炎的病因学、预防和治疗研究提供新的思路。

与人类致病相关的疱疹病毒又称为人类疱疹病毒（HHV）。疱疹病毒是脱氧核糖核酸病毒，可长期潜伏在体内，在某些刺激作用下，潜伏的病毒可自身复制，引起临床损害复发，如外伤、精神紧张、放疗或免疫抑制、免疫缺陷等。疱疹病毒科包括 α、β、γ 3 个疱疹病毒亚科，其中单纯疱疹病毒（HSV）属于 α 疱疹病毒亚科，人巨胞病毒（HCMV）属于 β 疱疹病毒亚科，EB 病毒（EBV）属于 γ 疱疹病毒亚科中人 γ 疱疹病毒属。

实验表明，HSV、HCMV、EBV-1、EBV-2 和 HHV-7 与牙周炎显著相关，另外 HHV-6 和 HHV-8 也与其有一定关系。相对于静止期牙周炎和健康牙周而言，活动期牙周炎的病损位点中的疱疹病毒尤其是 HCMV、EBV 和 HSV 的 DNA 水平较高。同一个患者的活动期牙周炎位点中可检测到疱疹病毒的存在，而其静止期牙周炎位点中却没有 HCMV。许多研究表明，在牙周炎位点的牙龈炎症反应中，疱疹病毒并不是仅作为被动的旁观者。即使牙龈炎症的程度看上去没什么区别，但是疱疹病毒还是更频繁出现在活动的进展性位点而不是静止期牙周炎位点。疱疹病毒和侵袭性牙周炎有密切关系，疱疹病毒的激活与牙周炎的活动性也有密切关系。如 HCMV 的激活可使静止期的牙周炎激活。与未患急性坏死性溃疡性龈炎（ANUG）的正常或营养不良的儿童相比，患 ANUG 的营养不良的儿童的病损位点中 HCMV 及其他疱疹病毒的 DNA 的水平显著增高。HIV 感染患者的牙周炎可能与未感染 HIV 个体的牙周炎相似，也可能出现探诊大量出血或龈组织坏死。与 HIV 阴性患者相比，HIV 阳性的牙周炎患者的病变位点中含较多的疱疹病毒，如 HCMV、EBV、HHV-8 等。HCMV 和 EBV-1 还常出现在许多其他严重的牙周病中，如掌跖角化综合征、牙周脓肿、唐氏综合征等。HSV 还可引起牙龈退缩、口腔溃疡等。

疱疹病毒可直接导致成纤维细胞、角质形成细胞、上皮细胞、炎症细胞和骨细胞发生细胞病变效应，如明显导致牙周中性粒细胞的噬细胞能力和杀菌能力受损。牙周疱疹病毒感染可促进牙周病原菌的过度生长。如合并 HCMV 活动性感染的局限性侵袭性牙周炎病损区 Aa 菌的水平显著增高。疱疹病毒还可扰乱牙周防御中的炎症细胞，从而诱发细菌二次感染，或影响特异性牙周病原菌的附着能力。与未感染疱疹病毒的牙周位点相比，感染疱疹病毒的位点的牙周组织损伤更为常见，且进展较快。通过病毒的感染和复制，疱疹病毒可直接导致牙周疾病的发生，或通过损害宿主的牙周免疫防御，从而增强牙周固有病原菌的毒性。疱疹病毒还可引起宿主病理性免疫应答，导致组织损伤。HCMV 可调节抗原特异性 T 细胞的功能，从而导致其在 CD- 抑制细胞中的水平相对增高，这又可引起细胞免疫应答的减弱和组织损伤。牙周位点的疱疹病毒感染可改变局限性宿主应答，在多级性发病机制中十分重要。基于疱疹病毒—细菌—宿主的牙周炎的发展模式如下：健康牙龈受到细菌感染后，炎症细胞进入牙龈组织，而这些炎症细胞中含有处于潜伏期的疱疹病毒，从而引起牙龈炎发生。当疱疹病毒发生激活后引起免疫抑制，感染、物理损伤、激素改变等均可导致疱疹病毒激活。当病毒的负载达到一定程度后，激活的巨噬细胞和淋巴细胞可激发细胞因子或趋化因子大量产生。疱疹病毒还可诱发免疫损伤，病原菌过度生长或通过直接毒性作用从而引起破坏性牙周疾病或加重现有感染抑或提高易感性。

牙周疱疹病毒感染在一定程度上解释了为什么年轻人比成人的牙周病发展迅速。相对于慢性成人牙周炎，只需少量的病原体即可导致年轻人的侵袭性牙周炎发展加重。而对于 HIV 感染患者和老年人的进展性牙周炎的发生，主要由于疾病、治疗或高龄引起细胞免疫抑制。

疱疹病毒临床感染的初发和复发经常表现出完全不同的体征和症状。初次感染在免疫不成熟的年轻个体和免疫较差个体中表现得较为严重，而对于已从既往感染中获得了疱疹病毒免疫能力的成人来说，感染表现为轻度到中度水平。各型侵袭性牙周炎和慢性牙周炎实际上并不是完全不同的疾病，而仅仅是一个连续的疾病谱而已，这些疾病的临床表现程度取决于是否合并疱疹病毒感染和宿主的特异性免疫反应。

疱疹病毒感染既可导致细胞病变作用又可导致病理性免疫作用。尽管这两种致病机制在引起破坏性牙周疾病中的相互作用还不完全清楚，但是很有可能在初次免疫的宿主体内，牙周炎的早期主要表现为细胞病变的发生，而在具免疫活性的个体中，则表现为继发的细胞或体液免疫应答。

疱疹病毒分布广泛，但在进展性牙周炎中则出现较少。这种矛盾不仅在牙周炎中显著地表现出来，也出现在疱疹病毒感染相关的其他人类疾病中。牙周破坏是由多种微生物共同引起的，取决于以下一些因素，包括：牙周位点中疱疹病毒的高负载水平，牙周膜中疱疹病毒的活性，不充足的抗病毒 T 细胞应答；合并特异性牙周病原菌存在，不充足的特异性抗菌抗体应答，同时要有充足的时间以产生组织的破坏。

尽管公认细菌对牙周炎的发展必不可少，并且目前对牙周炎发病机制的研究也恰当地强调了细菌和宿主因素的作用，但是仅仅细菌 – 宿主相互作用是不足以解释牙周炎的重要临床特性的。目前，为什么在一些患者中牙周炎进展局限于某一固定的形式，为什么组织破坏趋于左右对称，为什么个别牙的病损表现为周期性加重，这些问题还不是很清楚。目前，还没有对牙龈炎如何向牙周炎转化或静止性牙周炎如何向活动性转化的发病机制的详细解释。牙周病临床表现的不同基本上都是由于病原体的类型和负载量不同及伴随的宿主应答不同造成的。牙周疱疹病毒感染可直接破坏牙周组织或削弱牙周膜的抵抗力，并导致龈下病原菌过度生长。

疱疹病毒和牙周炎之间的并发关系或因果连锁关系需要综合考虑到关联的强度、一致性、时间顺序、生物学合理性和类推关系。疱疹病毒对牙周疾病中作用的证据主要包括以下几点。

（1）许多国家的实验室都在青少年和成人重型牙周炎病损区扩增到 HCMV、EBV及其他疱疹病毒核苷酸序列。

（2）疱疹病毒感染的牙周炎病损区中牙周致病菌水平增高。

（3）HCMV 活动性感染与进展性牙周炎之间的显著联系。

（4）营养不良儿童的疱疹病毒感染与急性坏死性牙龈炎之间的关联也已被证实。

（5）牙周炎症细胞中包含有疱疹病毒的核苷酸序列，感染疱疹病毒的牙周炎症细胞能改变宿主的防御，疱疹病毒能增强牙周炎症细胞和结缔组织细胞中组织破坏性细胞因子和趋化因子的表达。

牙周炎的病理形态特征不能用单一细菌致病性疾病模式解释，而要用疱疹病毒—细菌联合致病模式解释。疱疹病毒的组织趋向性可以解释大多数牙周炎组织破坏类型的局限性。牙周疱疹病毒频繁的再激活可以解释为什么有些患者口腔卫生较好而牙周破坏却很迅速。一些个体携带牙周致病菌但是牙周组织却处于健康状态，这是由于没有宿主、没有感染疱疹病毒或病毒未活化。

疱疹病毒对牙周病的重要性不仅表现在理论上，还表现在实际结果上。有效的牙龈炎症治疗可降低牙龈和唾液中疱疹病毒的负载，减小疱疹病毒向其他个体传染的危险性。另外，抗病毒化学疗法对口咽部疱疹病毒的清除仅有短期效果，且作用有限，而对牙周病的治疗则没有效果。疫苗可以防止疱疹病毒的聚集和再活化，抗疱疹病毒疫苗已成为今后研究的热点问题。随着抗疱疹病毒介入的发展，牙周病预防和治疗的效果可以显著提高。

破坏性牙周疾病是多种不同的病原体共同作用的结果，当宿主的防御不充分时，表现为特异性感染因子占优势。牙周组织破坏的易感因素越来越明确，但是大多数已知的危险因素的作用效果大小还未进行充分的定量研究。要想弄清牙周病的发病机制，必须放弃"细菌是牙周炎的单一致病因素"这一想法。疱疹病毒频繁出现在各种类型的重型牙周病中更证实了疱疹病毒属参与了牙周炎的发病过程。疱疹病毒相关性牙周炎的发生、发展及其复发与宿主的免疫系统密切相关。疱疹病毒与细菌的协同作用可加重组织破坏。对哺乳动物病毒和牙周病之间的病理生理关系的认识，有助于加深我们对牙周组织破坏机制的认识，同时在分子水平将牙龈炎和牙周炎、静止性牙周炎和活动性牙周炎联系起来了。基于目前的认识，可以认为 HCMV、EBV 和其他可能的病毒是牙周炎等感染性疾病的可能致病因素。

（李双君）

第五节　常见牙周病的临床和微生物学特征

一、慢性牙龈炎

慢性牙龈炎是菌斑性牙龈病中最常见的疾病，又称边缘性龈炎或单纯性龈炎。慢性牙龈炎的患病率很高，涉及人群广。世界各地区、各种族、各年龄的人群都可发病。几乎每个人在其一生中的某个时间段都可发生不同程度和不同范围的慢性牙龈炎。

1. 微生物病因

慢性牙龈炎的发病与长时间的组织暴露于非特异性菌斑微生物有关。在从开始期病变向早期病变转变过程中，龈沟内的微生物组成成分发生了一定的变化。

在开始期阶段，龈沟内以革兰阳性菌和兼性厌氧菌为主，包括链球菌等。在早期病变阶段，放线菌属和二氧化碳嗜纤维菌比例增加，厌氧性革兰阴性菌也增加。有研究表明，在开始期病变临床无牙龈出血时，龈沟菌斑中伊氏放线菌和纳氏放线菌比例很大，而病变转为确立期病变有牙龈出血时，产黑色素厌氧菌明显增多，比如，牙龈卟啉单胞菌、中间普氏菌可占微生物的 0.1% ~ 0.2%，同时螺旋体的比例也增加。

2. 临床病理

根据 Page 和 Schroede 于 1976 年的研究，菌斑性龈炎分为 3 个不同的连续阶段。

（1）初期病变：菌斑堆积 2 ~ 4 天发生。在这个阶段无临床症状或仅有龈沟液流量增加。初期病变的组织病理特征为急性炎症，表现为血管炎、血管周围胶原纤维破坏，结合上皮附近小血管扩张、多形核白细胞增加。

（2）早期病变：菌斑堆积4～7天后发生。临床上为牙龈慢性炎症的表现。组织病理表现为组织内炎症细胞以淋巴细胞为主（占75%），少量巨噬细胞和浆细胞，尤其是在病变周边部分表现更明显。结缔组织面积中15%左右被淋巴细胞浸润，伴有胶原纤维破坏。7～12天临床炎症表现达到高峰。

（3）确立期病变：菌斑堆积2～4周发生。上述病变未能及时处理，可发展为确立期病变。组织病理表现为以浆细胞和B细胞浸润为主的炎症病变。同时在结合上皮附近有大量嗜中性白细胞浸润。结合上皮明显增生，上皮钉长而多，细胞间隙增大。在这个阶段，牙周袋开始形成。如果在这个阶段加强口腔卫生，但龈下菌斑未彻底去除，病变也许会持续几年而没有变化，但也不向深部组织发展。

3. 临床表现

慢性牙龈炎一般没有症状，有些患者在刷牙或咬硬物时牙龈出血，或感到牙龈局部痒、胀或不适，有口臭表现。临床检查牙龈呈鲜红色或紫红色，龈缘变厚，龈乳头圆钝，质地松软，用探针轻探龈沟即可引起牙龈出血，但没有真性牙周袋形成。

4. 治疗

慢性牙龈炎的治疗主要是彻底去除菌斑、牙石和所有菌斑滞留因素，并进行椅旁口腔卫生宣教，指导和教会患者控制菌斑的方法。

二、慢性牙周炎

牙周炎是全世界最流行的疾病。过去称为成人性牙周炎，新的分类称为慢性牙周炎。如前所述，所有的牙周炎都是从牙龈炎发展而来，从牙龈炎转变成牙周炎，可能与下述3个因素有关：第一，由于宿主防御机制损害，菌斑中一种或多种微生物增多。第二，外源性病原体侵入导致牙龈感染。第三，激活破坏组织的免疫机制。

1. 发病率

据国外资料，70%～80%的成人患牙周炎。在牙周病中慢性牙周炎占95%，发病率和严重程度随年龄而增长。

2. 微生物病因

牙周袋形成过程中，随着牙龈沟的加深，局部逐步形成厌氧环境，同时，局部环境从中性变为碱性。袋内大量的蛋白质成分更有利于厌氧菌的生长，而厌氧菌产生大量的组织分解酶，又促进组织破坏。龈下菌斑形成两个区。靠近牙面的是革兰阳性球菌和杆菌，靠近袋壁的为革兰阴性菌区。在活动性病变，可有大量的牙龈卟啉单胞菌、伴放线放线杆菌、中间普氏菌、结核分枝杆菌，还包括螺旋体。

螺旋体主要分布在牙周病变部位，健康部位较少。如果龈下菌斑中螺旋体增多，则提示病变活动，牙周破坏进展。但是，目前认为，还不能用螺旋体数量预测病变活动性。因此，用螺旋体做诊断的特异性不高，相关研究结果也有相互矛盾之处。可能是某一种或某几种螺旋体涉及牙周病。表4-1为各种牙周病相关的致病菌。

表 4-1 各型牙周病相关口腔微生物

患病情况	优势菌	特征
健康	链球菌属，放线菌属，韦荣菌	革兰阳性菌为主，少量螺旋体或可动杆菌
慢性牙龈炎	链球菌属，放线菌属，韦荣菌，中间普氏菌具核梭杆菌，二氧化碳嗜纤维菌属	55% 左右为革兰阳性菌，少量螺旋体和可动杆菌
慢性牙周炎	牙龈卟啉单胞菌，福赛坦纳菌，中间普氏菌，具核梭杆菌，二氧化碳嗜纤维菌，属伴放线放线杆菌，月形单胞菌属，螺旋体	75% 左右为革兰阴性菌（其中 90% 为厌氧菌）多数为可动杆菌和螺旋体
侵袭性牙周炎	伴放线放线杆菌，二氧化碳嗜纤维菌属，牙龈卟啉单胞菌，中间普氏菌	65% ～ 75% 为革兰阴性杆菌。螺旋体和可动杆菌较少

卟啉菌、坦纳菌和普氏菌等三种细菌既往同属于产黑色素类杆菌。牙周炎时牙周袋内可大量分离，因此认为与各型牙周炎关系密切。至于卟啉菌属和普氏菌属与牙周炎的关系，主要依赖于下述证据。

（1）临床相关性研究。

（2）实验证明，这些细菌能产生各种损害宿主防御机制及破坏牙周组织成分的产物，包括蛋白酶、胶原酶、透明质酸酶和细胞毒素。

（3）动物实验证明，这些细菌有软组织破坏和骨吸收有关。

3. 临床病理

牙龈炎转变为牙周炎就是结缔组织附着丧失和牙周袋形成的过程，具体过程如下。

（1）龈下菌斑导致结合上皮向根尖方向增生并从牙面分离，形成"袋"上皮。

（2）袋上皮下产生炎症反应，进一步导致牙龈结缔组织、牙周膜和牙槽骨的破坏。

（3）结合上皮向根尖方向增生导致上皮附着向根尖方向迁徙。

（4）牙周组织破坏的过程呈静止和活动交替进行。可以是缓慢地进行性破坏，也可以是突发的病变进展。在同一口腔的不同牙位的病变程度和持续时间可能不一样。因此，很难了解到活动性病变的微生物特征。

（5）尽管可能发生全牙列病变程度基本一致的情况，但更多的是发生在单个牙和一组牙，在前牙区和磨牙病变相对比较严重。

4. 临床表现

牙龈炎确立期病变的表现在牙周炎时都可见到。除此之外，牙周炎时的临床表现还包括以下几点。

（1）病史和症状：牙龈出血，口臭，后期有患牙咀嚼无力，一般无疼痛症状，或有轻度患牙咀嚼疼痛。可有全身性疾病病史，比如糖尿病、高血压等。

（2）牙龈红肿，长期牙周炎时牙龈可表现为纤维化或牙龈退缩。

（3）牙周袋形成，探诊牙龈出血。

（4）牙齿松动移位。

（5）患牙牙槽骨吸收。

（6）牙龈退缩。

5. 治疗

牙周炎的治疗包括多种方法，具体内容如下。

（1）口腔卫生指导：菌斑控制。

（2）牙周清理：主要包括龈上洁治、龈下刮治和根面平整。

（3）局部药物治疗：0.05%～0.2%氯己定漱口和抗菌袋内缓释药物。

（4）咬合治疗：包括咬合调整和夹板治疗。

（5）手术治疗：包括消除牙周袋手术、诱导牙周组织再生手术、牙龈成形及美容手术。

（6）拔牙治疗。

三、侵袭性牙周炎

本病是一种病变进展迅速的特殊类型牙周炎。既往称为青少年牙周炎、快速进展性牙周炎、早发性牙周炎和青春前期牙周炎。1999年新分类法一并归入新的类型。

1. 微生物病因

许多侵袭性牙周炎患者外周血淋巴细胞趋化功能下降。这种功能损害与感染伴放线放线杆菌有关，也可以说伴放线放线杆菌可能就是直接病因。还有一些细菌可能起到协同作用，如嗜二氧化碳菌属和牙龈卟啉单胞菌。伴放线放线杆菌作为病原菌的证据包括以下几点。

（1）病变部位龈下菌斑中大量检出伴放线放线杆菌。

（2）患者抗伴放线放线杆菌抗体滴度升高，控制后滴度下降。

（3）伴放线放线杆菌能产生各种致病产物，如白细胞毒素，这与牙周病原菌的作用一致。但是，并非各菌株白细胞毒性作用都是一样的。

（4）根面处理和辅助四环素口服疗法使用后牙周病变好转。伴放线放线杆菌是一种少见但在医学微生物领域研究颇多的病原体。在放线菌病、腹腔脓肿或脑脓肿、脓毒血症和感染性心内膜炎等病中是重要致病菌。

2. 发病率

与慢性牙周炎相比，本病发病率较低。在白人发病率为0.1%，在西非和亚洲人发病率较高。一般在青春期发病，女性多于男性，有一定的家族发病倾向。

3. 起病和病程

13岁左右发病，病程发展较快，可有活动期和静止期。

4. 临床特征

局限性侵袭性牙周炎一般发生于上下颌切牙和第一磨牙，也可单独发生于切牙或第一磨牙区。然后逐步发展到其他牙位，称为广泛性侵袭性牙周炎。也就是说，广泛性侵袭性牙周炎就是全口各牙位都有类似病变。本病患者常没有自觉症状，临床检查时偶然发现。有些广泛性侵袭性牙周炎将全口牙槽骨吸收一半以上方才被发现，许多牙已经脱落。临床上可有牙龈炎的表现，也可没有牙龈炎症表现，口腔卫生状况不一。侵袭性牙周炎与慢性牙周炎不同的是，牙周袋内菌斑牙石很少。可能有遗传倾向。

5. 治疗

主要通过加强口腔卫生指导和机械性牙周清理。一般临床上常用四环素辅助治疗。用法：250mg，每日3次，服4周。

四、坏死性溃疡性龈炎

坏死性溃疡性龈炎（ANUG）也称急性坏死性溃疡性龈炎。本病一般认为好发于贫困地区营养不良人群。不过，近年来，许多临床研究发现，本病与精神紧张抑郁有关，在发达国家城市中也有较多发病。

1. 病因

ANUG 的易感因素主要包括以下几点。

（1）口腔卫生差。

（2）大量吸烟。

（3）情绪紧张。

（4）严重营养不良。

（5）原发性病毒性龈口炎。

（6）获得性免疫抑制，如近期麻疹感染。

（7）HIV 感染。

2. 微生物病因

本病为特异性厌氧菌混合感染。主要为梭杆菌（具核梭杆菌）和口腔螺旋体合并感染，即所谓梭螺旋体复合体。ANUG 特异性感染的证据包括以下几点。

（1）临床涂片观察。

（2）此复合体能在人体其他部位引起组织破坏。比如，在扁桃体感染导致奋森咽峡炎。

（3）动物实验。

（4）甲硝唑可迅速治愈，同时可清除此复合体。

（5）螺旋体和梭杆菌可侵入牙龈组织。

（6）细菌培养观察，中等大小的螺旋体占 1/3，梭杆菌 5% 以下，其余的为中间普氏菌和沃廉菌以及链球菌。

目前许多研究认为本病与中间普氏菌感染有关。

3. 临床表现

本病起病急，患者牙龈疼痛出血，可由部分牙位迅速蔓延到多数牙龈。临床检查：牙龈急性充血，鲜红色，龈缘龈乳头坏死性溃疡，形成龈乳头缺损塌陷，龈缘呈不规则缺损。如果治疗不及时，可迅速发展到全部牙位的缘龈。但一般不累及附着龈。病变特别疼痛，表面有假膜。假膜可用棉签擦去，形成出血创面。假膜由白细胞、红细胞、纤维素、坏死组织碎屑和细菌组成。患者有特殊的腐败性口臭。一般很少或无全身症状，轻度颌下淋巴结肿大，严重病例可累计颈部淋巴结。如治疗不当，急性病变可转为慢性期。形成严重的牙周支持组织破坏。

4. 诊断

临床表现包括特征性的腐败性口臭。实验室检查可采取牙龈溃疡面细菌涂片，并做革兰染色。镜下明显见 3 种成分：梭杆菌、螺旋体和白细胞。但有一些口腔单纯疱疹、淋球菌龈炎、良性黏膜类天疱疮、剥脱性龈炎和个别白血病的患者也会有类似的镜下涂片表现。

5. 治疗

（1）采用超声洁牙器做病变区初步清创。

（2）口腔卫生指导并给予氯己定漱口液。

（3）甲硝唑 200mg，一日 3 次，服 4 天。

（李双君）

第六节　牙周病的药物治疗

一、概述

牙周病的非手术治疗主要以药物治疗为主，牙周病的药物治疗与患者的牙齿解剖条件、牙周袋深度等因素产生较大的联系，因此目前的治疗趋势是在基础治疗之后辅以药物治疗以确保疗效，阻断疾病的发展，根据用药范围将药物治疗分为两个种类。

首先是局部用药，局部用药的主要优点在于快速见效、维持较高的药物浓度，同时减轻由于全身用药造成的不良反应，临床中大多作为全身用药的补充治疗方式。常见的局部牙周病治疗药物主要有甲硝唑凝胶、米诺环素凝胶、盐酸多西环素凝胶等，将凝胶类药物出没于病变局部能够抑制有害菌的定植、促进黏膜的修复，在疾病的控制中产生重要价值。

其次是全身用药，全身用药的机制是药物作用于血液循环中，将牙周袋内的细菌和侵入牙周区以外的细菌杀灭，防止细菌再定植。主要药物包括青霉素类、硝基咪唑类、四环素类以及中药等。

①青霉素类与大环内酯类药物在牙周病的治疗中得到较为广泛的应用，尤其是阿莫西林适用于重度牙周炎，疗效可靠；阿奇霉素等大环内酯类药物对于口腔厌氧菌与革兰阳性菌的杀灭作用较好。

②硝基咪唑类药物中甲硝唑的应用最为广泛，甲硝唑缓释剂是近年来推广的药物，不但能够保持良好的抑菌浓度，用药期间也不会发生损害性炎症，具有较好的疗效与安全性。除此之外，奥硝唑与替硝唑的应用也较多，尤其是奥硝唑的效果好、不良反应少，在今后的治疗中可能成为牙周厌氧菌治疗的首选。

③四环素类药物：相对前两种西药，四环素类药物在临床中的应用相对更少，主要原因在于全身用药会对患者的胃肠道造成刺激，诱发恶心、呕吐等不适症状，还可能造成牙齿色素沉着。主要药物有米诺环素与多西环素，在用药期间注意不要与含有铝盐、铁盐等成分的药物或者食物同时使用，以免产生沉淀影响疗效。此外，使用四环素类药物期间注意把握用药禁忌证，哺乳期与妊娠期女性以及年龄在 8 岁以下的患者应避免使用。还要注意的是，长期使用四环素类药物可能增加二重感染的发生率，应密切注意病情变化。

④中医药治疗牙周病的疗效也较好，主要包括中药汤剂和中成药。在中医学中，牙周病的发病原因在于气血不足、肾气亏虚而胃火上炎，因此主要治疗原则为扶正固本、苦寒泻火等。大黄的应用较多，现代医学研究发现大黄含有的蒽类衍生物，能够抑制多种病原菌的繁殖。黄芩、肉桂等均能够达到有效的作用，尤其是部分药物在抑菌杀菌的

同时还能够降低白细胞介素水平，提高口腔局部免疫力。此外，中成药由于用药方便、安全也得到了较大的推广，如补肾固齿丸能够改善牙周微循环、增加牙骨质的密度，达到良好的治疗成效。

牙周病的非药物治疗还包括基础治疗，基础治疗主要指的是通过机械方法将口腔内的菌斑与牙石去除，从而消除机械因素与微生物对牙龈造成的刺激，主要方法包括根面平整治疗和龈上洁治术。激素治疗是改善牙周病病情的核心，而机械洁刮治与跟面平整配合口腔卫生治疗措施是治疗牙周病的"金标准"。尽管牙周病治疗的方法与手段不断进步，但是基础治疗仍然是控制病情的关键。轻度的牙周病，通过节制就可以恢复正常，病情严重的需进一步应用平衡殆、创伤性清除手术；牙齿松动的患者除了上述治疗方式之外，还可通过牙周夹板固定等手段分散患牙的受力，从而减轻牙齿损伤。

二、牙周病药物治疗的原则

1. 遵照循证医学原则，合理用药

一般情况下，牙龈炎和轻、中度的牙周炎不应使用抗菌药物，彻底地洁治和菌斑控制即可达到治疗效果。

2. 用药前清除菌斑与牙石

用药前清除菌斑与牙石能够"搅乱"菌斑生物膜的结构，有利于药物作用，达到治疗目的。主要用于常规治疗效果不佳的患者，必要时可联合用药。

3. 使用抗菌药物

治疗前，尽量作细菌学检查和药敏试验，针对性地选择窄谱抗菌药物，减少对口腔微生态环境的干扰。

4. 尽量采用局部给药途径

避免和减少耐药菌株和不良反应的产生。

三、用药前的基础治疗

对牙周病患者开展基础性治疗，是牙周序列治疗的首要阶段，也是每个牙周病患者必须接受的治疗，包括三方面治疗手段，一是菌斑控制，二是牙周机械治疗，三是殆治疗。

菌斑控制主要指为患者提供口腔保健指导，做好口腔卫生宣教工作。牙周机械治疗则主要包括龈上洁治、龈下刮治、根面处理等。其中，龈上洁治主要采用手工及超声洁治，两种操作方式均可导致牙面粗糙，使得菌斑更容易沉积在牙齿表面。因此，有人认为，在为患者开展超声洁治时，要做好抛光处理，从而减少残留菌斑，保证根面与牙面的清洁性。另有人指出超声洁治后应进行橡皮杯或喷砂抛光，从而减少菌斑再沉积。龈下刮治、根面处理主要是指采用刮治器械对龈下牙石病变牙骨质等进行清除，同时去除牙周袋内肉芽组织，从而对菌斑生物膜构造产生一定破坏作用，保证根面平整的基础上，形成新的牙周组织，促进愈合。

有人通过对牙周病临床病例进行分析，认为采用超声进行龈下刮治，应根据病情，确定采取一次性刮治或区域刮治等。另有人通过研究发现，采用非手术疗法对重度慢性牙周炎磨牙不同部位牙周病变患者开展对症治疗时，无论采用分区域刮治，还是采用一次性刮治，对牙周组织指标均有明显改善。对于分区域刮治而言，其治疗次数比较多，可能导致牙周炎复发。一次性刮治虽然治疗次数少，但是对操作人员技术要求比较高，有很高的菌血症诱发概率，患者治疗耐受性较差。也就是说，两种刮治方法效果相当，如何选择应根据患者意愿及医师操作技能，同时也要考虑到时间、金钱成本因素。

给治疗主要包括咬合关系调整及松齿固定。有研究者在为牙周病患者开展非手术治疗过程中，充分应用激光技术进行治疗，其特别强调，应重视患者咬合关系调整，从而最大程度恢复牙周病患者牙周健康，强化预后效果。另外有人为重度牙周病患者开展对症治疗，采用固位纤维牙周夹板对患者的松齿进行有效固定，发挥了明显作用。在循证医学引导下，很多临床牙医师认为应采用暂时性牙周夹板进行固定，炎症得到有效控制后，为患者更换永久性牙周夹板。

四、牙周病的全身药物治疗

用于牙周病全身治疗的药物主要包括抗菌药物、非甾体类抗炎药、中药等。

1. 常用的抗菌药物

（1）甲硝唑：硝基咪唑类药物，高效廉价，目前作为治疗厌氧菌感染的首选药物，能有效地杀灭牙周可疑致病菌，如牙龈卟啉单胞菌、中间普氏菌、具核梭杆菌、螺旋体及消化链球菌等，不易引起菌群失调，也不易产生耐药菌株，与大多数常用抗生素无配伍禁忌。对兼性厌氧菌、微需氧菌感染无效，但如和其他抗生素联用，可起到很好的治疗作用。该药可引起恶心、胃肠道不适等消化道症状，偶有腹泻、皮疹、口腔内有金属异味等不良反应，长期服用可有多发性神经炎、一过性白细胞减少等，可能有致畸、致癌倾向，故妊娠及哺乳期妇女禁用；因经肾排出，故肾功能不全者慎用；因能抑制乙醇代谢，服药期间应严禁饮酒。用法：治疗牙周炎常规用量每次口服 200mg，每日 3～4 次，5～7 天为 1 个疗程。

替硝唑也是咪唑衍生物，与甲硝唑相比，疗效更高、半衰期更长、疗程更短，但其不良反应的发生率也更高。用法：口服，首日顿服 2g，以后每日 2 次，每次 0.5g，3～4 天为 1 个疗程。

奥硝唑为第三代硝基咪唑衍生物，其抗菌活性更强，抗菌谱与前两代基本相似。不良反应发生率低且症状轻微，一般表现为头晕与胃肠不适。可能会诱发肝损害及生殖毒性，应用时应注意。用法：成人每次 500mg，每日 2 次，连服 3 天为 1 个疗程。

（2）四环素族药物：为广谱抗生素，对革兰阳性菌、革兰阴性菌及螺旋体均有抑制其繁殖的作用。四环素族药物口服后在体内分布广，可存在于多种组织、器官和体液中，尤其是对骨组织的亲和力强，在龈沟液中的浓度为血药浓度的 2～10 倍。牙周治疗中常用的四环素族药物为四环素、多西环素、米诺环素。

四环素族药物对多种牙周可疑致病菌都有抑制作用，如牙龈卟啉单胞菌、具核梭杆菌、二氧化碳嗜纤维菌及螺旋体等，特别是对伴放线放线杆菌具有较强的抑制作用。刮治后口服四环素可有效地消灭组织内的细菌，并有牙槽骨修复。研究表明，四环素族药物还能抑制胶原酶及其他基质金属蛋白酶的活性，抑制结缔组织的破坏，阻断骨的吸收，从而有利于牙周组织再生。

四环素族药物本身为酸性，且具有金属离子螯合作用，用这种药物处理根面还能使根面轻度脱矿，牙本质小管开放，暴露的胶原纤维刺激牙周膜细胞在根面上迁移，直接促进细胞附着与生长。此作用依赖于局部药物浓度及持续作用时间。

米诺环素是半合成的四环素族药物，抑菌谱广而强，是本族药中抗菌作用最强的药物，可抑制慢性牙周炎患者的螺旋体和能动菌，可以灭活破坏牙龈组织的胶原酶。盐酸米诺环素对牙石具有高度亲和力，可在病变局部发挥疗效。药效能保持 3 个月。

多西环素的抑菌效果与米诺环素相近，其在胃肠道的吸收优于其他四环素族药物。多西环素的抗胶原酶作用在本族药物中最强。据报道，在根面平整后口服小剂量多西环素，每次 20mg，每日 1 次，3 个月为 1 个疗程，可提高牙周炎的疗效，减缓疾病的进展。糖尿病患者胶原酶活性明显增高，采用多西环素与洁治术及根面平整联合治疗合并有糖尿病的牙周炎患者，疗效很好。该药大部分随粪便排出，故肾功能不好的患者仍可应用。

四环素族药物的不良反应有胃肠道反应，肝、肾功能损害，使发育中的牙齿着色等，孕妇及 6～7 岁以前的儿童禁用。

用法：四环素每次 250mg，口服，每日 4 次，连续服用 2 周。米诺环素每日 2 次，每次 100mg，连续服用 1 周。多西环素首日 100mg，服用 2 次，以后每次 50mg，每日 2 次，共服一周。若作为小剂量抗胶原酶使用，则可每次口服 20mg，每日 2 次。

（3）阿莫西林：为 β-内酰胺类半合成广谱抗生素，对革兰阳性菌及部分革兰阴性菌有强力杀菌作用。与甲硝唑联合治疗侵袭性牙周炎，可增强疗效。对四环素类药物反应较差的患者，选择该药与甲硝唑联合用药提高疗效。与克拉维酸配伍可提高抗菌活性，从而对一些能产生 β-内酰胺酶的细菌发挥作用。本药偶有胃肠道反应、皮疹和过敏反应。青霉素过敏者禁用。不宜与口服避孕药同服。

用法：阿莫西林口服剂量为每次 500mg，每日 3 次，连服 7 天为 1 个疗程。阿莫西林克拉维酸钾（安灭菌）每次口服 750mg，每日 3 次。

（4）螺旋霉素：大环内酯类抗生素，对革兰阳性菌抑菌力强，对革兰阴性菌也有一定作用，螺旋霉素进入人体后，分布于龈沟液、唾液、牙龈和颌骨中，且浓度较高，龈沟液中的浓度为血清浓度的 10 倍，在唾液及骨组织中储存时间可达 3～4 周，缓慢释放，非常有利于牙周病的治疗。该药不良反应小，偶有胃肠道不适反应。

用法：每次 200mg 口服，每日 4 次，连服 5～7 天为 1 个疗程。与甲硝唑联用有协同作用。

（5）红霉素、罗红霉素：大环内酯类抗生素，作用与螺旋霉素相似，抗菌性稍强。临床上常作为对青霉素过敏者的替代药品。

用法：每次口服 250mg，每日 4 次，连服 5～7 天为 1 个疗程。

2. 非甾体类抗炎药

牙周炎有一些炎症因子参与，如花生四烯酸经环氧化途径产生代谢产物前列腺素是很强的促骨吸收因子。非甾体类抗炎药主要是通过抑制前列腺素的合成，减轻牙周炎时牙槽骨的吸收，取得一定的治疗效果。用于治疗牙周炎的非甾体类抗炎药主要有氟吡洛芬、吲哚美辛、布洛芬等。

3. 免疫调节治疗

在牙周病患者病情进展过程中，菌斑可对患者牙周组织带来直接性的破坏和影响，由细菌所激发的过渡宿主反应，可对牙周组织健康带来严重制约。通过临床实践发现，多西环素及四环素可有效改善宿主反应，发挥良好的治疗效果。通过临床对照试验证实，盐酸米诺环素软膏治疗慢性牙周病，临床效果显著，但是治疗过程中应对给药剂量进行适当控制，一般每天给药不超过 2 次，每次维持在 20mg 进行辅助治疗，效果明显。有学者认为，盐酸米诺环素软膏虽然能够明显降低宿主反应，但是此种作用独立于抗菌作用之外，两者是不同的治疗机制。有人研究发现，为慢性牙周炎患者开展诊疗过程中，应结合 IL-1β、IL-6、IL-10 在不同临床阶段的免疫调节作用，开展对症治疗，可阻断宿主反应进程，为患者提供更有针对性的治疗。

五、牙周病的局部药物治疗

局部用药是牙周病药物治疗的重要方面，其主要目的：作为牙周病的辅助治疗。预防或减少菌斑的形成。局部药物治疗可避免全身用药的诸多不良反应，并可使较高浓度的药物直接作用于病变部位。牙周局部用药的方法很多，包括含漱、涂布、局部冲洗以及牙周袋内缓释和控释药物的使用等。

1. 含漱药物

理想的含漱剂应能减少口腔内细菌的数量，消除或减少牙面、舌背、扁桃体、颊黏膜等处的微生物，并能抑制龈上菌斑的堆积，防止牙龈炎症的复发。但含漱药物在口腔内停留时间短，且药物进入龈下不超过 1mm，故对牙周袋内的菌群没有直接影响。常用的含漱药物如下。

（1）0.12% ～ 0.2% 氯己定溶液：氯己定又名洗必泰，是双胍类广谱抗菌药，对革兰阳性及革兰阴性菌和真菌都有较强的抗菌作用，是目前已知效果最确切的抗菌斑药物。大量的临床试验已充分证实了它的安全性和有效性，可在临床普遍应用。该药可长期使用，不易产生耐药菌株。味苦、使牙齿及舌背黏膜着色为其主要不良反应，有的患者含漱后有一过性的味觉改变，故宜在饭后或睡前使用，少数人可有口腔黏膜烧灼感，停药后症状均能自行消失。牙面的着色可用洁治术清除。也有报道称，长期使用氯己定会使牙石增多。

用法：0.2% 氯己定溶液 10mL，每日含漱 2 次，含漱 1 分钟。用 0.12% 的浓度 15mL 可减少不良反应的发生，且保持同样疗效。

（2）1% ～ 3% 过氧化氢溶液：过氧化氢是一种氧化剂，对厌氧菌有良好的抑制作用，它与组织、血液、脓液中的过氧化氢酶接触时，立即释放出原生态氧，并产生大量的气泡，有清创、止血、灭菌、除臭等作用，并可改变牙周袋中厌氧环境。在进行超声波洁治前需嘱咐患者先用 1% 过氧化氢溶液或 0.2% 氯己定溶液漱口 1 分钟，可大幅减少喷雾中的细菌数，减少对诊室环境的污染。

（3）西吡氯铵（CPC）：其抗菌作用不如氯己定强，而不良反应也比氯己定弱。有报道称，使用 0.05% 的 CPC 溶液含漱，可使菌斑的量减少 25% ～ 35%。不少市售的含漱液中均有此成分。

（4）三氯羟苯醚：是一种非离子型的广谱抗菌药。近年来作为含漱剂或加入牙膏中，具有抑制菌斑形成及抗炎的双重作用。

（5）氟化亚锡液：氟化物常用来防龋，0.05% 或 0.1% 该液漱口能够抑制菌斑聚集，减轻牙龈炎症。但它不稳定，应使用新鲜配制的药液。

2. 涂布药物

彻底的洁治、刮治和根面平整往往能使炎症消退，牙周袋变浅。目前，洁治和刮治术后已不需涂药，除非炎症很重，有肉芽增生或急性脓肿等可适当涂药。

（1）聚维酮碘（碘伏）：该药低毒、安全、刺激性小，可置于脓肿引流后的牙周袋内，有较好的抗炎作用。

（2）碘甘油：刺激性较小，含碘化钾、碘、甘油等，具有一定的抑菌、抗炎收敛作用。复方碘甘油含碘化锌、碘片及甘油等，其收敛和杀菌作用比碘甘油强，需由医师将药置入牙周袋内。

（3）碘酚：含碘和酚，腐蚀性较强，有腐蚀坏死组织、消除溢脓、减少炎性渗出等作用。使用时应注意避免灼伤周围正常组织。现已很少使用。

3. 冲洗用药物

冲洗是使用水或抗菌药液对牙龈缘或牙周袋内进行冲洗，以清洁牙周，改善局部微生物环境的一种方法。

（1）冲洗方式：

1）龈上冲洗：单纯用水进行龈上冲洗，只能去除口腔内的食物残屑，使用抗菌药液进行龈上冲洗，也不能去除已形成的菌斑，但可抑制和缓解新菌斑的形成。龈上冲洗不能替代刷牙的清除菌斑作用。

2）龈下冲洗：使用抗菌药物进行龈下冲洗，一般用于治疗牙周急性炎症，既可作为刮治术和根面平整术后的辅助治疗，也可用于维护期患者的疗效巩固，但药物在袋内停留时间短，需多次冲洗。

（2）常用的冲洗器具及冲洗方法：

1）注射针筒加弯曲的钝针头：冲洗时针头进入龈下 2 ～ 3mm，能将药物送至牙周袋深度的 70% ～ 90% 及根分叉区。冲洗时避免产生过大压力，保持针孔通畅，应由专业人员操作。

2）带冲洗系统的超声洁牙机：本身带有冲洗装置，可在超声洁治和刮治的同时，给予抗菌药物冲洗，延长了冲洗药物的作用时间，并可通过超声工作头，将药物送到牙周袋底。

（3）常用的冲洗药物：

1）3% 过氧化氢溶液：有清创、止血、灭菌、除臭等作用，并可改变牙周袋内的厌氧环境，抑制厌氧菌的生长。用于治疗急性坏死溃疡性龈炎和急性牙周感染，有较好的疗效，洁治术及根面平整术后常规冲洗，有助于清除袋内的牙石碎片及肉芽组织。

2）0.12% ～ 0.2% 氯己定溶液：对革兰阳性菌、革兰阴性菌及真菌都有很强的杀菌作用，但在牙周袋内有脓血的情况下会影响其发挥作用。

3）聚维酮碘：是碘与表面活性剂的结合物，对各种革兰阳性菌、革兰阴性菌、病毒、真菌、螺旋体等均有杀灭作用。刺激性小，着色轻。其效果与氯己定相似。

六、新型辅助治疗措施

由于慢性牙周炎容易复发，临床非手术治疗方法虽然能够发挥良好的治疗效果，但是也存在较大的局限性。近年来，临床主要采用牙周内镜对患者进行辅助治疗，避免牙周袋内盲目操作，同时利用内镜功能，对牙石清理、菌斑清除情况进行观察。通过牙周内镜，为操作者提供更加直观的直视引导，使龈下刮治能够更加清晰，实现牙周袋多方位照射，为刮治创造更多便利条件。临床对照试验证实，与传统清除方法相比，利用牙周内镜辅助治疗慢性牙周炎，无须切开牙龈，也不需要对患者进行麻醉处理，一方面降低麻醉带来的不良反应，另一方面有效避免对牙周组织产生严重损伤。近年来，临床也开始将光动力疗法作为龈下刮治的主要辅助手段，利用低功率激光，最大程度杀灭病原微生物。通过观察发现，光动力疗法辅助龈下刮治，可显著提高患者临床治疗效果，避免抗生素所引起的耐药菌滋生现象。

（1）激光治疗：激光治疗是近年来兴起的新治疗方法，主要有 YAG 激光、CO_2 激光、Er 激光等，尤其是 CO_2 激光对口腔内的各种种植体进行消毒而不会产生损伤，因此往往与种植体治疗配合，具有很高的应用前景。但是激光治疗的效果与治疗时间、深度等因素相关，在操作期间应当严格把握患者的病情程度，针对性的对激光治疗的时间与强度进行调节，尽可能获得最佳的治疗效果，减少对正常口腔组织产生的危害。

（2）高压氧治疗：大量的动物实验发现，通过高压氧治疗能够显著增加口腔局部的血流量，改善组织微循环，因此有学者将其应用于牙周病患者的治疗中。临床试验证实，配合高压氧治疗能够促进疾病的康复、缩短恢复时间，且不会造成不良反应，具有很高的可行性与安全性，具有非常广泛的应用前景。

（3）组织工程再生治疗：随着生物工程、生物材料以及现代干细胞等学科领域的快速发展，使用组织工程技术对气管组织进行治疗的研究也不断深入，为牙周疾病的组织工程再生治疗提供了良好的平台。尤其是纳米技术的进步，先进的纳米支架材料的应用为牙周病治疗提供了良好的基础，很多研究都致力于应用新型技术，根据患者的病情量身定制特异性的生活支架材料，从而改善病情、改善口腔健康程度。釉基质蛋白应用于牙周组织再生是目前研究的重点，很多国外学者已经通过动物实验和临床研究发现，釉基质蛋白能够促进牙周组织再生，且材料与口腔黏膜之间的生物相容性较强，排异反应较少、临床疗效与安全性较高，具有很高的应用前景。

（4）正畸治疗光固化复合树脂材料的应用：很多牙周病患者同时合并有牙齿松动、牙列不齐、偏斜等病症，容易产生咬合创伤进而导致牙齿畸形。因此，在牙周病的基础治疗以外，越来越多的学者主张配合进行正畸治疗，矫正松动、偏斜的牙齿复位，改善咬合关系、提高治疗效果。光固化复合树脂材料是一种新型的应用于牙周病治疗的材料，主要在牙齿美容和固定方面使用。

（蒲道俊）

第五章　口腔颌面部感染的微生物学

同机体其余部位一样，口腔颌面部感染也是微生物与宿主相互作用所表现的病理过程；是微生物在宿主体内异常增生和释放毒素致机体，产生以防御为主的全身或局部组织的反应过程；是机体全身或局部组织中微生物与宿主相互作用，产生以炎性反应为特征的生态失衡现象。

口腔颌面部感染是临床常见的感染性疾病，可由两方面原因引起：一是由口腔内固有的细菌在一定条件下产生炎性病理反应；二是由于口腔外部的细菌侵入机体而出现感染性的炎症。前者绝大多数为牙源性感染，后者常与腺源性、损伤性、血源性、医源性等感染有关。除化脓性感染外，口腔颌面部特异性感染也较为常见，如破伤风、颌骨结核、颌面部放线菌病、口腔梅毒、HIV 患者继发的颌面部感染等。

第一节　口腔颌面部感染的分类及特点

口腔颌面部感染因该区域特殊的解剖结构和生理功能，以及常驻病原微生物群的特殊性，使其具有不同于机体其他部位感染的特点，并可依据这些特点进行分类。

一、口腔颌面部感染的分类

口腔颌面部感染的传统分类方法有两种：一种是按照临床感染发生部位划分的，如冠周炎、颌面间隙感染、腮腺炎、颌骨骨髓炎；另一种是按照引起感染的特异性微生物分类命名，如颌面部放线菌病、颌面部真菌病、颌骨结核、颌面部梅毒等。以上分类方法让我们了解了感染的发生部位及病原微生物，沿用至今。而在目前的研究中，由于牙齿这一器官在口腔颌面部所处的特殊地位，以及由龋病、根尖周病、牙周病等引起的继发性口腔颌面部感染成为该区域感染的主要来源，因此有人提出，按照感染途径可将口腔颌面部感染分为牙源性和非牙源性两大类。这种分类方法有助于我们了解感染的途径，以便从感染源去探讨感染的病因、发病机制和选择相应的治疗方案。

1. 口腔颌面部牙源性感染

病原菌通过病变牙体或牙周组织引起口腔颌面部感染，统称为牙源性感染，具有明确的病灶牙是该类感染的最重要特征，因此治疗时应着重考虑病灶牙的处理。牙源性感染是口腔颌面外科临床中最多见的颌面部感染类型，也是最常见的颌面部疾病之一。

由于牙及牙周组织在解剖结构上与颌骨直接相连，未能控制的牙体或牙周感染可向根尖、牙槽骨、颌骨及颌面部疏松结缔组织间隙扩散，原病灶牙位置的病原微生物便可引起颌面部的继发性感染。龋病、牙髓及根尖周病、牙周病是口腔临床最常见的疾病，所以牙源性途径引起的口腔颌面部感染也有较高的发病率。临床中最常见的口腔颌面部感染首属智齿冠周炎，其他常见的牙源性颌面部感染有因智齿冠周炎或根尖周炎扩散所致的颌面部间隙感染等。此外，拔牙后牙槽骨及拔牙创周围软组织的感染也应归入牙源性感染之列，因为拔牙创容易滞留细菌，加之拔牙创中的血凝块为良好的培养基，有助于细菌生长，并可继发颌面部感染，如干槽症。

2. 口腔颌面部非牙源性感染

非患病牙体或牙周组织引起的口腔颌面部感染，统称为口腔颌面部非牙源性感染，它包括除牙源性感染外所有的颌面部感染。主要包括以下几种。

（1）腺源性感染：此类感染由颌面部淋巴结、唾液腺及其导管感染扩散所致，如颌下淋巴结炎、下颌下腺炎和腮腺炎等。

（2）损伤性感染：此类感染继发于面部损伤之后，如刀砍伤、枪伤、咬伤、开放性颌骨骨折或异物嵌入颌面部所引起的感染。

（3）血源性感染：此类感染是由机体其他部位的化脓性病灶通过血液循环，或由菌血症所引起的颌面部软组织或颌骨的感染，如儿童上颌骨骨髓炎。

（4）医源性感染：此类感染是由医疗行为过程所引起的继发感染，如手术、穿刺等。

（5）特异性感染：此类感染是由特异性微生物引起，如放线菌病、颌骨结核、口腔梅毒等。

二、口腔颌面部感染的微生物学特点

颌面部感染因其所在部位、侵袭微生物的种类及其来源而各具特点。微生物的特点：

①颌面部感染病原微生物包括细菌、病毒、真菌等，其中细菌是最常见的病原微生物。

②牙源性和非牙源性感染物以混合菌感染多见，前者以厌氧菌感染为主，后者则以兼性厌氧菌为主。

③非牙源性感染常见的特异性病原微生物包括放线菌、结核分枝杆菌、破伤风杆菌、HIV病毒、风疹病毒等。

④随着厌氧菌培养技术的提高，牙源性或非牙源性感染病原微生物中厌氧菌的检出率均明显提高。

1. 牙源性口腔颌面部感染的病原微生物特点

牙源性颌面部感染的病原微生物通过病变牙体或牙周组织引起口腔颌面部的继发感染，而微生物种类与龋病、牙周炎、牙髓及根尖周炎的病原微生物密切相关。其中，细菌是主要病原微生物，包括多种兼性厌氧菌和专性厌氧菌，革兰阳性或阴性的球菌、杆菌、弯曲菌和螺旋体。牙源性口腔颌面部感染的细菌学特点主要有以下3点：口腔正常菌群条件致病；厌氧菌是优势病原菌；混合菌感染是最多见的感染类型。

口腔正常菌群数量和种类的异常增多和易位是其条件致病的主要表现，毒性物质的增加和基因表达的激活，以及宿主反应是其条件致病的本质。因此，常将这些口腔中可能引起感染的正常定植菌群称为可疑病原菌。冠周炎是口腔颌面部感染中最多见的感染性疾病，而引起冠周炎的主要病原菌就是这些被称为可疑病原菌的口腔正常定植菌群。

此外，拔牙后感染，如干槽症、菌血症以及由病灶牙引起的颌面部间隙感染都属于正常菌群条件致病。

厌氧菌是口腔颌面部牙源性感染中的优势病原菌，在感染的发生和发展中起重要作用。这与厌氧菌在引起条件致病的口腔正常定植菌群中所占的高比例有关。目前，有10多种厌氧菌被认为与牙源性颌面部感染关系密切，是优势的病原菌，如中间普雷沃菌、产黑色素普雷沃菌、牙龈卟啉单胞菌、具核酸杆菌、放线菌、真杆菌、消化链球菌等。

牙源性感染是口腔颌面部最常见的感染，而厌氧菌是主要的病原菌，其中以拟杆菌、梭杆菌、消化链球菌最多见。牙源性颌面部感染的厌氧菌检出率为95.85%；脓液标本中厌氧菌的检出率为65%，其中专性厌氧菌的检出率为94%。大多数颌面部感染是牙源性的，其病因学通常被认为是由口腔中的固有细菌引起，为典型的多菌性、混合菌感染，而厌氧菌是优势的病原菌。其中，无芽孢的厌氧杆菌是主要的病原菌，其感染率已大幅超过了芽孢厌氧杆菌。这些厌氧菌是口腔正常菌群，在正常条件下一般不致病，只是在正常生理组织被破坏，其数量异常增多或正常组成发生改变、易位或毒性因子表达产生才会有致病作用。

牙源性口腔颌面部感染细菌的多菌性，即混合菌群感染是牙源性感染的另一个重要病原微生物学特点。在牙源性颌面部感染中，单一菌导致的感染极为少见，而以混合菌感染最为常见。这种混合菌感染的形式可能是以厌氧菌和厌氧菌导致的混合菌感染，也可能是厌氧菌和兼性厌氧菌导致的混合菌感染，临床上以后者最为常见。当然也有兼性厌氧菌与兼性厌氧菌引发的混合菌感染，只是比较少见。混合感染的另一种表现形式是细菌种类以2～4种细菌混合感染较为常见，5种或5种以上的混合菌感染则较为少见。牙源性颌面部感染的混合菌中大多数是厌氧菌，如拟杆菌、梭杆菌和消化链球菌。单一菌引起的感染仅占5.53%，混合菌感染率高达94.5%，以厌氧菌和兼性厌氧菌导致的混合菌感染者最为多见，约占83.8%。混合菌感染中，2～4种细菌的混合菌感染率为84.4%。牙源性口腔颌面部感染的混合菌感染虽然以多种细菌的混合感染为主，但也存在着细菌和真菌、细菌和病毒协同作用导致的牙源性口腔颌面部感染。有人报道的73例上颌部牙源性感染的微生物学检查结果显示，38例病例是由真菌和细菌混合感染引起的，其中以葡萄球菌或链球菌与放线菌、假丝酵母菌的混合感染最常见。

牙源性颌面部感染的多菌性与其病原菌为内源性口腔常驻定植菌有关。这些微生物之间存在着复杂的生态学和生理学关系，所以常表现为协同作用导致内源性感染。

2. 非牙源性口腔颌面部感染的病原微生物特点

非牙源性口腔颌面部感染因其感染途径明显不同于牙源性口腔颌面部感染，所以其病原微生物也存在明显的差异。引起非牙源性颌面部感染的病原微生物不仅有细菌，还有真菌和病毒。非牙源性口腔颌面部感染的病原微生物被认为以外源性和特异病原微生物为主，如由葡萄球菌、化脓性链球菌、肠杆菌引起的颜面部疖痈，损伤性口腔颌面部感染，刀伤或火器伤后的颌面部感染，动物或人咬伤，颌骨开放性骨折等和口腔颌面部手术后感染，以及由破伤风杆菌或结核分枝杆菌、腮腺炎病毒等引起的口腔颌面部特异性病原微生物感染。病原菌以需氧菌和兼性厌氧菌为主，比较常见的有金黄色葡萄球菌和铜绿假单胞菌。此外，表皮葡萄球菌、大肠埃希菌、不动杆菌、变形杆菌、粪肠球菌和肺炎克雷伯菌也经常可以在感染病灶检出。随着临床抗生素的广泛应用以及使用抗生素种类的不断增多，在口腔颌面部感染病灶中检出多重耐药菌的比例也在不断上升，常见的有耐甲氧西林的金黄色葡萄球菌、产超广谱 β -内酰胺酶的细菌、耐碳青霉烯类抗菌药物鲍曼不动杆菌、多重耐药/泛耐药铜绿假单胞菌、耐碳青霉烯类抗菌药物肠杆菌科细菌，甚至耐万古霉素肠球菌也曾被检出。

口腔颌面部特异性病原菌感染主要是由外源菌所致，如引起颌面部破伤风感染的破伤风梭杆菌，引起口腔骨结核和面颈部淋巴结核的结核分枝杆菌，引起口腔颌面部梅毒的梅毒螺旋体，以及近年来由人类免疫缺陷病毒引起的口腔病损也在口腔颌面部感染临床中被广泛重视。近期一些研究者提出，一些放线菌可能是来自宿主口腔或皮肤的定植菌。引起非牙源性口腔颌面部感染的内源性感染菌，主要是定植于口咽部的溶血性化脓性链球菌。这种病原菌可通过化脓性扁桃体感染，引起口底多间隙的继发性感染和颌面部疏松结缔组织炎。对非牙源性颌面部感染的内源性病原菌的研究发现，由于口腔颌面部特殊的解剖结构和生理位置，即颌面部不仅是消化道和呼吸道的门户，而且颌面部和颌骨周围有较多相互通联的含疏松结缔组织的潜在性间隙，因此有利于感染的蔓延。所以，引起消化道和呼吸道感染的内源性病原菌可继发于口腔颌面部的感染。如耳源性炎症及扁桃体炎可继发咽旁间隙感染，并波及翼下颌间隙感染；口腔黏膜溃疡、口炎则可引起颏下、颌下淋巴结炎，并可继发颏下、颌下间隙感染；急性扁桃体炎、口底软组织和颌骨损伤则可继发口底多间隙感染；颊部和颞部皮肤的损伤或黏膜溃疡可引起颊间隙和颞间隙感染，并可继发颌面部疏松结缔组织炎。

在非牙源性感染中，口腔正常菌群中的厌氧菌和兼性厌氧菌引起的口腔颌面部非牙源性感染也不容忽视。对 100 例口腔外科临床诊断为颌骨骨膜炎、疏松结缔组织炎和口唇脓肿等非牙源性感染患者的细菌学检查结果表明：其厌氧菌检出率为 85%，厌氧菌和兼性厌氧菌混合感染率为 49%，只有厌氧菌检出的患者为 36%。另有人分析了 30 例非牙源性口腔颌面部感染病例，包括颌面部疏松结缔组织炎、腮腺炎等，以 2～3 种细菌的混合菌感染最多见，占混合感染的 62.96%。奋森氏螺旋体和梭杆菌也是口腔常驻菌成员，在机体抵抗力降低时，两者常协同作用引起奋森氏咽峡炎和口颊坏疽，其病因学机制与内源性条件致病有关。

引起口腔颌面部非牙源性感染的其他微生物主要有真菌（白假丝酵母菌）和病毒。病毒包括引起流行性腮腺炎的腮腺炎病毒，引起复发性唇疱疹的单纯疱疹病毒，引起颌面部带状疱疹的水痘—带状疱疹病毒，以及引起艾滋病的人类免疫缺陷病毒等。

（罗 惟）

第二节　口腔颌面部感染的优势病原菌及其致病性

口腔颌面部感染的病原微生物在不同的感染疾病之间存在着一定的差异。临床上常见的病原微生物包括细菌(厌氧菌、葡萄球菌、链球菌、铜绿假单胞菌、结核分枝杆菌、螺旋体等)、真菌（假丝酵母菌等）和病毒（单纯疱疹病毒、腮腺炎病毒、HIV 等）。

一、厌氧菌

厌氧菌是一大类要求在厌氧条件下生长繁殖的细菌，它包括革兰阳性和阴性的球菌、杆菌、弯曲菌和螺旋体。在牙源性颌面部感染中，厌氧菌是优势的病原菌，主要包括一些无芽孢的厌氧细菌。在非牙源性颌面部感染中的厌氧菌则是有芽孢的厌氧杆菌，如破伤风杆菌。

1. 无芽孢厌氧菌

无芽孢厌氧菌是一大类寄生于人和动物体内的正常菌群，包括革兰阳性和革兰阴性的球菌和杆菌。口腔颌面部厌氧菌感染以无芽孢厌氧菌感染最常见，特别是牙源性颌面部感染，无芽孢厌氧菌的检出率高达 95% ~ 100%。口腔颌面部感染常见的无芽孢厌氧菌包括微小消化链球菌、厌氧消化链球菌、中间普雷沃菌、产黑色素普雷沃菌、牙龈卟啉单胞菌、多毛拟杆菌、具核梭杆菌、迟缓真杆菌、疮疱丙酸杆菌、内氏放线菌、衣氏放线菌等。从颌骨骨膜炎、疏松结缔组织炎等化脓性感染中分离的 184 株厌氧菌，有178 株是无芽孢厌氧菌。急性冠周炎临床标本中厌氧菌的分离率为 100%，优势厌氧菌是消化链球菌、产黑色素的厌氧杆菌、普雷沃菌、二氧化碳噬纤维菌和梭杆菌。

无芽孢厌氧菌引起的感染被称为内源性感染。因此，其致病性常与口腔颌面部环境的改变有关，如组织氧化还原电位差（E_h）下降和宿主免疫力下降等因素。无芽孢厌氧菌的毒力包括：

①自身的表面结构和菌毛，荚膜在宿主上皮细胞及组织的黏附。

②产生多种毒素和胞外酶，如白细胞毒素、内毒素、胶原酶、透明质酸酶等。

③与需氧菌和兼性厌氧菌协同致病作用等。

无芽孢厌氧菌感染多有一个慢性病理过程或带菌状态，称为非活动性病灶。在一定条件下可引起急性病程，形成活动性病灶。由消化链球菌、产黑色素的厌氧杆菌和具核梭杆菌等无芽孢厌氧菌引起的感染常可见恶臭的分泌物。无芽孢厌氧菌对氨基糖苷类抗生素药物（如庆大霉素、链霉素、卡那霉素）耐药；但对硝基咪唑类药物（如甲硝唑、替硝唑）敏感。

2. 厌氧芽孢杆菌

梭菌属是临床最常见的厌氧芽孢杆菌，破伤风杆菌和产气荚膜杆菌则是口腔颌面部感染中最常见的厌氧芽孢杆菌菌种。破伤风是由破伤风杆菌侵入人体创面引起的外源性感染，在口腔颌面部感染中属于非牙源性颌面部特异病原菌感染。破伤风杆菌的致病性与产生强烈毒性的外毒素有关。破伤风杆菌产生的破伤风痉挛毒素属于神经毒素，毒性极强，仅次于肉毒毒素，可致患者张口困难直至牙关紧闭、咀嚼肌痉挛，从而造成典型的苦笑面容和流涎等颌面部症状。继而颈部、躯干和四肢肌肉发生强直收缩，身体呈角弓反张、面部发绀、呼吸困难，最后可因窒息而死。病死率约 50%，破伤风杆菌的芽孢有利于其潜伏生长。

产气荚膜杆菌又名魏氏杆菌，是口腔颌面部感染中常见的另一种革兰阳性厌氧芽孢杆菌，它广泛存在于自然环境中，并见于几乎所有温血动物的消化道内，属于人和动物肠道内正常菌群的成员。产气荚膜杆菌具有强烈的外毒素（可产生 12 种外毒素，根据其 4 种主要毒素的抗原性，可将本菌分为 A、B、C、D 和 E 的 5 个亚型，对人致病的主要为 A 型和 C 型）和致病性酶类（如磷脂酰胆碱酶）。外毒素 A 型可引起气性坏疽和食物中毒，C型则引起坏死性肠炎。磷脂酰胆碱酶又称 α 毒素，能分解组织细胞膜上的磷脂和蛋白质的复合物，从而破坏细胞膜；还能溶解红细胞、白细胞和血管内皮细胞引起溶血和组织坏死。

产气荚膜杆菌引起的口腔颌面部外伤性感染属于气性坏疽，为严重的急性感染，以组织坏死、水肿乃至全身中毒为临床主要症状。必须指出的是：气性坏疽常为混合菌感染，除产气荚膜杆菌外，水肿杆菌、腐败杆菌、败血杆菌、溶组织梭菌和索氏梭菌都可能成为气性坏疽的混合感染菌。

二、金黄色葡萄球菌

金黄色葡萄球菌在自然界中无处不在，是人类化脓感染中最常见的病原菌，可引起局部化脓感染，甚至败血症、脓毒血症等全身感染。金黄色葡萄球菌是颌面部肿瘤患者术后最常见的感染菌，其致病力强弱主要取决于其产生的毒素和侵袭性酶，包括：

①溶血毒素：一种外毒素，分 α、β、γ、δ 4 种，能损伤血小板，破坏溶酶体，引起机体局部缺血和坏死。

②杀白细胞素：可破坏人的白细胞和巨噬细胞。

③血浆凝固酶：当金黄色葡萄球菌侵入人体时，该酶使血液或血浆中的纤维蛋白沉积于菌体表面或凝固，阻碍吞噬细胞的吞噬作用。葡萄球菌形成的感染易局部化与此酶有关。

④脱氧核糖核酸酶：金黄色葡萄球菌产生的脱氧核糖核酸酶能耐受高温，可用来作为依据鉴定金黄色葡萄球菌。

⑤肠毒素：金黄色葡萄球菌能产生数种引起急性胃肠炎的蛋白质性肠毒素，分为 A、B、C_1、C_2、C_3、D、E 及 F 8 种血清型。肠毒素可耐受 100℃煮沸 30 分钟而不被破坏。它引起的食物中毒症状是呕吐和腹泻。

此外，金黄色葡萄球菌还产生溶表皮素、明胶酶、蛋白酶、脂肪酶、肽酶等多种酶参与致病作用（图 5-1）。

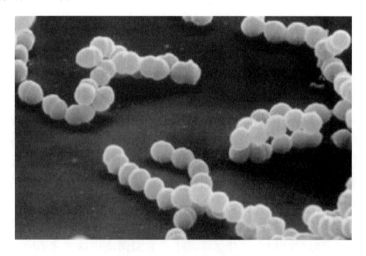

图 5-1　金黄色葡萄球菌

三、链球菌

链球菌是化脓性球菌的另一类常见病原菌，广泛存在于自然界和人及动物粪便以及健康人鼻咽部，大多数不致病。在口腔颌面部常见的病原链球菌包括化脓性溶血性链球菌和草绿色链球菌。

1. 化脓性溶血性链球菌

化脓性溶血性链球菌有较强的侵袭力，可产生多种侵袭性酶和外毒素，包括：

①M蛋白：具有抗吞噬和抗吞噬细胞内的杀菌作用，能沉淀纤维蛋白原，凝集血小板、白细胞，且具有抗原性，与变态反应有关。

②透明质酸酶：能分解细胞间质，利于病菌在组织中扩散。

③链激酶：又称溶纤维蛋白酶，可溶解血块或阻止血浆凝固，有利于细菌在组织中的扩散。

④链道酶：又称脱氧核糖核酸酶，能分解黏稠脓液中具有高度黏性的DNA，使脓液稀薄易于扩散。

⑤链球菌溶血素：有溶解红细胞、杀死白细胞及毒害心脏的作用。

⑥致热外毒素：又称红疹毒素或猩红热毒素，是人类猩红热的主要致病物质，为外毒素，使患者产生红疹。该毒素还有内毒素样的致热作用，对细胞或组织有损害作用。

化脓性溶血性链球菌可由口腔颌面部皮肤或黏膜伤口侵入，引起组织弥散性、迅速扩散的急性化脓性炎症，如颌面部疖痈、丹毒、蜂窝织炎等。细菌沿淋巴管扩张，可引起淋巴管炎、淋巴结炎，并导致败血症等。由呼吸道侵入，常引起急性扁桃体炎、咽峡炎，并可蔓延至颌面部引起间隙脓肿等（图5-2）。

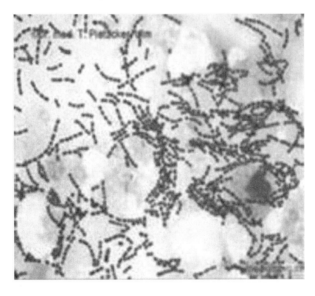

图5-2 化脓性溶血性链球菌

2. 草绿色链球菌

草绿色链球菌是人类口腔和上呼吸道的正常常驻菌群，若心脏瓣膜已有缺陷或损伤，本菌可在损伤部位繁殖，引起亚急性细菌性心内膜炎。在拔牙或摘除扁桃体时，寄居在口腔、龈缝中的草绿色链球菌可侵入血流引起菌血症。该菌还和龋齿的发生有关，是牙源性口腔颌面部感染病灶位置常检出的细菌，被公认为有协同致病作用（图5-3）。

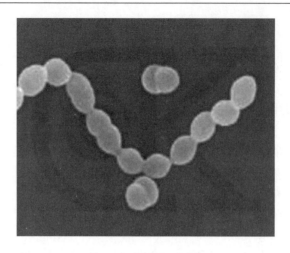

图 5-3　草绿色链球菌

四、铜绿假单胞菌

铜绿假单胞菌原称绿脓杆菌，在自然界分布广泛，为土壤中存在的最常见的细菌之一。各种水、空气、正常人的皮肤、呼吸道和肠道等都有铜绿假单胞菌存在，其存在的重要条件是潮湿的环境。

铜绿假单胞菌为专性需氧菌，属条件致病菌，是医院内感染的主要病原菌之一。患代谢性疾病、血液病和恶性肿瘤的患者，以及术后或某些治疗后的患者易感染该菌。铜绿假单胞菌引起的感染病灶可导致血行播散，而发生菌血症和败血症。除医院内获得感染外，HIV 感染者很容易在社区获得该菌的感染，而且一旦被铜绿假单胞菌感染，常可出现晚期 HIV 感染的体征。该菌通过产生内外毒素、致死毒素、肠毒素、溶血素、胞外酶等致病因子而参与致病作用（图 5-4）。

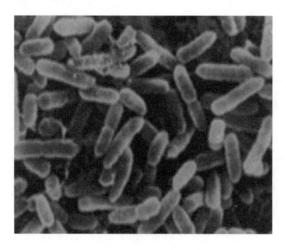

图 5-4　铜绿假单胞菌

五、结核分枝杆菌

人型和牛型结核分枝杆菌是革兰阳性杆菌，具有抗酸性，对人均有致病力。结核分枝杆菌可从鼻腔黏膜、扁桃体、咽部侵入，也可继发于肺结核病变。口腔颌面颈部以淋巴结核较常见，多见于儿童和青年人。此外，腮腺结核及颌骨结核也有一定的发生率，在没有典型肺结核病史的患者通常为隐匿性感染。结核初期可形成局部肿胀疼痛，继而形成寒性脓肿，最后可形成死骨和难愈之瘘管，淋巴结核和面骨结核患者有时可伴有全身症状，如低热、盗汗、乏力、食欲减退及消瘦等。

六、真菌

真菌中假丝酵母菌属是口腔颌面部肿瘤最常见的继发感染菌之一，其中以白假丝酵母菌最常见。Hashimoto 于 1991 年报道了 1 例口腔癌伴发播散性假丝酵母菌性骨髓炎，Paula 于 1991 年在口腔癌患者的口腔内检出白假丝酵母菌（56%），头颈部放疗后感染率高达 72%，其中以白假丝酵母菌血清 A 型最多见。其他可引起感染的假丝酵母菌有热带假丝酵母菌、克柔假丝酵母菌等。

七、病毒

腮腺炎病毒和风疹病毒与口腔颌面部感染有密切的关系。腮腺炎病毒是流行性腮腺炎的病原微生物，人是其唯一宿主。流行性腮腺炎的临床表现为急性发作，腮腺肿胀、疼痛，病毒可侵入一侧或双侧腮腺，并可侵入舌下腺和颌下腺引起腺体间叶组织炎症，腺管上皮退行性病变。在成年男性发病时，尚可引起睾丸肿胀。既往认为儿时患过流行性腮腺炎或注射过腮腺炎病毒疫苗可获得终身免疫，但目前有报道发生过两次流行性腮腺炎的病例，这可能与腮腺炎病毒具有多种类型有关。

风疹病毒是风疹的病原微生物，人是其唯一自然宿主。风疹病毒通过患者鼻咽分泌物的飞沫由呼吸道直接传染，经 14～21 天潜伏期后，枕部、耳后部、颈部等处的淋巴结肿大伴发热。1～2 日后，颜面和头部首先出现风疹，并顺次扩大到颈部、躯干部和四肢。一次患病后，通常可终身免疫。

（罗　惟）

第六章　口腔微生物相关神经系统感染

人类口腔中已经定植超过 700 种不同的微生物，如细菌、病毒、真菌等。口腔相关的神经系统感染种类繁多，病因各不相同。微生物种群导致的口腔感染会造成局部和全身的炎症环境，微生物及其产生的细菌毒素、炎症因子等进入血液中，通过血液循环，破坏血脑屏障入脑，再启动相关机制引起神经系统感染。

第一节　病毒性脑膜炎

病毒性脑膜炎是由各种病毒感染所致，但不是由乙型脑炎病毒所引起的。部分感染首先发生口腔黏膜 – 唇疱疹、溃疡，病毒沿三叉神经向心性穿行到达半月神经节潜伏感染，主要临床表现为急性或亚急性起病的发热、头痛、脑膜刺激征阳性，脑脊液检查有炎性改变。病程较短，一般预后良好。

一、病因与发病机制

（一）病因

常见的非疱疹病毒感染的病毒性脑膜炎的致病微生物，夏季所见的大多数病例多为细小核糖核酸病毒，如柯萨奇病毒和埃可病毒等肠道病毒。冬季和春季以流行性腮腺炎病毒为主。下列病毒感染过程中也可导致急性病毒性脑膜炎，如 Epstein Barr 病毒、巨细胞病毒和人类免疫缺陷病毒等。

（二）发病机制

约 90% 的病毒性脑膜炎是由各种肠道病毒感染所致，主要是粪—口传播。通常，病毒进入宿主体内，在肠道内发生次感染，扩散至淋巴系统，少量病毒进入血液循环系统，播散至宿主的单核吞噬细胞系统，在宿主免疫功能低下时，病毒大量复制，产生严重的病毒血症，突破血—脑屏障，传播至蛛网膜下隙，感染脑和脊髓的软膜、蛛网膜等。

二、临床表现

（一）全身感染中毒症状

急性或亚急性起病的发热、周身酸痛、肌痛、食欲缺乏、恶心、呕吐、全身乏力等。

（二）某些病毒感染的表现

皮疹［尤其是埃可病毒和水痘—带状疱疹病毒（VZV）］，阵发性肋间神经痛（B 组柯萨奇病毒），疱疹性咽峡炎（A 组柯萨奇病毒），腮腺炎（腮腺炎病毒），生殖器疱疹（2 型单纯疱疹病毒，HSV-2）。

（三）脑膜刺激症状

头痛（位于前额和颈枕部），呕吐。

（四）脑膜刺激征

Kernig 征和 Brudzinski 征阳性。

三、辅助检查

（一）外周血常规

白细胞计数正常或稍低，少数也可轻度升高。淋巴细胞脉络丛脑膜炎时淋巴细胞相对增多，血小板计数可下降。如出现大量非典型单核细胞，且异嗜反应阳性时，提示为 EB 病毒感染。

（二）脑脊液检查

压力增高，外观清亮，细胞数轻至中度增加，一般为（20 ～ 100）× 10^6/L，有时可高达 300 × 10^6/L 以上，早期以中性粒细胞为主，几小时后则以淋巴细胞占优势（淋巴细胞脉络丛脑膜炎时单核细胞可达 85% ～ 100%），蛋白正常或稍高，糖及氯化物正常（但腮腺炎病毒性脑膜炎及淋巴细胞脉络丛脑膜炎时，糖含量可稍降低）。可查见寡克隆 IgG 带。

（三）红细胞沉降率（血沉）

正常或轻度增快。

（四）血清学检查

在腮腺炎所致的病毒性脑膜炎，有 70% ～ 90% 的患者血清淀粉酶轻至中度升高，C- 反应蛋白阴性或弱阳性。

（五）免疫学检查

1. 补体结合试验

特异性较差。

2. 免疫荧光抗体检查

敏感，对黏液病毒、疱疹病毒、巨细胞病毒、狂犬病毒、腺病毒等可做出早期诊断，但特异性不强。

3. 抗体中和试验

特异性强，敏感，但因中和抗体出现较晚，故对早期诊断无帮助。

（六）病毒学检查

从血清、脑脊液，以及粪便、尿液和咽拭子中分离出病毒，常可做出特异性的病毒学诊断。PCR 技术能在短时间内将人工选定的基因片段迅速大量地扩增，经简单的凝胶电泳分析就可观察结果，对病毒性脑膜炎的病原学诊断具有高度的特异性和敏感性。

四、诊断及鉴别诊断

（一）诊断

（1）急性或亚急性起病的全身感染中毒症状，如发热、畏冷、食欲缺乏、全身酸痛和乏力等。

（2）有脑膜刺激症状，如头痛、呕吐等。

（3）脑膜刺激征阳性。

（4）脑脊液检查，颜色清亮透明。压力正常或轻度增高，白细胞轻度增高，一般为

（20～100）×10^6/L，以淋巴细胞为主。蛋白正常或轻度增高，糖和氯化物含量正常。

（5）有皮肤疱疹和腮腺肿大等病毒感染证据。

（6）病毒学检查分离出某种病毒，特别脑脊液中分离出病毒可确诊。

（二）鉴别诊断

1. 结核性脑膜炎

缓慢起病、病程较长。脑脊液外观微混，静置后有薄膜形成，白细胞数更高，蛋白定量增高，糖及氯化物含量降低，脑脊液涂片可检出结核分枝杆菌。不经特殊治疗病情将逐渐严重。

2. 化脓性脑膜炎

脑脊液外观混浊，细胞数多在1000/L以上，分类以中性粒细胞为主，涂片或培养可找到化脓性致病菌。脑脊液中纤维结合蛋白浓度及溶菌酶活性的测定有助于疾病的鉴别：化脓性脑膜炎时纤维结合蛋白浓度及溶菌酶活性均明显升高，而病毒性脑膜炎时纤维结合蛋白浓度明显降低，溶菌酶活性不升高。

3. 新型隐球菌性脑膜炎

起病缓慢，病程迁延。脑脊液糖含量降低，涂片墨汁染色可发现厚荚膜圆形发亮的就是隐球菌。在沙氏培养基上有真菌生长，即可确诊。

五、治疗

病毒性脑膜炎大多数属于一种良性、自限性疾病，抗病毒治疗可明显缩短病程和缓解症状。目前，常用的药物有以下几种。

（一）阿昔洛韦（ACV）

该药为一种鸟嘌呤衍生物。阿昔洛韦是目前最常使用的一种选择性强、毒性小、效力高的抗病毒药。适用于单纯疱疹病毒（HSV）和带状疱疹脑膜炎的治疗。常用剂量为15～30mg/（kg·d），连用14～21天，不良反应有谵妄、震颤、皮疹、血尿、血转氨酶暂时性升高等。

尽管阿昔洛韦在临床上已被证实治疗HSV脑膜炎有良好的疗效且不良反应小，但近年来临床已发现耐阿昔洛韦的单纯疱疹病毒毒株，耐药性随药物疗程的延长有增长趋势。HSV脑膜炎治疗失败者几乎都伴有严重免疫缺陷。发生耐药有两种可能性：HSV-胸苷激酶（TK）的减少或缺乏，这是临床发生耐药最常见的原因，多见于免疫力低下的且长期用药者；HSV-DNA多聚酶发生突变使HSV-TK发生特异性的改变，对三磷酸阿昔洛韦不敏感，但迄今尚未发现有耐阿昔洛韦病毒质粒的传播。目前，用酶扩增的ELISA法检测HSV抗原可以快速检出耐阿昔洛韦的病毒毒株。多数耐阿昔洛韦的病毒毒株在试管中对膦甲酸钠和泛昔洛韦敏感，用这两种药物治疗AIDS并耐阿昔洛韦的HSV感染有较好的疗效，不良反应较少，但停止治疗复发率高。

（二）普来可那利 pleconaril

普来可那利是一种新型的抗微小核糖核酸病毒药物，其作用机制在于阻止病毒脱衣壳及阻断病毒宿主细胞受体的结合，从而达到抑制病毒复制的目的。普来可那利已被证实具有广泛的抗菌谱和潜在的抗肠道病毒和鼻病毒的作用，且口服的药物利用度高，临床实验证实该药能明显减轻病毒感染的症状，缩短病程。其用法为200mg，每日2～3次。

六、预后

本病为自限性疾病，病程数天至 2 周。通常预后良好，不留任何后遗症，但有些病例病变波及脑实质则可遗留一定神经功能缺陷。

（费　帆）

第二节　化脓性脑膜炎

部分口腔微生物可能通过与脑相连的周围神经（包括嗅神经、三叉神经和面神经等）入脑，外伤引起的化脓性口腔感染，可通过周围神经或血液突破血脑屏障，诱发化脓性脑膜炎。化脓性脑膜炎是由脑膜炎双球菌、肺炎双球菌、流行性感冒嗜血杆菌 B型、金黄色葡萄球菌、链球菌、大肠埃希菌等引起的较严重的颅内感染。脑膜炎双球菌最常侵犯儿童，又称为流行性脑脊髓膜炎，简称流脑。肺炎链球菌脑膜炎呈散发，多见于冬春季，以 2 岁以下婴儿及老年患者为多，但成人也不少见，本病常继发于肺炎、中耳炎、乳突炎等疾病，少数患者继发于颅脑外伤或脑外科手术后，约 20% 的病例无原发病灶可寻。由金黄色葡萄球菌引起的化脓性脑膜炎，发病率低于脑膜炎球菌、肺炎链球菌和流感杆菌所致的脑膜炎。在各种化脓性脑膜炎中仅占 1% ～ 2%，较多见于新生儿，常于产后 2 周以后发病。糖尿病等患者当免疫力低下时也易发生。主要由金黄色葡萄球菌引起，偶见为表皮葡萄球菌。脑脓肿穿破引起者，除葡萄球菌外常有厌氧菌混合感染。各季节均有发病，但以 7 月、8 月、9 月比较多见。大肠埃希菌是新生儿脑膜炎最常见的致病菌。

一、病因和发病机制

（一）病因

脑膜炎双球菌、肺炎双球菌、流感嗜血杆菌、金黄色葡萄球菌等是化脓性脑膜炎的常见致病菌，在世界各地的发病没有地域性差异。其次为链球菌、铜绿假单胞菌和大肠埃希菌等。其中脑膜炎双球菌感染所致的流行性脑脊髓膜炎最为常见，本节主要介绍脑膜炎双球菌以外化脓性细菌感染所致的急性化脓性脑膜炎。

引起急性或亚急性脑膜炎的途径有以下 3 种。

1. 血源性播散

常常继发于菌血症，细菌可能是首先通过脉络丛，进入脑室系统，使脑脊液受到感染，然后通过第四脑室进入蛛网膜下隙，形成脑膜炎。也就是说在败血症基础上发生的脑膜炎。

2. 细菌从邻近部位进入软脑膜

如颅骨骨折或穿通伤时，以及化脓性中耳炎、乳突炎、鼻旁窦炎、颅骨骨髓炎等。

3. 颅内病灶的直接蔓延

脑脓肿破溃时，脓液进入脑蛛网膜下隙或脑室系统，脑脊液循环系统受到感染，形成脑膜炎。

（二）发病机制

细菌侵入蛛网膜下隙即开始繁殖，但是患者是否发病，取决于病原体与宿主之间的相互作用。大多数情况下宿主为健康带菌者，当宿主的抵抗力低下时或病原体的毒力较强时，宿主会出现急性脑膜炎的症状。通过血—脑屏障的病原体，部分细菌自身细胞溶解，崩解的细胞壁成分如脂多糖等和炎性细胞（白细胞、小胶质细胞等）、炎性因子（白细胞介素 –1、肿瘤坏死因子）等相互作用，使脑脊液中的炎性渗出物不断集聚，导致脑脊液循环通路受阻，蛛网膜颗粒吸收障碍，导致严重的脑水肿、脑积水，颅内压增高。如果不及时治疗，在颅内压力增高的过程中，脑血管的自动调节功能丧失，可发生继发性的脑缺血或脑梗死。

二、临床表现

为急性或暴发性起病，各种年龄均可发病，以儿童多见。

（一）感染中毒症状

有发热（常为高热），畏寒，精神差，全身酸痛，四肢乏力，食欲缺乏和嗜睡等。

（二）脑膜刺激症状和体征

有头痛，颈项强痛，Kernig 征和 Brudzinski 征阳性。

（三）颅内高压症状

有头痛，常为剧烈头痛，呕吐，部分患者呈喷射状呕吐，视力障碍，可有视盘水肿。婴幼儿表现为前囟饱满，角弓反张。严重时发生小脑幕切迹疝或枕骨大孔疝，表现为意识障碍，呼吸困难，严重时呼吸停止，一侧瞳孔或双侧瞳孔散大。

（四）大脑皮质刺激症状

有癫痫发作，呈强直—阵挛性发作或部分性发作，甚至为难以控制的癫痫发作或癫痫持续状态。

（五）脑局灶性损害的症状

患者表现为偏瘫、失语、偏身感觉障碍等。

（六）脑神经损害的症状

常累及动眼神经、展神经、面神经和听神经，引起受累脑神经受损的症状和体征。

（七）化脓性脑膜炎的并发症

可引起硬膜下积液，常见于 2 岁以下幼儿；硬膜下积脓，常见于青壮年。其他有脑脓肿、脑梗死、静脉窦血栓形成和脑积水等。

三、辅助检查

（一）周围血常规检查

白细胞总数增高，中性粒细胞高达 80% ～ 90%。

（二）脑脊液检查

是化脓性脑膜炎的重要诊断依据，脑脊液颜色混浊、脓性或呈米汤样。压力明显增高，白细胞增高达（500 ～ 1000）× 10^6/L，大多数为 1000 × 10^6/L 以上，以中性多形核细胞为主。蛋白定量明显增高，糖和氧化物含量降低。50% 以上的患者脑脊液中可找到致病菌，脑脊液离心后沉渣做革兰染色涂片，阳性率可高达 80% ～ 90%，为早期病原学诊断和正确选择抗生素提供初步依据。应常规进行细菌培养和药效实验。脑脊液细菌培养，有助于进一步提高病原学确诊的阳性率。

（三）免疫学试验

对于已经接受抗生素治疗的疑似急性化脓性脑膜炎的病例，常规的脑脊液涂片和培养，有时很难确定到病原菌。近年来脑脊液细菌抗原的特异性免疫学检查，能快速做出病原菌和菌型诊断，敏感性和特异性均较高，并不受抗生素治疗的影响，方法简便、快速，可作为早期快速诊断的手段，常用的方法如下。

（1）聚合酶链反应。

（2）对流免疫电泳法。

（3）乳胶凝集试验。

（4）酶联免疫吸附试验。

（5）放射免疫法。

但是，目前对于上述检测手段也存在争议，假阳性率高，不能替代脑脊液细胞学的革兰染色和病原学培养。

（四）与病原学有关的实验检查

1. 脑脊液乳酸测定

细菌性脑膜炎脑脊液乳酸含量高达 25mg/dL，而在病毒性脑膜炎中常低于 25mg/dL，有人主张把脑脊液乳酸 > 35mg/dL 作为细菌性脑膜炎的诊断标准。但脑脊液乳酸增高的机制是脑缺氧和脑水肿导致乳酸增高，因而也见于脑真菌感染、脑外伤、脑出血和其他脑缺氧的病例应加以鉴别。但可作为与病毒性脑膜炎鉴别的方法。

2. 乳酸脱氢酶

急性化脓性脑膜炎脑脊液总 LDH 含量持续增高，其中 LDH_4 和 LDH_5 与中性粒细胞浸润有关，反映脑膜炎的轻重，有助于与病毒性脑膜炎的鉴别。脑脊液总 LDH 含量增高对疾病的预后有一定的价值。LDH_1 和 LDH_2 与脑组织损害有关，急剧增高，提示神经系统脑实质性损害严重，死亡风险高。

（五）影像学检查

1. 头颅 CT 检查

早期可无明显异常，当炎性渗出物沉积时，可见蛛网膜下隙扩大、模糊。于化脓期增强扫描时，可见脑底池脑膜密度增强。在晚期，可见到脑动脉炎所致的脑梗死和脑软化，脑膜粘连所致的脑积水及儿童常并发的硬膜下积液、积脓。当并发脑脓肿时，可见一低密度区，有占位效应，于脓肿包膜形成期增强扫描显示出较薄的、厚度均匀、边界光整的典型脓肿包膜。同时，CT 检查可以一定程度反映出颅骨骨髓炎，以及乳突炎、重症鼻旁窦炎等。CT 检查可以显示是否存在颅骨或椎体是否存在骨质破坏，揭示出化脓性病原菌入侵的途径。

2. 磁共振

平扫和增强扫描对脑实质炎症、脑水肿、脑疝、脑脓肿及其他脑部并发症可提供清晰的影像。

四、诊断与鉴别诊断

（一）诊断

凡继肺炎、中耳炎、鼻旁窦炎及颅脑外伤后，出现高热不退、神志改变、颅内高压及脑膜刺激征者，应考虑肺炎链球菌脑膜炎的可能，及早检查脑脊液以明确诊断。在冬春季节发生的脑膜炎，无以上诱因且皮肤没有淤点者，也应考虑本病的可能。化脓性脑膜炎患者，如发现身体其他部位有局限性化脓灶，脑脊液沉淀涂片检查可找到多量簇状排列的革兰阳性球菌，则葡萄球菌脑膜炎的诊断可基本成立，脑脊液培养得到葡萄球菌可进一步与其他化脓性脑膜炎鉴别。

（二）鉴别诊断

1. 其他化脓性脑膜炎

脑膜炎球菌脑膜炎多有特征性的皮疹；葡萄球菌性脑膜炎大多发现在葡萄球菌败血症病程中；革兰阴性杆菌脑膜炎易发生于颅脑手术后；流感杆菌脑膜炎多发生于婴幼儿；铜绿假单胞菌脑膜炎常继发于腰穿、麻醉、造影或手术后。

2. 流行性乙型脑炎

患者以儿童为主，流行季节为 7～8 月。表现为突起高热、惊厥、昏迷，但无皮肤淤点、瘀斑。脑脊液清亮，细胞数不超过 100×10^6/L，以淋巴细胞为主。但早期中性粒细胞稍多于淋巴细胞，脑脊液糖量正常或偏高。血液补体结合试验有诊断价值；血液中特异性 IgG 抗体阳性也可确诊。

3. 病毒性脑膜炎

临床表现相似，但病情较轻。脑脊液压力正常或略高，外观澄清或微浑，细胞数大多为（5～30）$\times 10^6$/L，分类淋巴细胞占优势（早期可有中性粒细胞增多），蛋白量正常或略高，糖和氯化物含量正常。细菌及真菌涂片检查阴性脑脊液乳酸脱氢酶活性、溶菌酶活性在细菌性脑膜炎时增高，且不受抗菌药物治疗的影响，而在病毒性脑膜炎时则为正常，故有助于两者的鉴别。

4. 结核性脑膜炎

此病也有发热、头痛、恶心、呕吐，检查有脑膜刺激征，在临床上易与化脓性脑膜炎相混淆，需注意鉴别。但患者还有结核分枝杆菌感染的一般指标，如红细胞沉降率加快、PPD 试验阳性等。脑脊液压力高，细胞数轻至中度增加［（5～50）$\times 10^6$/L］，蛋白轻至中度增加，糖和氯化物降低。发现结核分枝杆菌有确诊价值。

五、治疗

（一）治疗原则

化脓性脑膜炎的治疗原则为抗菌治疗、抗脑水肿、降低颅内压及一般对症和支持治疗。金黄色葡萄球菌脑膜炎的病死率甚高，可达 50% 以上，应立即采用积极的抗菌治疗。应用原则为早期、足量、长疗程，且选用对金葡菌敏感、易透过血—脑屏障的杀菌药，以及抗脑水肿、降低颅内压及一般对症和支持治疗。葡萄球菌脑膜炎容易复发。故疗程宜较长，体温正常后继续用药 2 周，或脑脊液正常后继续用药 1 周，疗程常在 3 周以上。

（二）治疗计划

1. 抗生素应用

早期治疗可减轻病情，减少并发症和降低病死率。

（1）肺炎球菌脑膜炎：

①青霉素 G：为首选药物，剂量宜大，成人每天 2000 万 U，小儿为 20 万～40 万 U/kg，分次静脉滴注。待症状好转、脑脊液接近正常后，成人量可改为 800 万 U/d，持续用药至体温和脑脊液正常为止，疗程不应少于 2 周。青霉素 G 鞘内给药，可能导致惊厥、发热、蛛网膜下隙粘连、脊髓炎及神经根炎等不良反应，故不宜采用。

②其他抗生素：若对青霉素过敏，可选用头孢菌素，常选用头孢噻肟或头孢曲松。前者6～10g/天，后者2～4g/天。这两种药脑脊液浓度高，抗菌活力强。也可选用头孢唑肟，6～10g/天。在对青霉素过敏人群中，有10%～20%可对头孢菌素发生交叉过敏，用药中应注意观察。其他可供选择的药物有红霉素1.6～2.0g/天，静脉滴注；氯霉素1.5～2.0g/天，静脉滴注。

（2）金黄色葡萄球菌脑膜炎：

①苯唑青霉素：成人每日6～12g，儿童每日150～200mg/kg，静脉滴注，同时口服丙磺舒，若对青霉素过敏或治疗效果不好，可改用万古霉素、头孢他啶或头孢曲松等，也可选用磷霉素或利福平。

②其他抗生素：万古霉素每日2g，儿童每日50mg/kg，分次静脉滴注。利福平的成人剂量为600mg/d，儿童为15mg/（kg·d），分2次口服，用药期固定监测肝肾功能。万古霉素与利福平联合应用可提高疗效。磷霉素的毒性小，成人剂量为16g/d，分2次静脉滴注。治疗期间最好配合庆大霉素鞘内注射，庆大霉素鞘内注射每次5000～10000U（5～10mg），儿童每次1000～2000U（1～2mg）。

2. 一般治疗

颅高压者应卧床休息，可给予高营养、易消化的流质或半流质饮食。若不能进食则需鼻饲，注意供给足够能量。适当吸氧，保持呼吸道通畅，防治压疮、肺部和泌尿道感染等并发症。

3. 对症治疗

（1）发热：发热时用冰敷、冰毯、乙醇擦浴等物理降温，必要时用药物乙酰水杨酸（阿司匹林）或亚冬眠疗法降温。

（2）惊厥、精神异常：如有惊厥或精神异常应首选地西泮，10～20mg肌内注射或缓慢静脉推注；也可应用氯硝西泮、硝基西泮。

（3）脑水肿：颅内压增高者，须脱水治疗，除严格控制液体摄入量外，主要应用20%甘露醇125～250mL，q12h～q8h，静脉滴注（呋塞米20～40mg，q12h～q8h，静脉推注。细菌被抗菌药物杀死及溶解后，常引起脑膜炎，症状暂时加重，可用地塞米松10～15mg/d，一般2～3天可抑制炎症反应，减轻脑水肿，降低颅内压。有条件者可适量应用20%清蛋白50mL，静脉滴注。若有肾功能减退者，可选用甘油果糖注射液以减轻肾功能损害。

（4）呼吸衰竭：主要用呼吸兴奋剂，如洛贝林、可拉明、利他林等，也可用东莨菪碱、山莨菪碱等，必要时气管插管、气管切开接呼吸机辅助呼吸。

六、预后

本病虽病情较重，但接受及时、合理治疗后，大多数病例经数周或数月后恢复健康，少数病例遗有偏瘫、精神异常、智能低下、癫痫等症状。有意识障碍表现为昏迷的患者可导致死亡。

（费　帆）

第三节　结核性脑膜炎

腔口结核也称皮肤、黏膜溃疡性结核病，发生于皮肤、黏膜腔口部位，最常见于口腔，口腔结核多为结核菌继发感染引起，原发性口腔结核少见，其感染结核菌可从口腔原发病灶通过血液、淋巴途经到达神经系统从而引起结核性脑膜炎。结核性脑膜炎（TBM）是由结核分枝杆菌感染脑膜和脊髓膜导致的非化脓性脑膜炎，是结核分枝杆菌感染中枢神经系统引起的最常见的中枢神经系统炎症。常为亚急性或慢性起病，主要临床表现为低热、头痛、呕吐、脑膜刺激征阳性。诊断结核性脑膜炎的主要依据是脑脊液检查，表现为压力增高、蛋白定量增高，白细胞数增高，以淋巴细胞为主，糖和氯化物降低，如涂片和培养能找到结核分枝杆菌则可确诊。本病可发生于任何年龄，以青少年为多见，早期诊断和及时合理治疗是提高治疗效果和减少病死率的关键。

一、病因及发病机制

（一）病因

TBM 的致病细菌为结核分枝杆菌。

（二）发病机制

结核性脑膜炎常伴发于身体其他部位的结核病，特别是粟粒性结核与肺结核。儿童患者多为全身性粟粒性结核病的一部分；婴幼儿多继发于原发综合征（尤其是纵隔淋巴结核）；少数患者为脑内结核瘤、结核性中耳炎、脊椎结核直接蔓延侵犯脑膜所引起；而肺、泌尿系统及消化道结核病常为成人结核性脑膜炎的来源。

二、病理

主要病理改变为脑膜广泛性慢性炎症反应，脑膜变浊变厚，尤其是以脑底面明显，有小结核结节形成。蛛网膜下隙及脑室内有大量炎症渗出并有脑室管膜炎，这种黄厚稠的浆液纤维蛋白性渗出物多聚集在脑底，与增厚的脑膜、脑水肿等可共同围绕并挤压、损害脑神经。也可阻塞脑脊液循环通路，引起脑积水（如阻塞第四脑室诸孔，则可发生阻塞性脑积水；炎症粘连使蛛网膜及其他浅表血管间隙、神经根周围间隙脑脊液的回收障碍，则导致非阻塞性脑积水），并出现颅内高压。脑膜血管也有炎症反应（动脉内膜炎），可有血栓形成而引起脑梗死。

脑膜炎累及脑实质，在脑实质内可形成小结核瘤。脑实质原来就有结核病变时，则可引起结核性脑膜脑炎。

三、临床表现

见于任何年龄。约20% 在 5 岁前发病，80% 在 40 岁前发病。但 6 个月以下的婴幼儿较少发病。通常为亚急性起病，症状轻重不一，年龄越小，早期症状越不典型，病程约可分为 3 期，但各期间并无明显界线。

（一）早期（前驱期）

表现为低热、盗汗、精神不振、食欲缺乏、头痛、恶心、呕吐、情绪不稳、易激动、便秘、体重下降等。婴幼儿发病急，可表现为急起高热，开始即出现脑膜刺激征，或以惊厥为首发症状。

（二）中期（脑膜刺激期）

颅内压力明显增高，患者头痛加剧，并有喷射性呕吐，颈项强直明显，凯尔尼格征与布鲁津斯基征阳性，可有惊厥发作，小儿可出现"脑性尖叫"，神志由嗜睡渐转为意识模糊，婴儿主要表现为前囟饱满或膨隆。可有眼睑下垂、复视、瞳孔改变、斜视、面瘫等脑神经麻痹征象，也可出现肢体瘫痪，可伴失语。眼底检查可发现脉络膜上血管附近有圆形或长圆形苍白色外围黄色的结核结节及视盘水肿。

（三）晚期（昏迷期）

以上症状渐加重，逐渐进入昏迷，可有频繁发作的阵挛性或强直性抽搐发作，反射消失，大小便失禁。晚期可有高热、呼吸不规则或呈潮式呼吸。

本病自然病程于 6～8 周内死亡，如能早期诊断及有效治疗，康复率可达 90%。恢复的患者中约 25% 留有或轻或重的后遗症，包括智能障碍、瘫痪、耳聋、失明、癫痫、眼肌麻痹、面瘫等。发病 2～3 年后可发现颅内钙化灶。

四、辅助检查

通常 TBM 早期临床表现缺乏特异性，尤其是儿童、老人或免疫功能低下者。实验室检查尤为重要，常常是临床诊断和治疗的重要依据。

（一）脑脊液检查

1. 常规生化

TBM 患者的脑脊液压力增高，外观呈微混或呈毛玻璃样，静置后有薄膜或凝块形成。细胞数中度升高 [（50～500）×10^6/L]，分类以淋巴细胞为主（占 60%～95%），蛋白含量增多，糖及氯化物含量降低。

疾病早期脑脊液中也可以中性粒细胞增多为主（可超过 50%），一般蛋白含量为 0.5～2.0g/L，当蛛网膜下隙阻塞时，脑脊液呈黄色，蛋白含量可超过 2.5g/L。通常糖含量低于 1.65mmol/L（30mg/dL），氯化物含量低于 169.26mmol/L（600mg/dL），糖与氯化物含量同时降低为结核性脑膜炎的典型改变。

TBM 脑脊液的变化虽然没有特异性，但是典型的脑脊液变化，可高度提示本病的诊断。

2. 脑脊液中发现病原体可确诊

用脑脊液离心沉淀物或薄膜涂片抗酸染色，可能发现结核分枝杆菌（一次检查的阳性率约为 20%，反复检查阳性率可达 75%）。该方法简便、易行、可靠，虽然阳性率较低，但在临床上仍广泛应用。

应用免疫技术进行抗原检测（如酶联免疫吸附试验），可检测脑脊液中的抗结核抗体。由于各种分枝杆菌彼此存在抗原成分交叉反应，脑脊液的免疫学检查假阳性率较高，临床应用价值有限。

脑脊液做结核分枝杆菌培养是临床诊断 TBM 的"金标准"，但是由于实验周期长（4～8 周），阳性率低，对早期诊断意义不大。

3. 脑脊液中免疫球蛋白测定

测定后有利于鉴别几种脑膜炎。结核性脑膜炎时以 IgG 和 IgA 增高为主，IgM 也增高；病毒性脑膜炎时仅 IgG 增高，IgA 和 IgM 不高；化脓性脑膜时主要为 IgG 与 IgM 增高。

（二）胸部 X 线检查

如发现肺结核（原发综合征、支气管淋巴结核、粟粒性结核等）有助于诊断，但阴性结果不能否定诊断。

（三）头颅 CT 检查

可发现蛛网膜下隙中渗出物增多，脑积水、脑梗死灶（常见大脑中动脉穿支供血区）和脑膜强化等。

（四）头颅 MRI 检查

可发现基底池渗出物显示 T_1WI 低信号和 T_2WI 高信号，脑膜强化。

（五）结核分枝杆菌素试验

早期患者可呈阳性反应，严重患者可呈阴性反应。

五、诊断及鉴别诊断

（一）诊断

（1）是否有结核患者接触史，身体其他部位是否可查找到结核病灶。

（2）亚急性起病有低热、乏力、盗汗等全身不适症状。

（3）有头痛、呕吐、视力减退等颅内高压症状。

（4）脑膜刺激征阳性。

（5）脑脊液检查，颜色清亮或微黄，压力高，白细胞数增加，以淋巴细胞为主，蛋白增高，糖和氯化物降低。

（6）脑脊液抗酸涂片或培养发现结核分枝杆菌。

（7）影像学检查 CT 或 MRI 发现脑膜强化，尤其是颅底脑膜强化或者有结核瘤。

（8）试验性联合足量抗结核治疗 5 ～ 10 天，最多 2 ～ 3 周，效果明显。

（二）鉴别诊断

1. 化脓性脑膜炎

起病急，有高热、脑脊液外观混浊，细胞数多在 $1000 \times 10^6/L$ 以上。分类以中性粒细胞为主，涂片或培养可找到化脓性致病菌。须注意已应用抗生素治疗过的化脓性脑膜炎，其脑脊液改变可类似结核性脑膜炎。

2. 病毒性脑膜炎

可由埃可、柯萨奇、流行性腮腺炎等病毒引起，发病较急，早期脑膜刺激征明显。脑脊液无色透明，静置无薄膜形成，白细胞在 $100 \times 10^6/L$ 以上，蛋白含量正常或轻度升高，糖及氯化物含量正常。本病为自限性疾病，2 ～ 3 周自愈。脑脊液中分离出病毒即可确诊。

3. 新型隐球菌性脑膜炎

起病更缓、病程更长，常有长期使用抗肿瘤或免疫抑制药物史，也可与结核性脑膜炎并存。颅内压力常显著增高，头痛剧烈与脑膜炎其他表现不相平行。结核分枝杆菌素试验阴性，抗结核治疗无效。脑脊液改变与结核性脑膜炎相似，但涂片墨汁染色可找到真菌，特别是新型隐球菌，在沙氏培养基上有真菌生长，即可确诊。

4. 脑室系统肿瘤

脑脊液中白细胞可增高，糖含量降低，很像结核性脑膜炎，但无发热症状。迁延的病程找不到结核病灶，头颅 CT 和 MRI 发现肿瘤病灶即可确诊。

六、治疗

原则：早期给药、合理选药、联合用药及系统治疗。只要临床症状、体征及实验室检查高度提示本病，即使 CSF 抗酸涂片呈阴性也应立即开始抗结核治疗。

（一）抗结核治疗

1. 一线用药

（1）异烟肼（INH）：可抑制结核分枝杆菌 DNA 合成，破坏菌体内的活性，干扰分枝杆菌酸合成，对细胞内外、静止期、生长期的结核分枝杆菌有杀菌作用。

推荐剂量：儿童 $10 \sim 15mg/$（kg·d），每日 1 次。成人 $10 \sim 15mg/$（kg·d），每日 1 次。异烟肼的足量十分重要，如用量不足，往往造成早期抗结核治疗效果不明显，甚至使结核分枝杆菌产生耐药性。成人结核性脑膜炎最高剂量每天可达 $0.8 \sim 1.0g$。

脑膜没有炎症时，脑脊中 INH 的浓度是同期血浓度的 $15\% \sim 25\%$。在结核性脑膜炎患者，脑脊液浓度可达血药浓度的 90%。

在正常剂量下，少数患者可引起周围神经炎、精神症状和诱发癫痫等不良反应。

（2）利福平（RFP）：与菌体 RNA 聚合酶结合，干扰 DNA 和蛋白质的合成而灭菌，对细胞内外结核分枝杆菌都有同样的杀菌作用。利福平可部分通过炎症脑膜。

推荐剂量：儿童 $10 \sim 20mg/$（kg·d），成人 $10mg/$（kg·d），最大剂量不超过 $600mg/d$，晨起饭前 1 小时空腹顿服。

少数患者可引起肝肾功能损害和血液系统毒性。消化系统不良反应比较常见，一般不影响继续用药。

（3）吡嗪酰胺（PZA）：破坏菌体内酶活性，感染菌体需氧电子运输系统，在酸性环境下，对细胞内结核分枝杆菌具有杀灭作用。吡嗪酰胺可自由透过血－脑屏障。

推荐剂量：为 $20 \sim 35mg/$（kg·d），分 3 次口服。

肝脏毒性较多见，偶可引起高尿酸血症和关节疼痛。

（4）乙胺丁醇（EMB）：是一种结核分枝杆菌抑制剂，它可抑制细菌 RNA 合成，阻碍核酸合成，干扰脂类代谢，与其他抗结核药合用，能防止耐药菌产生。

推荐剂量：$15 \sim 25mg/$（kg·d），成人 $750 \sim 1000mg/d$，顿服或分次口服。若剂量偏大，约 5% 的患者可引起球后视神经炎，停药后可恢复。

（5）链霉素（SM）：尽管链霉素在很大程度上已被更有效、毒性更低的药物取代，但该药在结脑的治疗中仍有一定的地位。它可干扰菌体蛋白质合成需氧电子运输系统，从而杀灭和抑制结核分枝杆菌生长，在碱性条件下为细胞外杀菌药。

推荐剂量：儿童为 $20 \sim 40mg/$（kg·d），成人每日 $0.75mg/d$，肌内注射。

主要不良反应为第 8 对脑神经的不可逆损害。前庭损害比听力下降更多见。肾毒性作用在肾功能不全时更易发生。

2. 二线药物

世界卫生组织（WHO）1991 年确定的二线药物为环丝氨酸、乙酰异烟胺、卡那霉素、卷曲霉素、对氨基水杨酸和氨硫脲。二线药物均为抑菌药，主要用于防止结核分枝杆菌耐药性的产生。在脑膜炎时这类药物可轻微透过血—脑脊液屏障。喹诺酮类药物中的氧氟沙星最易透过血—脑脊液屏障。

3. 联合治疗方案

（1）WHO 推荐应用 INH、RFP、PZA 和 EMB，2 个月后，对成人患者继用 INH 和 RFP 4 个月，对儿童患者继用 INH 和 RFP 10 个月，在维持治疗的前 2 个月，可加用 SM 和 EMB 2 ～ 3 周。

（2）联合应用 INH、RFP、PZA 和 SM。

1）INH 以往应用 0.6g/d，但疗效欠佳，因中国人有 80% 为 INH 快代谢型，为提高脑脊液中药物浓度，需增加 INH 剂量最多至每天 1 ～ 2g，儿童为 20 ～ 25mg/（kg·d），最初的 1 ～ 3 个月静脉滴注，病情稳定后，改口服，治疗 3 个月后，改为 0.9g/d，6 个月后 0.6g/d，1 年后 0.4g/d，至治疗满 2 年后停药。

2）RFP 0.45g/d，晨起饭前 1 小时空腹顿服，应用 9 ～ 18 个月，密切观察肝脏功能。

3）PZA 1.5g/d，分 3 次口服，疗程 3 ～ 4 个月，若有关节酸痛等痛风症状时减药或停药。

4）SM 0.75g/d，肌内注射，1 个月后改为隔日肌内注射，若无明显不良反应，SM 总量可用到 60 ～ 90g。

4. 其他抗结核药物

（1）利福平和利福喷汀（RFT）：RFP 和 RFT 部分透过血—脑脊液屏障，RFP 是一线抗结核药物中的全杀菌药，RFT 为二线药中的全杀菌药，两药之间有双相交叉耐药，但是耐 RFP 者用 RFT 仍有 51.1% 的临床疗效。RFT 杀菌活性为 RFP 的 2 ～ 10 倍，半衰期长达 32.8 小时，为 RFP 的 4 倍，不良反应比 RFP 少且轻。RFP 是新发结核病的首选药，RFT 是对 RFP 出现不良反应和耐药的患者才使用的后备药，两药都是中枢神经系统结核的必用药。

每日疗法对肝脏损害较多，间歇疗法过敏反应较多。RFP 每日疗法，成人体重 < 50kg，每次 0.45g；体重 ≥ 50kg，每次 0.6g，每日 1 次空腹服用。儿童 10 ～ 20mg/kg，每日 1 次空腹服用。RFP 间歇疗法，成人每次 0.6g，一周 2 ～ 3 次空腹服用。RFT 间歇疗法，成人每次 0.6g，一周 2 ～ 3 次空腹服用。

（2）帕司烟肼：是由一分子异烟肼和一分子 PAS 化学合成剂，是异烟肼的 PAS 盐，不是异烟肼加 PAS 的复合物，避免了 PAS 的不良反应，PAS 能延缓异烟肼的耐药性产生，增强异烟肼的疗效，明显优于异烟肼，有效血药浓度为异烟肼的 2 倍，效力是异烟肼的 5 倍，不良反应为异烟肼的 1/2，列为二线药物中的杀菌药。主要用于治疗对其他药物耐药或不良反应的结核患者，在化疗方案中可以代替异烟肼，不良反应与异烟肼相似，但是明显少而轻。成人体重 < 50kg，每次 0.6g，每日 1 次口服。体重 > 50kg，每次 0.9g，每日 1 次口服。

（3）氧氟沙星（OFLX）和左氧氟沙星（LVFX）：OFLX 和 LVFX 都是第四代喹诺酮类抗生素，该类药物通过抑制细菌旋转酶而抑制 DNA 复制，发挥杀菌作用。该类药物与其他抗结核药物无交叉耐药，抗结核活性 LVFX 是 OFLX 的 2 倍，用量是 OFLX 的 1/2，两种药物列为二线药中低效杀菌药物。

这两种药物为备用药，WHO 推荐用于治疗耐药结核，其他抗结核药出现不良反应的病例。OFLX 成人体重 < 50kg，每次 0.45g；体重 ≥ 50kg，每次 0.6g，每日 1 次口服

或分次服用。LVFX 成人 0.3g，每日 1 次口服或分次服用。

（二）皮质类固醇

用于病情严重、颅内压增高或脑疝形成、椎管阻塞、抗结核治疗后病情加重及合并结核瘤的患者。成人泼尼松 1mg/（kg·d）或地塞米松 10 ～ 20mg；儿童每日泼尼松 1 ～ 3mg/kg 或地塞米松 8mg（0.3 ～ 0.6mg/kg）；上述剂量维持 3 ～ 4 周，再减量 2 ～ 3 周后停药。

（三）重症患者

采用全身药物治疗的同时可辅以鞘内注射，可提高疗效，用地塞米松 5 ～ 10mg、α 糜蛋白酶 4000U、透明质酸酶 1500U；每隔 2 ～ 3 天 1 次，注药缓慢；症状消失后每周 2 次，体征消失后 1 ～ 2 周 1 次，直至 CSF 检查正常，脑脊液压力较高的患者慎用此法。

（四）颅内压增高

选用渗透性利尿剂，如 20% 甘露醇、甘油果糖或甘油盐水等，及时补充丢失的液体和电解质，保护肾脏和监测血浆渗透压。

七、预后

预后与病情的程度、入院时有无意识障碍、抗结核治疗迟早及年龄有关；预后良好的指征是临床症状体征完全消失，脑脊液的细胞数、蛋白、糖和氯化物恢复正常。

（费　帆）

第四节　新型隐球菌脑膜炎

新型隐球菌性脑膜炎（CM）是由新型隐球菌感染脑膜和脑实质所致的 CNS 的亚急性或慢性炎症性疾病。本菌主要经呼吸道吸入至肺部引起轻度炎症，还可侵犯皮肤、口腔黏膜、淋巴结、骨、内脏等，引起慢性炎症和脓肿。但最易侵犯中枢神经系统引起亚急性或慢性脑膜炎。该病见于任何年龄，30 ～ 60 岁成人发病率较高。在我国各地区均有散在发病。其发病率虽然不高，但病情严重、治疗棘手、病死率高。临床以颅内压增高及脑膜刺激征为主要表现，极易误诊为结核性脑膜炎。

一、病因和发病机制

隐球菌是一种土壤真菌，广泛地分布于自然界，存在于土壤、水果、奶类、某些植物、鸽子、火鸡及其他鸟类的粪便中，鸽子及其他鸟类可成为该菌的中间宿主。含有病菌的尘土是人类感染新型隐球菌的主要传染源。

新型隐球菌呈球形或卵圆形，有分芽及较厚的细胞壁，周围有较厚的荚膜，不耐高温。皮肤和黏膜是感染的最初部位，常从呼吸道侵入人体，引起肺部炎症，可被局限于肺部，或在机体免疫力低下时经血行播散至 CNS，也可以由口腔反复溃疡、鼻腔黏膜直接扩散至脑。

隐球菌是条件致病菌，只有当宿主免疫力低下时才会致病。因此，隐球菌感染更常见于有某些基础疾病（如全身性免疫缺陷性疾病和慢性消耗性疾病）的个体，如获得性免疫缺陷综合征、恶性肿瘤、淋巴肉瘤、白血病、霍奇金病、多发性骨髓瘤、系统性红斑狼疮、结节病、结核病、肝硬化、糖尿病、肾病、器官移植者，严重创伤及长期大量使用广谱抗生素、皮质激素、免疫抑制剂或应用抗肿瘤化疗药物等情况中。但也见于并无上述基础疾病、发病原因不明者，且以青壮年为多见。部分患者的发病与鸽粪接触史有关。

隐球菌荚膜多糖是重要的致病物质，可使机体免疫抑制，不仅易致肺部感染，且易于全身播散。由于 CSF 中缺乏正常血清中所含有的补体和抗隐球菌生长因子，所以易导致隐球菌脑膜炎的发生。

二、病理

以脑膜炎性病变为主，脑膜增厚、充血、水肿，颅底软脑膜变化较显著，半球表面病变较轻。蛛网膜下隙扩张，有胶冻状渗出物，沿脑沟及脑池可见小肉芽肿、小囊肿或小脓肿。脑实质损害较普遍，半球的灰、白质、基底核区、脑干及小脑等处均可有多数小囊肿汇集，也可有较大的肉芽肿。

显微镜下可见脑膜及蛛网膜下隙有淋巴细胞和单核细胞浸润，肉芽肿由成纤维细胞、巨噬细胞和坏死组织组成，囊肿内含有胶状物质和隐球菌，脑膜、脑室和脑实质病灶中均含大量隐球菌体。

三、临床表现

（一）起病形式

大多呈亚急性或慢性起病，病程迁延，进展缓慢，少数可急性发病。

（二）全身症状

早期可有不规则低热，少数有高热，并见寒战、精神萎靡、食欲缺乏等。

（三）颅内高压与脑膜刺激症状

首发症状常为头痛，大多位于额颞区，最初为间歇性，逐渐转为持续性、进行性加重，伴有恶心、呕吐，背痛，视物模糊，部分患者有不同程度的意识障碍。可有脑膜刺激征：颈项强直、Kernig 征、Brudzinski 征阳性。眼底视盘水肿常见，可伴有眼底出血。在晚期危重患者，当颅内高压失代偿时，可出现去脑强直现象，即四肢伸性强直、痉挛、严重时角弓反张，伴有意识障碍及瞳孔散大或两侧不等大，呼吸及循环功能障碍。其发作与脑干轴性移位、小脑幕疝或颅内压增高所致的脑血液循环障碍有关，为危险征象，可因枕骨大孔疝而致死亡。

（四）脑实质受损表现

精神障碍，如淡漠、烦躁、易激动、人格改变、记忆障碍、意识模糊等，局灶性神经症状，如痫性发作、肢体瘫痪、失语、感觉障碍及共济失调等。

（五）脑神经损害表现

以视神经为多见，如视力减退、视盘水肿，后期视神经萎缩，尚有展神经、动眼神经、面神经、听神经、三叉神经、舌下神经等受损的表现，多为脑底部蛛网膜下隙渗出粘连累及脑神经所致。

（六）其他表现

如合并有隐球菌肺炎，可有胸痛、咳嗽、咳痰等表现。合并椎管内或脊髓内肉芽肿形成可引起脊髓压迫症。

四、临床分型

（一）脑膜炎型

以脑膜受损的症状为主。

（二）脑膜脑炎型

兼有脑膜及脑实质受损的表现。

（三）脑血管病型

血管炎引起脑梗死或出血，真菌性心内膜炎导致脑栓塞。

（四）颅内占位病变型

肉芽肿、脓肿、囊肿引起局灶性占位体征。

五、辅助检查

（一）脑脊液检查

1. CSF 常规、生化检查

特征是"三高一低"，即 CSF 压力多有不同程度的增高，可高达 300mmH$_2$O 以上，白细胞数增高（10 ～ 500）×10^6/L，以淋巴细胞为主，蛋白含量增高，糖含量降低。但上述改变并无特异性，与结核性脑膜炎很相似。在 AIDS 病患者上述改变可以不明显。

2. CSF 微生物学检查

为 CM 的确诊依据。

（1）CSF 墨汁染色涂片镜检：CSF 经离心沉淀后，沉渣涂片做墨汁染色镜检可找到新型隐球菌，即显微镜下可见酵母样细胞，大小不等，圆形或卵圆形，壁厚，围以宽厚透明的荚膜，菌体周边为强折光形成的折光环。此法快速易行，但阳性率为 30% ～ 50%，故应反复多次检查，以提高检出率，减少误诊。经小脑延髓池穿刺或脑室引流较之腰穿所获取的 CSF 检查阳性率为高。

（2）CSF 真菌培养、动物接种：用沙堡弱培养基进行培养，2 ～ 5 天有新型隐球菌生长。用 CSF 接种小鼠需用 20 多天时间才能确定结果。两者结合涂片镜检，可提高阳性检出率，对确诊很有意义。

3. CSF 免疫学检查

（1）隐球菌补体结合试验。

（2）隐球菌乳胶凝集试验：可检测隐球菌荚膜多糖抗原，具有灵敏特异、迅速可靠、阳性率高的特点，根据其抗原滴度变化可指导治疗及判断预后。

（3）酶联免疫吸附试验：检测隐球菌荚膜多糖抗体有助于该病的诊断。

（二）血液隐球菌荚膜多糖抗原检测

若阳性则有重要意义。

（三）影像学检查

1. 胸部 X 线片

隐球菌性肺部感染可有类似肺结核样病灶或肺炎样改变，少数为肺不张，胸膜增厚或占位影像。

2. 头颅 CT、MRI

CT 及 MRI 可见弥散性脑膜强化，表现为脑底部、大脑镰、小脑幕及脑表面等部位脑膜强化。脑实质改变有脑水肿、囊肿、肉芽肿等。可有脑积水及脑萎缩改变。MRI 对病灶的检出率明显高于 CT，脑实质内的肉芽肿显示 T_1WI 等信号或略低信号，T_2WI 信号可从略低信号到高信号，周围水肿为 T_2WI 高信号，虽然影像学改变缺乏特异性，但结合临床资料及实验室检查，对隐球菌脑膜炎的诊断、治疗及严重程度的评估可提供指导，也有部分患者影像学改变不明显。

六、诊断及鉴别诊断

（一）诊断依据

（1）亚急性或慢性起病，部分患者为 HIV 感染者或罹患相应的基础疾病。

（2）有颅内压增高及脑膜刺激征之表现。

（3）腰穿 CSF 有"三高一低"表现，即压力、有核细胞数、蛋白含量均增高，糖含量降低。

（4）CSF 病原学检查墨汁染色涂片镜检找到新型隐球菌，或培养有新型隐球菌生长为确诊依据，隐球菌荚膜多糖抗原测定有重要价值。

（5）CT 或 MRI 有相应改变。

（二）鉴别诊断

隐球菌脑膜炎需与其他真菌性脑膜炎、结核性脑膜炎、脑脓肿、脑炎等相鉴别。根据临床表现、病原学、影像学检查可资鉴别。其中最易混淆的是 TBM，有认为 CM 较之TBM 颅内高压症状更明显，更易出现眼底水肿，CSF 压力更高，但最终要靠病原学检查才能鉴别。因此，凡疑有颅内感染的病例，均应将 CSF 墨汁染色涂片寻找隐球菌、CSF及血液隐球菌荚膜多糖抗原测定作为常规检测，必要时应反复多次腰穿或行小脑延髓池穿刺、脑室引流进行 CSF 检测，以提高检出率。

七、治疗

（一）抗真菌治疗

（1）两性霉素 B：目前药效最强的抗真菌药物。

（2）氟康唑：口服吸收良好，血及脑脊液中药浓度高，对隐球菌脑膜炎有特效，每日 200 ～ 400mg，每日 1 次口服，5 ～ 10 天可达稳态血浓度，疗效一般 6 ～ 12 个月；不良反应为恶心、腹痛、腹泻、胃肠胀气及皮疹等；或用依曲康唑 200mg，2 次 / 天，餐时口服。

（3）氟胞嘧啶（5-FC）：与两性霉素 B 合用可增强疗效，单用疗效差，易产生耐受性。

（二）对症及全身支持治疗

颅内压增高者可用脱水剂，脑积水者行侧脑室分流减压术，因病程较长，病情重，机体慢性消耗很大，应注意全身营养，全面护理，防治肺感染及泌尿系统感染。

（费　帆）

第五节　急性 CNS 病毒感染

急性淋巴细胞性脑膜炎常由病毒所致，但部分也有其他病原体引起，为神经系统最常见良性疾病。由于病程没有特异性，许多病毒性脑膜炎无法诊断，口腔微生物及病毒感染是诱因之一。其发病率不详。在宜人气候区，尤其是在夏天和秋天月份表现出病例高发的情况，这些季节主要为肠道病毒和虫媒病毒，为无菌性脑膜炎主要诱因。肠道病毒可占所有病原体的90%。该属有小RNA病毒（Coxsackie病毒、Echo病毒、脊髓灰质炎病毒以及人类肠道病毒68和71）。

临床主要症状为发热、头痛和脑膜刺激症状，这常与炎性脑脊液相关。但在儿童和老年人有时也没有脑膜炎综合征表现。浅度昏迷或嗜睡并不少见，当有更严重的意识障碍（如嗜睡、昏睡、昏迷）痉挛发作或其他的神经系统症状时，应考虑到脑实质受累或其他诊断。脑脊液中细胞数轻度升高（$25 \sim 500/\mu L$），早期表现为粒细胞升高，之后为淋巴细胞升高。

在鉴别诊断上最重要的标准为排除非病毒性病因，如细菌性脑膜炎、脑膜旁感染、有其他病原体（结核、真菌、寄生虫）的感染性脑膜炎，以及肿瘤性脑膜炎和非感染性炎性疾病（类肉瘤病Sarkui-dose，M Behcet）。

正常情况下，病毒性脑膜炎病程为$10 \sim 14$天，仅10%表现为迁延性病程。

通常只需给以对症治疗，而不需住院。例外情况见于免疫缺陷患者、合并其他原因（如细菌性）所致的严重感染，以及新生儿等。

病毒性脑膜炎后恢复至先前状况的预后通常很好，也有报道儿童和新生儿在某些情况下有认知受限，学习障碍以及听力丧失的症状。

急性病毒性脑膜脑炎为少见疾病，常需重症监护治疗，快速诊断和治疗。此时，由于病毒感染，脑膜和脑实质同时受累，单纯性脑炎很少出现。在许多情况下，脊髓（脑脊髓炎）或神经根（脑脊髓神经根炎）也可累及。

疾病主要为散发出现，在欧洲许多区域，递质动物传播的脑炎（如春夏脑膜脑炎）为地方病。临床综合征常无特异性，仅少数可以分类诊断。随着神经放射学和分子生物学的发展，在早期确定CNS感染和监测治疗效果也有了进展。尽管有约1/3的患者脑炎的病因得以阐明，而另外1/3仍是根据临床以及治疗的反应和有限的血清学结果推测病因，抗病毒药物的数量虽也在不断增加，但仍有病毒性脑炎由于缺乏特殊治疗而导致死亡。

（1）病因和发病机制：在欧洲急性脑膜脑炎最常见病原体为肠道病毒，其次为虫媒病毒。此外，尚有麻疹病毒、流行性腮腺炎病毒、EB病毒、HIV和淋巴细胞性脉络丛脑膜炎病毒相应出现。感染大多出现在全身病毒感染基础上。在直接病原体侵犯时，病毒最常经血液途径进入CNS。与早期观点相反，病毒似乎相对容易克服血—脑屏障，CNS受累可能与病毒血症有关，而病毒血症与免疫系统状况有关。可以推测，病毒直接侵犯血管内皮细胞或者通过胞饮/胞吐作用穿过细胞转运，一些病毒可以通过逆行性外周神经轴索到达CNS。一般会有许多不利因素共同作用，这样才能有这种常见病毒感染发展成为脑炎。通常感染的神经细胞会死亡。由此引起炎症反应，该反应又能导致进一步损害。

免疫缺乏者常出现急性病毒感染，此时偶尔会有CNS表现。

1）巨细胞病毒视网膜炎和脑炎（3%）。

2）水痘—带状疱疹病毒脑炎（5%）。

3）HSV（4%）。

4）在HIV感染时，进行性多灶性脑白质病（2%）。

对于病毒发生的急性或亚急性发展的 CNS 进程应考虑以下观点。

流行病（流行性腮腺炎、VZV、脊髓灰质炎），昆虫或动物叮咬（虫媒病毒或狂犬病毒），免疫抑制或血液或血液制品治疗，以及之前短期国外停留。季节性常见病要进一步区分经常出现的病毒感染，如虫媒病毒和肠道病毒感染多出现在夏天，而流行性腮腺炎和 LCMV 感染主要发生在冬天。在东南亚停留时应考虑日本脑炎和 Nipah 病毒，在中非和西非则需考虑埃博拉病毒。在北美则为 West-Nil 病毒、St-Louis 脑炎病毒、California 脑炎病毒或 Toga 病毒脑炎。

（2）症状：病毒性脑炎临床症状对诊断有提示作用，但其特异性不够。急性病毒性脑炎中 60% 病例有前驱症状，大多为一般的乏力，流感或胃肠道不适。在许多病例中，可由完全健康状态急性出现症状，且在第一天即达高峰。

脑炎主要症状除了发热（70%）和头痛，大多为意识状况改变（嗜睡、昏迷），行为异常，以及局灶或弥散性神经系统症状（半侧症状，言语困难、失语和脑干、小脑障碍各占 20%，癫痫发作占 50%）。在入院时 65% 的患者主诉头痛和发热，在神经系统检查时提示脑膜脑炎征象。皮肤表现则提示麻疹，风疹或 VZV 脑炎。脑膜刺激征和体温升高在新生儿、免疫受损的患者或老年人中可能并不出现。症状与炎症部位和进展速度相关。肠道病毒可以侵犯脑干引起菱脑炎的临床表现，HSV 主要累及颞叶。在严重病程，由于细胞毒性脑肿胀合并随之发生的颅内压增高可导致患者几天内死亡。1/3 急性脑炎需暂时到重症病房治疗，重症监护治疗时最常见并发症为意识障碍、癫痫发作以及吞咽和呼吸困难。

（3）诊断：病毒性脑膜脑炎的预后与早期诊断和早期治疗相关。急性病毒性脑炎要与脑病确切区分，因为这些脑病可由许多非炎性因素引起，但是与病毒性脑炎相似。此时脑病有代谢性改变，如肝功能不全，肾功能不全，糖尿病性昏迷，线粒体细胞病，缺氧脑缺血，全身感染，中毒，副癌性障碍，恶性高血压，癫痫非痫性障碍，以及确定的营养物质缺乏。

此外，病史对于所有疾病来说是必不可少的，当然还包括旅游史。当同时出现头昏、发热和意识障碍，加上潜在可能的神经系统缺失（如痉挛发作）时，必须想到病毒性脑炎，此时，HSV 可引起疾病进展，且此肠道病毒更易引起双期病程。

在确定脑炎时，要进一步对传染性病毒性脑炎与急性弥散性脑脊髓炎（ADEM）进行区别，ADEM 在儿童近期有接种史、单侧或双眼视力障碍，以及脊髓受累的表现，此外，MRI 显示双侧半球多灶性病变。临床检查时还要仔细查看有无可能的 VZV 皮肤变化。当一些临床症状分析表明脑炎时，应立即开始经验性抗病毒研究。

1）神经放射学：颅脑 CT 和 MRI 可以提示特征性结果，也可区别其他疾病表现，然而在 10% 脑脊液生化证实的 HSV 脑炎病例中，CT 和 MRI 并不明显改变。

MRI 可以显示炎性病变的程度，也可提示特异性病原体：

①HSV 脑炎为颞叶白质病变。

②日本脑炎为丘脑出血。

③肠道病毒脑炎为小脑齿状核出血和脑干 T_2 高信号病变。

④PML 则为多发白质病变。

影像学检查对颅内压升高的病程判断有着重要作用，这对于决定是否行脑室外引流是必须的。

2）一般血液检查：在 CNS 病毒感染时，血液检查既可正常，也可有轻度炎性表现。白细胞总数正常或轻度升高，甚至降低时，典型表现为相对白细胞增多。

3）脑脊液诊断：除了有禁忌证（颅内压增高）时，所有怀疑病毒性脑炎患者都必须进行脑脊液检查。典型的检查结果与病毒性脑膜炎无法区分，且有如下特点：

①较少至中等细胞数升高：20 ～ 1500/ μL（少数至 3000）。注意细胞数也可以正常。

②细胞学：主要为淋巴细胞增多，初期常为粒细胞像，在 24 ～ 72 小时后的对照穿刺时则出现淋巴细胞增多。当多形核细胞持续增多时应考虑细菌性或脑膜旁感染（例外：特定 ECHO 病毒，WNV）。

③轻度升高的总蛋白：< 150mg/L（极少达 500mg/dL），在 40% 的病例没有蛋白升高。

④葡萄糖或乳糖：> 60（L/S 百分比）或 < 4mmol/L。

急性病毒性脑炎脑脊液结果虽表现典型，但却无特异性，有时也出现于下列疾病：

①感染性疾病感染后脑脊髓炎。

②开始治疗的细菌性脑膜炎。

③ CNS 寄生虫感染。

④ TBC 或真菌脑膜炎早期。

⑤脑膜旁感染（脓肿、积脓）。

4）脑脊液 PCR：借助脑脊液 PCR 可以将不同病原体基因组成，如 HSV-1，EBV，CMV，VZV 和肠道病毒证实，这种方法在病毒性脑炎诊断中形成了"金标准"。这可以快速进行，经 24 小时后可得到结果。采用 HSV 脑炎的研究表明，脑脊液 PCR 敏感性（约 98%）和特异性（约 94%）与脑活检同等，甚至更好。

但由于 PCR 大多数情况下，不是随时就能进行，所以在急性期绝不应等候 PCR 结果，而应在怀疑时进行试验性抗病毒治疗。当临床和实验室高度怀疑而患者的 HSV 脑脊液 PCR 结果呈阴性时，虽然可能性降低，但却不能据此排除脑炎的可能。

5）病原体特异性抗体诊断：通过计算抗体指数（AI）可以确定鞘内抗体产生，从而获得病原体所致脑膜炎的证据。借助 ELISA，该方法才可能在精确实验单位统一条件下进行，AI > 1.5 则表明鞘内抗体合成。

鞘内抗体合成大多在疾病第一阶段末形成，病原体导致的抗体合成也出现在神经病毒性疾病的晚期，通常也导致 CNS 感染的诊断错误。

（4）鉴别诊断。

1）血管性疾病（血管炎、脑梗死、窦/静脉血栓形成）。

2）脓肿和积脓。

3）真菌感染（念珠菌病、隐球菌病、曲霉肿）。

4）寄生虫感染（疟疾、神经囊虫病、弓形体病）。

5）立克次体感染（Q 热、落基山斑疹热）。

6）结核感染。

7）肿瘤（转移瘤、肿瘤软脑膜弥散）。

8）中毒性脑病。

9）硬膜下血肿。

10）系统性红斑狼疮。

11）边缘系统脑炎。

12）ADEM。

13）朊病毒疾病。

当排除非病毒性脑炎后，则应将单纯疱疹病毒脑炎（HSVE）与其他病毒性脑炎进行区分，这是十分重要的，因为其他病因的治疗仅仅为对症处理，而在 HSVE 时则需要特异性和有效地抗病毒治疗，如果能在病程早期开始，其疗效才显著。如果临床表现颞叶内侧以及额颞受累，出现包括幻嗅和幻味，嗅觉缺失，记忆力障碍和人格改变时，应怀疑 HSVE。出现类似于 GBS 的急性上行性瘫痪，包括细胞数增加，可由 FSME、HIV 感染、狂犬病或 WNV 感染所致。

（5）几种脑炎的病程和特效药物：根据不同的病程，将对最重要的脑炎专门介绍。

一、单纯疱疹病毒性脑炎

在西欧，HSV 为大于 6 个月儿童和成人最常见散发型脑炎产生的原因。在免疫完整的成人，90%HSVE 病例由 HSV-1 引起，而 HSV-2 大多仅引起良性淋巴性脑膜脑炎，此时病情非常缓和（以前为 Mollaret 脑膜炎）。在新生儿和没有免疫力者，HSV-2 则通过全身血源性弥散引起弥散性脑炎。由 HSV-1 产生的脑炎发病率为 2～4/1000000，为西欧散发性脑炎之首，且无季节趋势，1/3 HSVE 病例以原发感染出现，大多数患者已有针对 HSV 抗体，同时仅 10% HSVE 患者其临床表现为反复 HSV 感染（唇疱疹）。

病毒可能通过口腔和鼻腔到达嗅球或半月神经节（三叉神经），通过硬膜神经支至前中颅底，但是除了半月神经节，在以前的健康脑神经节中也发现有 HSV 基因序列。HSV 引起的局灶性脑炎，主要位于颞叶和额叶，通过出血性坏死和脑肿胀引起特征表现，在 HSV 长期病程中，个别研究也表明有病毒相关的慢性进行性组织衰亡。初期症状可多种多样，经过 1～4 天前驱期为可变期，表现有意识障碍，人格改变和局灶性神经系统症状。

HSVE 合并颅内压增高时出现严重病程，可导致死亡。如果没有特异性治疗则 80% 病例死亡。特异性早期治疗可使病死率降低到 20%，存活的大多数（90%）仍有轻度至严重的认知缺失。

颅脑 MRI 比 CT 能更早期显示形态的变化，而且更敏感。此时通过弥散加权和 Flair 序列可以获得脑炎性病变的早期特征性信息额叶和颞叶内侧部分，岛叶扣带回，丘脑以及额底皮质常有局灶性水肿，有时可有单个的强化灶。但是也有影像形态学表明，与成人相比，婴幼儿和儿童发现有增多的颞叶外病变。EEC 检查在脑脊液 PCR 证实的 HSVE 病例发现，达 90% 的局部尖波和慢波活动，但常无特异性。特征性脑脊液结果为淋巴细胞增多，15～200 细胞 /μL。通常在 3～6 天有浆细胞、单核细胞增多或者出血成分（红细胞、脑脊液黄变、含铁巨噬细胞）。脑脊液蛋白含量在 80% 以上病例升高，借助 PCR 可以早期（第 1 或第 2 天）在脑脊液中证实病毒特异性 DNA。当然，疾病的严重程度与病毒复制数量并不相关。

假阴性脑脊液 HSV-PCR 结果常出现在疾病发作的头 24～48 小时，以及 10～14 天。HSV-PCR 极少情况下可能仅在第二或第三次脑脊液检查时才表现阳性，这可能与检查时间过早或病毒负载太少有关。

在临床怀疑时，也可用阿昔洛韦进行治疗，剂量为 10mg/kg，每 8 小时给药，持续 10～14 天。免疫缺陷或对治疗无反应时，可以增加剂量和延长疗程，对阿昔洛韦抵抗或不能耐受者，可用 Vidarabin 或 Foscarnet。Valaciclovir 治疗 HSVE 的临床研究中应解决的问题是，在静脉 Aciclovir 治疗结束后，口服 Valaciclovir 90 天是否可以将 HSVE 后长期缺失症状减至最低。

此外，目前还有所谓 GACHE 研究，主要针对辅助泼尼松龙对疱疹性脑炎患者后遗症效果的研究。由于这种脑炎发病机制中自主免疫机制也起着重要作用，似乎在联合 Aciclovir 和地塞米松时，比单独用 Aciclovir 治疗时预后不佳的患者比例低，抗病毒治疗降低了脑脊液中病毒复制的数量。在大多数情况下，Aciclovir 治疗导致抗原证据的快速减少，以致治疗开始后 15 天内脑脊液 PCR 结果可能阴性。在脑脊液 PCR 持续阳性时，应辅助或选择抗病毒治疗。此外，在重症监护下还需针对症状进行治疗。在个别病例，因为局灶性脑肿胀病情严重而需开颅去骨瓣减压，以达到良好的结局。

在癫痫发作或临床怀疑非痫性发作时则有抗痫治疗的适应证。

二、VZV 脑炎

VZV 脑炎真正发病率不详，严重病程主要威胁免疫抑制患者、CMV 血清阴性移植受体和恶性肿瘤患者化疗期。对于 AIDS Ⅳ期患者脉络膜视网膜炎风险更高。VZV 脑炎出现于 1～2/10000 VZV 感染病例，大多在典型皮疹之后 1～2 周，有时也可能比皮疹早 2～3 周出现。

临床上，VZV 或者表现为脑膜脑炎或者小脑炎，之前可为水痘感染或者为带状疱疹神经炎相关的脑炎，这通常在抵抗力低下者出现，病程如脊髓灰质炎，少数情况下如多灶性白质脑病。VZV 脑炎大多在皮疱后 1～2 周开始，当然有时也比水痘灶早出现 3 周。神经病理为炎性改变、出血性坏死、血管炎和由于血管狭窄和闭塞而致的梗死。

颅脑 MRI 除了白质多发性病变外，可有缺血和出血性病变并强化急性期，EEG 正常则不支持诊断，EEG 改变可持续一年。脑脊液中可见淋巴细胞增多，早期为粒细胞增多。治疗与 HSVE 没有区别。也可选择 Brivudin。与水痘相关性脑炎病死率为 30%，大多由之前免疫低下产生。

三、EB 病毒脑炎

EBV 感染累及大脑，大多为良性，主要出现于免疫抑制人群。EBV 为一种疱疹病毒，可引起不同的神经系统表现（脑膜炎、脑炎、AIDS 相关性 CNS 淋巴瘤、脊髓神经根炎和脑脊髓神经根炎）。EBV 感染的神经系统症状大多为以感染性单核细胞增多症的并发症出现（5%～7% 的病例）。感染性单核细胞增多症发病率约 8/1000。

感染性单核细胞增多症的典型症状为发热（76%）、咽炎（82%）以及淋巴结肿大（94%）和脾大（52%）。神经系统症状可在典型症状前、中和后出现。EBV 脑炎可以像脑膜脑炎、小脑炎（尤其是在儿童）和脑神经缺失形式出现。也有类似脊髓灰质炎疾病表现的报道。严重病程主要出现于儿童和免疫抑制患者。

该病可通过脑脊液 PCR 诊断。尚没有关于 EBV 脑炎治疗的对照研究，除了 Aciclovir 还可用 Ganciclovir，持续 3 周。

四、春夏脑膜脑炎

春夏脑膜脑炎（FSME）病毒属于虫媒病毒族，病原体寄生于野生啮齿目动物和媒介物蜱。篦子硬蜱的发育周期形成了该疾病3～10个月开始出现，4～7个月为疾病高峰期。地方性蜱传染流行主要在南德、奥地利、捷克、匈牙利和斯洛伐克。

根据RKI登记的FSME疾病，在2001～2004年平均数量为262例，在2005年为432例，2006年为546例，有所上升。而在之后的几年疾病数量又有下降，在2008年为289例，2009年313例，这也强调了完全预防接种的重要性。

临床症状仅在30%病例出现。可出现脑膜炎型（50%）、脑膜脑炎型（40%）和脊髓（10%）。病理学表现为斑点状脑灰质炎合并脑膜受累，主要异常部位为脑干、间脑、小脑、皮质和颈段胸髓前角。随着病灶分布不同，脑神经缺失、小脑症状、痉挛性和弛缓性症状、痉挛性发作、运动功能亢进肌阵挛等也可相应观察到。多数疾病病程开始后持续3～7天，类似于流感的前驱期。约10%感染的人群也可在无症状间隔后转入疾病第二期合并神经系统症状，出现体温再次升高（39℃）、剧烈头痛和肢体痛，以及严重病感，在恢复期1～3周内可不断改善。

目前有3个已知病原体亚型（欧洲型、东方型和远东型），有症状疾病病死率在两方病原体亚型为1%～2%（脊髓型20%），在东方亚型为20%。27%的患者有长期持续神经精神或神经系统缺失表现。

在卡他性感染急性期，从漱口水、脑脊液中可分离病毒，而血液却很少，自2004年开始，RKI对FSME病例定义进行了修改：FSME病例仅为有阳性结果存在时，才能作为FSME病菌感染，且必须采用下列4个方法中的一个。

（一）直接病原体证据

RKI证据（如PCR）只在血液或脑脊液，尸检则在器官组织。

（二）间接病原体证据

（1）血液或脑脊液（一次显著升高值）存在IgG和IgM抗体证据。

（2）IgG抗体证据在前后两个标本内有显著改变。

（3）鞘内有形成的FSME特异性抗体证据。

感染后遗留终身免疫。接触后的预防（PEP）不再推荐，因为有病势恶化的报道。

主动免疫可在地方病流行区实施，方法为使用灭活的病毒毒株。当进行3次接种，其在98%～99%致血清转换。此时也有快速免疫模式，1.3～5年后需重新增效接种，推荐开始接种时间为冬天，因为此时蜱为非活动性。

尚没有针对FSMK的特异性抗病毒治疗。

五、狂犬病

狂犬病为最早得到认识的动物传染病。病原体为狂犬病病毒属的棒状病毒，其可感染所有哺乳动物。

据估计每年有100000人死于狂犬病，在德国由于系统的防治措施几乎消除了狂犬病，因此极少出现。在1900年仅登记1例，2004年1例，而2005年为4例，狂犬病病毒可寄生于许多动物种类，包括狐狸、啮齿目动物和蝙蝠，而传播给人类的90%以上为狗咬所致，经过在肌肉组织的复制后，病毒与乙酰胆碱受体结合，并到达神经肌肉终板和外周神经前角，此处病毒再次繁殖。然后，通过交感神经系统进入唾液腺。此时，边缘系统尤其易感，在此过程中，除了血管周围淋巴细胞浸润外，典型特征为Negri小体的出现。

潜伏期为 10～20 天（个别报道可达 6 年）。损伤的大小与潜伏期长短呈反比，脑炎型狂犬病的典型临床表现，包括发热和自主活动亢进并失常的精神状态。在急性期可出现咽喉肌痉挛，出现恐水和恐风等症状。通常在昏迷和呼吸麻痹下出现死亡，从症状首发到死亡最多 10 天。

临床症状明显的狂犬病实际上大多死亡，重症医学临床方法仅能阻止一些病程。到目前为止，仅有 5 例文献报道尽管出现临床症状但仍然存活，其中 4 例有暴露后预防，1 例有过接种。2004 年，美国报道了一例患狂犬病的 15 岁女孩既没有 PEP，也没有接种而存活。患者经过了一周的"人工昏迷"以及用利巴韦林输液的方法进行治疗后存活，存活的原因至今仍不清楚。

通过临床表现和病原体证据即可诊断，脑脊液中存在屏障受损和淋巴细胞数增多，病原体可以从唾液、泪液以及脑脊液和尿液中分离。狂犬病毒特异性抗体在 2 周内升高。在理想情况下，通过对咬人动物的脑组织检查可以确定感染。

特异性治疗并不存在，仅能对症处理。对于与感染狂犬病的动物频繁接触的高风险人群应接受 PEP，此时为主动狂犬病疫苗接种物质，皮内或肌肉内应用，分别在当天、7 天、21 天或 28 天。

直接或间接狂犬病证据，以及因患狂犬病或可疑动物导致人受伤应上报。

六、肠道病毒 71 型脑炎

肠道病毒属于病毒性脑膜炎最常见病原体。肠道病毒 71 型为手足口病（HFMD）的病原体，特征表现为小水疱和发热。在 CNS 患病时，常累及脑干，此时经过流感类似前期后出现警觉和行动障碍、痉挛发作和奇怪的行为异常。严重病程多见于儿童。1998 年 3～12 月，我国台湾出现大量 HFMD 流行，有 130000 例病例登记。2008 年 HFMD 在新加坡流行，有近 30000 例病例，包括 4 例合并脑炎，1 例死亡。

通常认为传播方式为粪—口和空气传播。为避免肠道病毒 71 型感染，首先推荐卫生措施。诊断由脑脊液 PCR 病毒 RNA 证据，结合 MRI 上病理改变，尤其是在脊髓前角，脑桥背侧和延髓上出现而确定。

在潜在危及生命的病程可以给予抗病毒抑制药，其可通过壳体结合机制抑制病毒复制。一项大型析因分析表明，pleconail 对于轻度感染病程仅有微小影响，而相反在严重病程患者中不仅该制剂，静脉使用免疫球蛋白同样效果较好。

七、Nipah 病毒性脑炎

这种新疾病由所谓 Nipah 病毒引起，该病毒为 Henipa 病毒属。病毒根据马来西亚村庄 Nipah 命名，最早于 1998～1999 年在此处出现疾病，在此之后不久又在新加坡暴发。据报道，该病此后又流行过 12 次，全部在东南亚。直到今天，已登记 265 例脑炎，并且仍不断有新的病例报道。为猪饲养员感染，或与猪接触的相关工作人员感染动物猪粪（飞沫传染、鼻分泌物）及其病变组织。政府试图阻止其流行，通过消灭病禽方式宰杀了近一百万头猪。在 2001～2004 年，柬埔寨和印度 Nipah 的最新流行中，许多病例并没有接触动物作为传染源的证据，因此必须考虑人传人的证据。目前推测，翼手目属的蝙蝠为 Nipah 病毒的天然宿主，Nipah 最早由蝙蝠尿液扩散，猪等动物与其直接接触而获得感染。通常在猪的症状相对较轻，而在人类可出现从无症状性感染到致死性脑炎的多种病程。开始时通常为类似流感的主诉，发热、颈痛和头痛、呕吐和肌痛。3～14

天后可出现头晕、意识障碍，直至昏迷，局灶性神经系统症状如痉挛发作、自主神经系统失调和呼吸调节障碍，均为脑炎的表现。

潜伏期 4 ~ 45 天，病死率可达 73%。这种疾病的诊断可通过血液 AK，脑脊液 PCR 和血清、脑脊液、咽拭或尿液的细胞学检查。在颅脑 MRI 上，受累患者在 T_2 和 FLAIR 上可有皮质下和内质内多发性高信号病变。EEG 检查通常显示为严重普遍改变或出现周期性慢波复合群。

目前尚没有特异性抗病毒治疗，治疗首先为重症监护下对症和支持处理，其中一半患者需辅助机械通气。近期有文章报道，成功应用特异性人单克隆抗体 M102.4 使一例由 Nipah 病毒感染的雪貂免于致死性疾病。治疗于感染后 10 小时内进行。这可能为有效的治疗开端，但需继续进行临床研究。另一篇不久前发表的文章指出，在一个体内模型中，Nipah 病毒感染的抑制可通过人工附着的胆固醇组合到病毒与细胞膜融合的必须蛋白上而进行。由此可达到阻止致死性 Nipah 病毒性脑炎。这可能对将来针对 Nipah 感染预防和治疗都是有希望的开端。

前不久在寻找能针对 Nipah 病毒，以及针对 Hendra 病毒的有效作用物质时，采用委内瑞拉马脑炎病毒微粒进行了接种，这种微粒其中不仅有 Hendra，也有 Nipah 病毒糖蛋白。由此产生了能针对两种病毒的高效性，交叉反应的中和抗体。

Nipah 病毒感染痊愈后仍可能有首先潜伏的残留，以后再出现人格变化或持续性癫痫。这种 Nipah 病毒性 CNS 炎症出现的阵发性病程加重，作为迟发性脑炎报道见于 8% 感染后存活的患者。

通过对 Nipah 脑炎死亡患者进行尸检（32 例）证实，常见的系统性血管炎与 CNS 血栓形成和脑实质坏死相关病毒抗原也在脑血管内皮细胞上发现。由此认为，Nipah 病毒经血源途径进入 CNS，早期神经系统症状为多发性血管炎合并随之产生的多中心血栓形成引起。同样，直接病毒感染也可以。

正如上述，除了 HSV 脑炎外，没有特异性针对病毒性脑炎的治疗方法（表 6-1）。

表 6-1 抗病毒治疗

	有效性	剂量	不良反应	备注
阿昔洛韦	HSV-1	10mg/kg，q8h	眩晕、意识障碍、嗜睡、	持续 10 ~ 14 天；
	HSV-2	输注时间持续 1 小时	精神病、癫痫发作、	每克阿昔洛韦需要
	EBV	肌酐清除率：	头痛、肾功能不全	配备 1L 液体
	VZV	50 ~ 25mL/min，q12h		
	CMV	25 ~ 50mL/min，q24h		
		< 10mL/min，q24h（半量）		
更昔洛韦	HSV-1	5mg/kg，24 小时两次	同阿昔洛韦 + 白细胞	由于可致痉挛阈值
	HSV-2		和血小板减少	下降，故不能和 B
	EBV			类酰胺酶抗生素同
	VZV			时给药，丙磺舒抑
	CMV			制药物排出

	有效性	剂量	不良反应	备注
阿糖腺苷	HSV–1 HSV–2 VZV	15mg/（kg·24h）每 12 小时输注一次	恶心、腹泻、呕吐、震颤、共济失调、精神病性发作、癫痫发作	肾功能不全时剂量要适宜，由于高容量，故对高颅内压患者不利
膦甲酸	HSV–1 HSV–2 EBV VZV CMV	2 次 /24 小时 60 ～ 90mg/kg i.v. 两周	肾毒性、钾磷钙转移、头痛、震颤、癫痫发作、意识障碍	适度水化

在绝大多数病毒性脑炎治疗为对症性，这些通常需在重症监护下进行。其中包括预防和相应治疗颅内压增高（30°～ 45°上半身抬高、插管和过度通气）、降温和控制水盐电解质平衡，以及密切注意呼吸指标。个别情况下病程严重时还需行去骨瓣减压术，这主要是针对局灶性脑肿胀效果较好。在癫痫发作和临床怀疑非痫性发作时抗痫治疗有适应证。

此外，针对病毒的免疫治疗尤其是有意义，在首要的病毒疾病中（如狂犬病和天花），在已开始的感染给予免疫丙种球蛋白（被动免疫）是必要的。

八、预后

病毒性脑炎的预后主要与病原体相关，HSVE 在中欧不经治疗病死率达 80%，早期治疗可降至 20%。许多幸存者遗留神经系统缺失。收入院时已昏迷或在病程中出现昏迷、高凝和婴幼儿以及证实鞘内 IgG 合成，都表明预后不佳。

（费　帆）

第六节　流行性乙型脑炎

流行性乙型脑炎（简称乙脑）是由乙脑病毒引起、由蚊虫传播的一种急性传染病。乙脑的病死率和致残率高，是威胁人群特别是儿童健康的主要传染病之一。夏秋季为发病高峰季节，流行地区分布与媒介蚊虫分布密切相关，我国是乙脑高流行区，在 20 世纪 60 年代和 20 世纪 70 年代初期全国曾发生大流行，20 世纪 70 年代以后随着大范围接种乙脑疫苗，乙脑发病率明显下降，近年来维持在较低的发病水平。近几年全国乙脑报道病例数每年在 5000 ～ 10000 例，但局部地区时仍有暴发或流行。而全世界病例数每年高达 50000 例，死亡数 15000 例。

1935 年日本学者首先从因脑炎死亡患者的脑组织中分离到该病毒，故国际上又称日本脑炎病毒，所致疾病在日本称日本乙型脑炎。1950 年以来，中国对该病进行了大量病原学和流行病学研究，为了与甲型脑炎相区别，定名为流行性乙型脑炎，简称乙脑，是中国夏秋季流行的主要传染病之一，除新疆、西藏、青海外，全国各地均有病例发生，年发病人数 2.5 万，病死率为 10%，15% 的患者留有不同程度的后遗症。

一、病原学

（一）生物学性状

（1）形态与结构：乙脑病毒为球形，直径 40nm，内有衣壳蛋白（C）与核酸构成的核心，外核为含脂质的囊膜，表面有囊膜糖蛋白（E）刺突，即病毒血凝素，囊膜内尚有内膜蛋白（M），参与病毒的装配。病毒基因组为单股正链 RNA，全长 11kb，自 5′ 至 3′ 端依次编码结构蛋白 C、M、E 及非结构蛋白 NS1 ~ NS5，病毒 RNA 在细胞质内直接起 mRNA 作用，翻译出结构蛋白和非结构蛋白，在胞质粗面内质网装配成熟，出芽释放。

（2）敏感动物与细胞：乳鼠是常用的敏感动物，脑内接种乙脑病毒后 3 ~ 4 天发病，一周左右死亡，脑组织内含大量感染性病毒，是分离病毒、大量制备抗原的可靠方法。BHK 细胞系、C6/36 细胞系及鸡胚成纤维细胞是常用的敏感细胞，病毒在细胞内增生引起细胞圆缩、颗粒增多、细胞脱落等 CPE。在培养上清中含有传染性病毒，胞质内胞膜上可检出特异性抗原。细胞培养增生病毒简便易行，已取代动物培养用物制备疫苗、诊断抗原，以及研究病毒复制机制、筛选抗病毒药物等。

（3）抗原特性：乙脑病毒抗原性稳定，在同一地区不同年代分离的毒株之间未发现明显的抗原变异。E 糖蛋白上有中和抗原表位和血凝抗原表位，可诱发机体产生中和抗体和血凝抑制抗体，在感染与免疫中有重要作用。用单克隆抗体做交叉血凝抑制试验证实 E 糖蛋白上有与黄病毒属成员广泛交叉的属特异性抗原，也有仅与圣路易、墨里谷、西尼罗脑炎病毒交叉的亚组物异性抗原，以及仅乙脑病毒具有的种特异性抗原。不同特异性单克隆抗体已用于研究乙脑病毒抗原结构与功能及鉴定新分离的毒株，解决了常规免疫血清特异性低的问题。

乙脑病毒囊膜糖蛋白具有血凝特性，能凝集鹅、鸽、雏鸡红细胞，在 pH 6.2 ~ 6.4 条件下凝集滴度高。病毒血凝素与红细胞结合是不可逆的，但这种病毒与红细胞形成的复合物仍有感染性，加入特异性抗体可抑制这种血凝现象。

（4）对理化因素的抵抗力：乙脑病毒对热抵抗力弱，56℃下 30 分钟灭活，故应在 –70℃条件下保存毒株。若将感染病毒的脑组织加入 50% 甘油缓冲盐水中储存在 4℃，其病毒活力可维持数月。乙醚、1：1000 去氧胆酸钠及常用消毒剂均可灭活病毒。在酸性条件下不稳定，适宜 pH 值为 8.5 ~ 9.0。

（二）致病性

中国乙脑病毒的传播媒介主要为三带喙库蚊。蚊感染病毒后，中肠细胞为最初复制部位，经病毒血症侵犯唾液腺和神经组织，并再次复制，终身带毒并可经卵传代，成为传播媒介和储存宿主。在热带和亚热带，蚊终年存在，蚊和动物宿主之间构成病毒持久循环。在温带，鸟类是自然界中的重要储存宿主。病毒每年或通过候鸟的迁徙而传入，或在流行区存活过冬。有关病毒越冬的方式可为：

①越冬蚊再感染鸟类，建立新的鸟—蚊—鸟循环。

②病毒可在鸟、哺乳动物、节肢动物体潜伏越冬。实验表明，自然界中蚊与蝙蝠息息相关，蚊将乙脑病毒传给蝙蝠，受染蝙蝠在 10℃环境下不产生病毒血症，可持续存在达 3 个月之外，当蝙蝠返回室温环境 3 天后，出现病毒血症，构成蚊—蝙蝠—蚊的循环。

③冷血脊椎动物为冬季储存宿主（如蛇、蛙、蜥蜴等），可分离出病毒。

家畜和家禽在流行季节感染乙脑病毒，一般为隐性感染，但病毒在其体内可增生，侵入血流，引起短暂的病毒血症，成为乙脑病毒的暂时储存宿主，经蚊叮咬反复传播，成为人类的传染源。特别是当年生仔猪最为重要，对乙脑病毒易感，构成猪—蚊—猪的传播环节，故在人群流行前检查猪的病毒血症和蚊带毒率，可预测当年人群的流行程度，并通过猪的免疫预防，可控制本病在猪及人群中的流行。

当带毒雌蚊叮咬人时，病毒随蚊虫唾液传入人体皮下。先在毛细血管内皮细胞及局部淋巴结等处的细胞中增生，随后有少量病毒进入血流成为短暂的第一次病毒血症，此时病毒随血液循环散布到肝、脾等处的细胞中继续增生，一般不出现明显症状或只发生轻微的前驱症状。经 4～7 天潜伏期后，在体内增生的大量病毒，再侵入血流成为第二次病毒血症，引起发热、寒战及全身不适等症状，若不再继续发展者，即成为顿挫感染，数日后可自愈；但少数患者（0.1%）体内的病毒可通过血—脑屏障进入脑内增生，引起脑膜及脑组织发炎，造成神经元细胞变性坏死、毛细血管栓塞、淋巴细胞浸润，甚至出现局灶性坏死和脑组织软化。临床上表现为高烧、意识障碍、抽搐、颅内压升高及脑膜刺激征。重症患者可能死于呼吸循环衰竭，部分患者病后遗留失语、强直性痉挛、精神失常等后遗症。人的口腔颌面部的深部静脉网不仅与浅静脉的分支相通，而且与眼眶、颅腔海绵窦相通。病原菌及病毒可逆行向颅腔海绵窦扩散，造成脑部感染。带毒雌蚊叮咬人的颌面部更容易引起此病。

（三）免疫性

人受乙脑病毒感染后，大多数为隐性感染及部分顿挫感染，仅少数发生脑炎（0.01%），这与病毒的毒力、侵入机体内数量及感染者的免疫力有关。流行区成人大多数都有一定免疫力，多为隐性感染，10 岁以下儿童及非流行区成人缺乏免疫力，感染后容易发病。

本病病后 4～5 天可出现血凝抑制抗体，2～4 周达高峰，可维持一年左右。补体结合抗体在发病 2～3 周后方可检出，约存在半年。中和抗体约在病后 1 周出现，于 5 年内维持高水平，甚至维持终身。流行区人群每年不断受到带病毒的蚊叮咬，逐渐增强免疫力，抗体阳性率常随年龄而增高，例如，北京市 20 岁以上成年人 90% 血清中含有中和抗体。因此，本病多见于 10 岁以下的儿童，但近些年来，乙脑发病年龄有增高趋势，值得重视。

二、流行病学

（1）传染源：乙脑是人畜共患的自然疫源性疾病，人与许多动物都可以成为本病的传染源。人被乙脑病毒感染后，可出现短暂的病毒血症，但病毒数量少，持续时间短，所以人不是本病的主要传染源。动物中特别是猪的感染率高，仔猪经过一个流行季以后几乎 100% 感染，感染后血中病毒数量多，持续时间长，加上猪的饲养面广，因此猪是本病的主要传染源。一般在人类乙脑流行 1～2 个月前，先在禽畜中流行，故检测猪的乙脑病毒感染率可预测当年在人群中的流行趋势。

（2）传播途径：乙脑主要通过蚊虫叮咬而传播，其中三带喙库蚊是主要传播媒介。由于蚊虫可携带病毒越冬，并可经卵传代，所以蚊虫不仅为传播媒介，也是长期储存宿主。

（3）易感人群：人群对乙脑病毒普遍易感，感染后多数呈隐性感染，感染后可获得持久免疫力。病例主要集中在 10 岁以下的儿童，以 2～6 岁发病率最高，大多数成人因隐性感染而获得持久免疫力，婴儿可从母体获得抗体而具有保护作用。近年来由于儿童和青少年广泛接种疫苗，成人和老年人的发病率则相对增加。

（4）流行特征：东南亚和西太平洋地区是乙脑的主要流行地区。我国除青海、新疆、西藏和东北地区外，具有本病流行，发病农村高于城市。随着疫苗的广泛接种，我国乙脑的发病率已逐年下降，但近年来也出现了一些新的流行区，并引起了暴发流行。乙脑在热带地区全年均可发生，本病集中发病少，呈高度散发性，家庭成员中很少有多人同时发病。

三、病理生理

可引起脑实质广泛病变，以大脑皮质、脑干及基底核的病变最为明显；脑桥、小脑和延髓次之，脊髓病变最轻。其基本病变为：

①血管内皮细胞损害，可见脑膜与脑实质小血管扩张、充血、出血及血栓形成，血管周围套式细胞浸润。

②神经细胞变性坏死，液化溶解后形成大小不等的筛状软化灶。

③局部胶质细胞增生，形成胶质小结。

部分患者脑水肿严重，颅内压升高或进一步导致脑疝。

镜下主要表现为变质性炎，包括以下改变。

（1）神经细胞变性坏死：若在变性坏死的神经细胞周围有增生的少突胶质细胞围绕时，称神经细胞卫星现象；若小胶质细胞和中性粒细胞侵入变性坏死的神经细胞内，则称为噬神经细胞现象。

（2）软化灶形成：神经组织发生局灶性坏死液化，形成质地疏松、染色较淡的筛网状病灶，称为筛状软化灶。

（3）脑血管改变：血管扩张充血，管周间隙增宽，常伴有淋巴细胞为主的炎细胞围绕血管呈袖套状浸润。

（4）胶质细胞增生：增生的小胶质细胞若聚集成群而形成结节，称胶质细胞结节。肉眼见脑膜血管扩张充血，脑实质充血、水肿，严重者可见点状出血和粟粒大小的软化灶。

本病早期有高热、全身不适等症状，系由病毒血症所致。由于脑实质炎性损害和神经细胞广泛变性、坏死，患者出现嗜睡、昏迷。当脑内运动神经细胞受损严重时，可出现肌张力增强，腱反射亢进、抽搐、痉挛等上运动神经元损害的表现。脑桥和延髓的运动神经细胞受损严重时，出现延髓性麻痹，患者吞咽困难，甚至发生呼吸、循环衰竭。由于脑实质血管高度扩张充血，血管壁通透性增加，而发生脑水肿，颅内压升高，出现头痛、呕吐。严重的颅内压增高可引起脑疝，常见的有小脑扁桃体疝和海马沟回疝。小脑扁桃体疝时，由于延髓的呼吸和心血管中枢受挤压，可引起呼吸，循环衰竭，甚至死亡。由于脑膜有轻度的炎症反应，临床上也可出现脑膜刺激症状。

四、临床表现

潜伏期 4～21 日，一般为 10～14 日。在流行区，约 85% 的患者系年龄小于 15 岁的儿童。感染乙型脑炎病毒后，大多无症状或症状较轻，仅少数患者出现中枢神经系统表现。有少数患者能迅速地自行恢复，为顿挫型脑炎。也有部分患者表现为无菌性脑膜炎而无脑炎的临床表现。

（一）临床病程

1. 初期

病初 1 ～ 3 日，为病毒血症期。起病急，体温很快升高达 39 ～ 40℃，持续不退，伴有头痛、倦怠、食欲缺乏、恶心及呕吐、轻度嗜睡，此期，因神经系统症状及体征不明显易误诊为上呼吸道感染。少数患者可出现神志淡漠、颈项强直。

2. 极期

（1）高热：发热是乙型脑炎的必备症状，体温高达 40℃，并持续不退直至极期结束，一般持续 7 ～ 10 日，轻者 3 ～ 5 日，重者可达 3 周以上。体温高低与临床表现呈正比，发热越高，热程越长，病情越重。

（2）意识障碍：意识障碍为本病主要症状，多数患者出现不同程度的意识障碍，表现为嗜睡、谵妄、昏迷。嗜睡具有早期诊断意义，神志不清最早见于病程第 1 ～ 第 2 日，但多发生于第 3 ～ 第 8 日，通常持续 1 周左右，重症者可在 1 个月以上。昏迷是重症病例发展到极期的重要标志之一，昏迷越早、越深、越长，病情越重。

（3）抽搐：抽搐系高热、脑实质炎症、脑缺氧及脑水肿所致。发生率儿童可高达 85%，成人约 10%，是病情严重的表现，早期出现抽搐的患者，也多发展为重症，反复发作或持续发作者，往往预后较差。先有面部、眼肌、口唇的小抽搐，随后肢体抽搐、强直性痉挛，可发生于单肢、双肢或四肢，重者全身强直性抽搐，历时数分钟至数十分钟，并反复发生。长时间、频繁抽搐，可导致发绀、脑缺氧及脑水肿，昏迷程度加深，甚至呼吸暂停。有些患儿单次抽搐后就很快恢复健康，常导致高热惊厥的临床诊断。

（4）呼吸衰竭：主要为中枢性呼吸衰竭，多见于极重患者，由脑实质炎症、缺氧、脑水肿、颅内高压、脑疝及低血钠脑病等所致，其中，以脑实质病变，尤其是延髓呼吸中枢病变为主要原因。表现为呼吸节律不规则，如潮式呼吸、间停呼吸、双吸气、叹息样呼吸及抽搐样呼吸等，最后呼吸停止。此外，因脊髓病变致呼吸肌瘫痪、呼吸道分泌物阻塞、肺炎、肺不张等原因可发生周围性呼吸衰竭，如出现脑疝，除前述呼吸异常外，尚有相应的临床表现。颞叶钩回疝表现为昏迷，病侧瞳孔散大，上眼睑下垂，对侧肢体瘫痪及锥体束征阳性；枕骨大孔疝则表现为极度躁动，眼球固定，瞳孔散大及对光反射消失，脉搏缓慢，呼吸微弱或不规则，随之呼吸与心搏停止。

高热、抽搐及呼吸衰竭是乙型脑炎极期的严重表现，三者互为因果，互相影响，尤其是呼吸衰竭常为致死的主要原因。

（5）脑水肿：主要由脑实质炎症、脑缺氧、低血钠性脑病等所致，表现为不同程度的意识障碍、颅内压升高。颅内压升高发生率约 50%，主要表现为剧烈头痛、喷射性呕吐、视盘水肿、血压升高、脉压增大、脉搏变慢、婴幼儿前隆起、张力增加等改变，并可致脑疝形成。颅内压升高超过 2.5kPa 的患者预后差。

（6）其他神经系统症状及体征：神经系统症状及体征多在病程 10 日内出现，第二周后就少出现新的神经系统表现。常有浅反射消失或减弱，深反射先亢进后消失，病理征如巴宾斯基征等可阳性，并可出现锥体外系反应，如口周震颤、面容呆板及舞蹈样四肢运动等表现。常出现脑膜刺激征，但婴幼儿多无脑膜刺激征。由于自主神经受累，深昏迷者可有膀胱与直肠麻痹，表现为大小便失禁或尿潴留。昏迷患者尚可有肢体强直性瘫痪，偏瘫较单瘫多见，或者全瘫，伴有肌张力增高。因病变部位不同，其神经系统症状和体征也有不同。

（7）循环衰竭：尽管少见，但乙型脑炎可发生循环衰竭，且常与呼吸衰竭同时出现，表现为血压下降，脉搏细速，休克及胃肠道出血。产生原因多为心功能不全，有效循环血量减少，消化道失血，脑水肿及脑疝等。

对于重型乙型脑炎，根据其症状及体征，可大致推测脑部受累部位：

①脑干上位：病变除大脑半球外，也累及间脑（丘脑及下丘脑），但脑干未受影响。表现为浅昏迷，偶有潮式呼吸，压眶时出现假自主运动或去皮层强直，眼球能活动。颞叶损害可致听觉障碍，枕叶受损可有视力障碍、视物变形，间脑病变时可出现严重的感觉功能障碍、自主神经功能紊乱及体温调节功能障碍等表现。

②上脑干位：病变累及中脑水平，表现为深昏迷，肌张力增加，常出现中枢性过度通气，咳嗽及吞咽反射减弱。当中脑双侧受损时，锥体束下行受阻，表现为去大脑强直，引起四肢痉挛性瘫痪，单侧受损则引起对侧瘫痪。动眼神经核位于中脑内，病变时出现眼球活动不协调，瞳孔对光反应迟钝或消失。由于颅内高压，可形成颞叶钩回疝。

③下脑干位：病变累及脑桥、延髓。深昏迷，压眶无反应，肢体弛缓性瘫痪，眼球固定，角膜反射消失，咳嗽、吞咽反射消失，可迅速出现呼吸节律不规则等中枢性呼吸衰竭表现，继而呼吸、心搏停止。由于颅内高压，小脑扁桃体受挤而嵌入枕骨大孔形成枕骨大孔疝，从而压迫延髓生命中枢，患者突然进入深昏迷，导致呼吸、心搏骤停。

因大脑皮质支配神经核的路径病变引起的延髓功能障碍，称假性延髓麻痹，其症状相对较轻、恢复较快，乙型脑炎患者多属假性延髓麻痹。

大多数患者经过 3 ～ 10 日病程后，病情逐渐好转，进入恢复期。

3. 恢复期

此时患者体温逐渐下降至恢复正常，神经系统症状和体征逐日改善而消失，一般于 2 周左右可完全恢复，但重症患者因脑组织病变重，恢复较慢，需 1 ～ 6 个月逐渐恢复。此阶段的表现可有持续性低热、多汗、失眠、精神异常、失语、流涎、吞咽困难、颜面瘫痪、肢体强直性瘫痪或不自主运动，以及癫痫样发作等，经积极治疗大多能恢复。半年后上述症状仍不能恢复者，称为后遗症。

4. 后遗症期

约 30% 的重症乙型脑炎患者留有后遗症，儿童较成人有更高的发生率。主要有失语、肢体瘫痪、意识障碍、痴呆及帕金森综合征等，经积极治疗，可有不同程度恢复。昏迷后遗症患者因长期卧床，易并发肺炎、压疮、尿路感染。癫痫后遗症有时可持续终身。有学者长期随访观察发现，即使被认为恢复良好的患者，约 50% 仍存在轻微的后遗症，如学习困难、行为反常及轻微的神经精神症状。通过对乙型脑炎患者脑脊液中乙型脑炎病毒抗原、特异性 IgM 抗体的检测、病毒分离等研究，发现乙型脑炎病毒可在患者中枢神经系统持续存在，这可能与后遗症的发生有关。

（二）临床分型

（1）轻型：患者的神志始终清醒，但有不同程度的嗜睡，一般无抽搐（个别儿童患者因高热而惊厥）。体温在 38 ～ 39℃，多数在 1 周内恢复，往往依靠脑脊液和血清学检查确诊。

（2）普通型：有意识障碍，如昏睡或浅昏迷，腹壁反射和提睾反射消失，可有短期的抽搐。体温一般在 40℃左右，病程约 10 天，无后遗症。

（3）重型：体温持续在 40℃以上，神志昏迷，并有反复或持续性抽搐。浅反射消失，深反射先消失后亢进，并有病理性反射。常有定位症状和体征，可出现中枢性呼吸衰竭。病程常在 2 周以上，恢复期往往有不同程度的精神异常和瘫痪等表现，部分患者留有后遗症。

（4）暴发型：体温迅速上升，呈高热或过高热，伴有反复或持续强烈抽搐，于 1～2 日内出现深昏迷，有脑疝和中枢性呼吸衰竭等表现，如不及时抢救，常因呼吸衰竭而死亡。幸存者都有严重后遗症。乙脑临床表现以轻型和普通型为多，约占总病例数的2/3。流行初期重型较多，后期则以轻型居多。

五、辅助检查

（一）实验室检查

（1）一般检查：血白细胞总数增高，一般在（10～20）×10^9/L，个别甚至更高，中性粒细胞在 80% 以上，这与大多数病毒感染不同。

（2）脑脊液：外观无色透明，偶微混浊，压力增高，白细胞多有轻度增加，为（50～500）×10^9，少数可高达 10000/mm³ 以上，也有个别为正常者。病初以中性粒细胞为主，随后则淋巴细胞增多。白细胞计数的高低与病情轻重及预后无关。蛋白轻度增高，糖正常或偏高，氯化物正常。脑脊液有变化者 10～14 日恢复正常，个别病例需 1个月时间。

（二）血清学检查

（1）特异性 IgM 抗体测定：该抗体在病后 4 日即可出现，2 周时达高峰，故可用作早期临床诊断。检测的方法有酶联免疫吸附试验、间接免疫荧光法、2- 巯基乙醇耐性试验等，这些方法均有较强的敏感性及特异性，尤其是 ELISA 用于检测乙型脑炎患者血清及脑脊液特异性 IgM 抗体，是目前临床上常用实验诊断技术之一。如取发病后 1～2 周的标本，其敏感性接近 100%。

（2）补体结合试验：补体结合抗体为 IgG 抗体，具有较高的特异性，多在发病后 2周出现，5～6 周达高峰，可维持抗体水平 1 年左右，故不能用于早期诊断，一般用作回顾性诊断或流行病学调查。单份血清 1：4 为阳性，双份血清抗体效价增高 4 倍为阳性。

（3）血凝抑制试验：血凝抑制抗体出现较早，一般病后第 5 出现，2 周时达高峰，抗体水平可维持 1 年以上。该试验阳性率高于补体结合试验，操作简便，可用于临床诊断及流行病学调查。双份血清抗体效价增高 4 倍或单份血清效价＞1：320 有诊断价值。由于乙型脑炎病毒的血凝素抗原与同属病毒登革热病毒及黄热病病毒等有弱的交叉反应，故可出现假阳性。

（4）病毒抗原检测：免疫荧光、ELISA 及反向被动血凝试验等，均可用于发病初期患者血液及脑脊液中乙型脑炎病毒抗原检测，阳性结果有早期诊断意义。

（三）病原学检查

（1）病毒分离：乙型脑炎病毒主要存在于脑组织中，血及脑脊液中不易分离出病毒，如从脑脊液中分离出病毒，常常预示该患者预后差，在病程第 1 周内死亡病例的脑组织中可分离到病毒。

（2）核酸水平检测：采用反转录—多聚酶链反应扩增乙型脑炎病毒 RNA，已在研究中用于诊断乙型脑炎。

（四）影像学和脑电图检查

约 50% 的患者 CT 检查发现丘脑、基底结区、中脑及脑桥中的一个或多个部位出现双侧低密度影。磁共振较 CT 更灵敏，能特异性地显示多部位的广泛病变，丘脑、大脑半球及小脑 T_2 加权成像时出现高强度信号，T_1、T_2 加权成像示丘脑病变为混合信号时，提示该部位有出血。上述结果多系疾病晚期改变。影像学检查对于疾病早期诊断的意义尚不明了。

（五）脑电图检查

文献报道，乙脑患者脑电图大多数呈现弥散性 δ 或 θ 慢波，占 89%，癫痫样活动及 α 昏迷各占 11%。不过乙脑患者出现 α 昏迷并不一定提示预后差。

六、诊断鉴别

（1）中毒性菌痢：与乙脑流行季节相同，多见于夏秋季，但起病比乙脑更急，多在发病一天内出现高热、抽搐、休克或昏迷等。乙脑除暴发型外，很少出现休克。可用 1% ～ 2% 盐水灌肠，如有脓性或脓血便，即可确诊。

（2）化脓性脑膜炎：病情发展迅速，重症患者在发病 1 ～ 2 天即进入昏迷，脑膜刺激征显著，皮肤常有淤点。脑脊液混浊，中性粒细胞占 90% 以上，涂片和培养可发现致病菌。周围血常规白细胞计数明显增高，可达 2 万～ 3 万 /mm^3，中性粒细胞多在 90% 以上。如为流脑则有季节性特点。早期不典型病例，不易与乙脑鉴别，需密切观察病情和复查脑脊液。

（3）结核性脑膜炎：无季节性，起病缓慢，病程长，有结核病史。脑脊液中糖与氯化物均降低，薄膜涂片或培养可找到结核分枝杆菌。胸部 X 线片、眼底检查和结核分枝杆菌素试验有助于诊断。

（4）其他：如脊髓灰质炎、腮腺炎脑炎和其他病毒性脑炎，以及中暑和恶性疟疾等，也应与乙脑鉴别。

七、治疗

现尚无特效抗病毒药物，早期可试用利巴韦林、干扰素。目前的治疗方案为积极采取对症治疗及支持治疗，同时患者应住院治疗，密切观察病情变化，及时处理危重症状，以降低病死率及防止后遗症发生。

（一）一般治疗

患者应隔离于有防蚊和降温设施的病室，室温控制在 30℃ 以下。发热及抽搐消耗能量和水分较多，应注意给患者补充足够的营养和水分。重症者应静脉输液，但注意不宜过多，以免加重脑水肿，成人每日 1500 ～ 2000mL，儿童每日 50 ～ 80mL/kg，但需根据呕吐、进食、尿量等情况调整。酌情补充电解质，纠正酸中毒。昏迷者宜用鼻饲，注意口腔及皮肤清洁，定时翻身、侧卧、吸痰，防止呕吐物进入呼吸道，以防肺炎及压疮发生。昏迷、抽搐患者应设床栏以防坠床。

（二）对症治疗

1. 高热的处理

采用综合降温措施，以物理降温为主，药物降温为辅，同时降低室温，使体温保持在 38℃ 左右，以减轻抽搐、脑水肿及脑缺氧。措施有：

①物理降温：冰敷额部、枕部和体表大血管处，如腋下、颈部及腹股沟，用 30% ～ 50% 乙醇或温水擦浴，冷盐水灌肠。注意降温不宜过快、过猛，禁用冰水擦浴，以免引起寒战和虚脱。

②药物降温：配合物理降温可用小剂量安乃近，幼儿及年老体弱者可用安乃近滴鼻，药物降温应注意防止用药过量致大量出汗而引起循环衰竭。

③亚冬眠疗法：适用于持续高热伴反复抽搐者，具有降温、镇静、止痉的作用。以氯丙嗪和异丙嗪每次各 0.5 ～ 1.0mg/kg，肌内注射，每 4 ～ 6 小时 1 次，一般可连续用 3 ～ 5 日。因为冬眠药可抑制呼吸中枢及咳嗽反射，故用药过程中应密切观察脉搏、血压、呼吸，保持呼吸道通畅。

2. 抽搐的处理

去除病因及镇静止痉。因高热所致者，迅速降温。脑水肿所致者，加强脱水治疗，可用 20% 甘露醇静脉滴注或推注，每次 1 ～ 2g/kg，视病情可每 4 ～ 6 小时重复使用，也可同时用 50% 葡萄糖、呋塞米、肾上腺皮质激素。因呼吸道分泌物堵塞致脑组织缺氧者，应吸痰、给氧，保持呼吸道通畅，必要时气管插管或气管切开。上述处理的同时，可选用适当的镇静剂止痉，常用镇静药有地西泮，成人每次 10 ～ 20mg，儿童每次 0.1 ～ 0.3mg/kg（每次 < 10mg），肌内注射或缓慢静脉注射；苯巴比妥钠，成人每次 0.1 ～ 0.2mg/kg，儿童每次 5 ～ 8mg/kg 肌内注射；水合氯醛鼻饲或灌肠，成人每次 1.0 ～ 2.0g，儿童每次 60 ～ 80mg/kg（≤ 1g）；也可采用亚冬眠治疗。

3. 呼吸衰竭的处理

（1）保持呼吸道通畅：吸痰；定时翻身、叩背引流；可超声雾化，痰液黏稠者雾化物中加入乳糜蛋白酶、地塞米松或氢化可的松；伴支气管痉挛者，可用 0.25% ～ 0.50% 异丙肾上腺素雾化吸入，并可适当加入抗菌药物防治感染。

（2）减轻脑水肿：加强脱水治疗，吸氧。

（3）出现下列情况时应考虑行气管切开术，以确保呼吸道的通畅：

①脑炎极期：昏迷程度加深，喉部分泌物增多，咳嗽反射消失，呼吸道梗阻不能解除。

②各种原因所致的自主呼吸停止（窒息、假性延髓麻痹、延髓麻痹、高颈位脊髓炎等）。

③脑干型脑炎：伴有分泌物增多，呼吸异常，病情不断恶化。

④严重肺不张或下呼吸道梗阻，经一般处理不能缓解。

（4）使用人工呼吸器：呼吸道阻塞、突发呼吸停止等，可行气管插管或气管切开，使用人工呼吸器。人工呼吸器是维持有效呼吸功能，保证呼吸衰竭抢救成功，减少后遗症的重要措施之一，因而必要时可适当放宽气管切开的指征。人工呼吸器的应用指征：无自主呼吸；存在通气不足的临床表现；中枢性呼吸衰竭；严重肺不张或下呼吸道梗阻，经一般处理不能缓解。呼吸机应用过程中，可能发生下列并发症：低血压、气道内出血、气胸、心律失常、支气管痉挛、肺不张及肠麻痹等，应密切注意观察。

（5）使用呼吸兴奋剂：中枢性呼吸衰竭时，可出现呼吸衰竭、节律不整，可应用呼吸兴奋剂，如山梗菜碱（洛贝林），通过刺激颈动脉体及主动脉体的化学感受器，反射性地兴奋延髓呼吸中枢。成人每次 3 ～ 9mg，儿童每次 0.15 ～ 0.2mg/kg，肌内注射或静脉滴注。尼可刹米，直接兴奋延髓呼吸中枢，也可刺激颈动脉体及主动脉体的化学感受器，反射性地兴奋呼吸中枢，使呼吸频率加快，幅度加深，通气量增加，呼吸功能改善。成人每次 0.375 ～ 0.75g，儿童每次 5 ～ 10mg/kg，肌内注射或静脉滴注。其他如贝美格、二甲弗林等也可交替使用或联合使用。

呼吸兴奋药的选择性一般不大，安全范围较小，兴奋呼吸中枢的剂量与致抽搐之间的距离小，因而应严格掌握剂量，应用于短时就能纠正的呼吸衰竭患者。可能情况下，临床上主要应采用人工呼吸器维持呼吸，其远比呼吸兴奋药有效而且安全可靠。

（6）改善微循环：用血管扩张剂活跃微循环、减轻脑水肿、解痉和兴奋呼吸中枢。东莨菪碱成人每次 0.3 ～ 0.5mg，儿童每次 0.02 ～ 0.03mg/kg，或山莨菪碱成人每次 20mg，儿童每次 0.5 ～ 1mg/kg，加入葡萄糖溶液中，静脉注射，10 ～ 30 分钟 1 次。此外，阿托品、酚妥拉明也可使用。

4. 循环衰竭的处理

可用强心剂，如毛花苷 C 或毒毛花苷 K，补充血容量，使用升压药，注意酸碱及电解质平衡。

（三）肾上腺皮质激素治疗

是否使用肾上腺皮质激素目前意见不一。有学者认为，该药可抗炎、退热、降低毛细血管通透性及渗出，减轻脑水肿等作用。也有学者认为它抑制免疫功能，增加继发感染机会，且疗效不显著，不主张使用。强调早期、短程使用 3 ～ 5 日，目前主要用于重症患者。

（四）抗菌治疗

有继发细菌感染时，可根据病情选用抗生素。

（五）单克隆抗体

乙型脑炎病毒单克隆抗体能迅速中和游离病毒，消除病毒血症，抑制病毒增生，控制中枢神经系统病变的发展，在动物实验中取得了显著疗效。有报道在临床应用过程中与地塞米松合用，早期应用，在降温、控制抽搐等疗效方面均明显优于对照组。由于目前构建的是鼠源性单克隆抗体，人体治疗的安全性一直影响其在临床上的应用。好的解决办法是研制人源性单克隆抗体或以 DNA 重组技术研制人—鼠嵌合单克隆抗体。

（六）昏迷患者的脑保护

低温疗法能降低脑代谢率、提高脑对缺氧的耐受性、减轻脑水肿，有利于脑功能的恢复。细胞色素 C、B 族维生素、脑复康等药物有助于改善脑细胞代谢。

（七）恢复期及后遗症治疗

加强营养、护理，防止压疮，避免继发感染；进行智力、语言、吞咽和肢体的功能锻炼，可结合理疗、针灸、高压氧治疗等，佐以中药口服；对震颤、肢体强直等可用镇静剂，发生癫痫者按癫痫处理。

八、预防

由于乙型脑炎病毒具有广泛的传播媒介，且与天花病毒和脊髓灰质炎病毒不同，人不是唯一宿主，而系人兽共患性疾病，传播宿主可长期带毒，因此彻底阻止该病毒的传播较为困难。预防乙型脑炎的关键是防蚊、灭蚊及预防接种。

（一）控制传染源

隔离患者至体温正常。猪是乙型脑炎传播的主要传染源，故应搞好饲养场所的环境卫生，人畜居地分开，有条件者可对猪进行疫苗注射，有效控制猪感染乙型脑炎病毒，从而控制人群乙型脑炎的流行。

（二）防蚊和灭蚊

是预防乙型脑炎的根本措施之一。消灭蚊虫滋生地，灭越冬蚊和早春蚊，喷药灭蚊，使用蚊帐、蚊香，涂擦驱蚊剂等。

（三）预防接种

预防接种是保护易感人群的有效措施。有灭活疫苗和减毒活疫苗两种疫苗。对于孕妇、有过敏史及高敏体质的人一般不主张进行预防接种，除非存在乙型脑炎感染的高危性。

灭活疫苗一般采用甲醛灭活，在国外主要使用鼠脑纯化灭活疫苗。接种方法为第 0、第 7、第 30 日接种，1 年后加强接种一次，每次 0.5～1mL，保护率为 80%～100%，不良反应轻微，约 20% 的接种者出现注射部位的红肿及触痛，10% 出现发热、头痛及乏力等表现，0.1% 的接种者可出现喉头水肿、哮喘等严重的过敏反应。

目前，我国使用的是地鼠肾灭活疫苗，保护率在 60%～90%，初次免疫皮下注射 2 次，间隔 7～10 日，第二年加强 1 次，连续 3 次加强后不必再注射，可获持久免疫力。剂量为 6～12 个月婴儿每次 0.25mL，1～6 岁儿童每次 0.5mL，7～12 岁儿童每次 1mL。预防注射应在流行前 1 个月完成，重点对象是 10 岁以下儿童和从非流行区进入流行区的人员。接种时应注意不与伤寒三联菌苗同时注射，以免致过敏等不良反应。有中枢神经系统疾病和慢性乙醇中毒者禁用。

1988 年，我国研制成功地鼠肾减毒活疫苗（SA14-14-2），自 1989 年至今已接种 1.2 亿名儿童，1～2 岁时每次皮下接种疫苗 0.5mL，6 岁时加强接种一次。研究表明单剂接种有效率约 80%，次年加强一针，有效率增加到 98%，保护时间至少 5 年，迄今无其引起严重不良反应的报道。由于减毒活疫苗高效价廉、无明显不良反应，现正逐步取代地鼠肾灭活疫苗。世界卫生组织也允许其作为鼠脑纯化灭活疫苗的替代品，在中国大陆以外的地区使用。

乙型脑炎病毒灭活疫苗及减毒活疫苗，在临床应用中均取得了良好效果，但其中都含有病毒基因组，难以达到 100% 的安全。重组基因疫苗、多肽疫苗的研制已为人们所关注。国外已有学者构建了含乙型脑炎病毒 E 蛋白、PreM 等基因的重组质粒，通过基因枪、病毒载体等方式进行转基因，诱导小鼠产生了高效价的中和抗体，展示了良好的应用前景。

（费　帆）

第七节　森林脑炎

森林脑炎为森林地区的自然疫源性疾病，系由黄病毒科中蜱传脑炎病毒所致的急性中枢神经系统感染病。临床上以急起高热、意识障碍、瘫痪及脑膜刺激征为主要特征。本病是最早发现的经硬蜱传播的病毒性脑炎，且首先发现于俄罗斯远东森林区，以春夏季发病为多，故又称为蜱传脑炎、俄罗斯远东脑炎或俄罗斯春夏季脑炎。我国北部森林地区有本病流行。

一、病原学

森林脑炎病毒属黄病毒科黄病毒属（蜱传脑炎病毒中的一型）。病毒外形呈球形，平均直径为43nm，外层由类网状脂蛋白膜包裹，呈绒毛状突起，包膜内为具有直径约30nm的20面体核衣壳，病毒核心含单股RNA。病毒具有嗜神经性。患者脑组织经小白鼠或乳鼠脑内接种可分离出本病毒，用酚与乙醚处理后提取的RNA，具有传染性，可使小白鼠感染。病毒也可在鸡胚及多种组织细胞培养中繁殖，也可用于分离病毒。

病毒对热与消毒剂敏感，经煮沸或加热至60℃，10分钟即可灭活。3%过氧化氢溶液、3%甲酚皂溶液对病毒有杀灭作用。用甲醛灭活的病毒仍保留其抗原性。本病毒对乙醚、氯仿均敏感，在50%甘油中2℃可保存5～12个月，在低温下可保存更久。

感染森林脑炎病毒后，在患者血清中可出现血凝抑制抗体、补体结合抗体、中和抗体及病毒特异性IgM抗体。其中血凝抑制抗体出现较早，在感染后2～4周达高峰，1～2个月后下降；补体结合抗体于感染10～14日出现，1～2个月达高峰，以后渐下降，维持1年。中和抗体在急性期迅速上升，感染2个月达高峰，以后逐渐下降至一定水平，持续数年到十余年。病毒特异性IgM抗体在感染急性期呈阳性，有利于早期诊断。

二、流行病学

（1）传染源：多种林区野生啮齿类动物均为本病的传染源，如缟纹鼠、林姬鼠、田鼠、鼩鼱、棕背䶄、鼹鼠以及刺猬，均为本病的重要传染源。林区的鸟类，如松鸡、交啄鸟、灰鹡鸰，以及黑熊、狍、鹿、獾、狐及其幼兽，均为本病毒储存宿主，也为本病的传染源。蜱能带病毒并经卵传代，也可起传染源作用。

（2）传播途径：硬蜱为唯一的传播媒介，经蜱叮咬是本病的主要传播途径。当蜱叮咬受感染动物血液时，病毒进入蜱体内繁殖，再次吸血时，蜱唾液中的病毒，可使易感动物感染，受感染的牛、羊均可从乳汁中排出病毒，饮用未经消毒的乳汁可感染本病。此外实验室工作人员也经口吸入或经口腔黏膜受染而感染本病。

（3）易感人群：人群对本病普遍易感，感染后大多数为隐性感染，仅少数人出现症状。感染后均可获持久免疫力。

（4）流行特征：本病流行有严格的地区性、季节性与职业性。主要见于我国东北及西北原始森林地区。流行于春夏季。一般在4月末开始发现病例，5～6月为发病高峰，以后逐渐下降。发病的季节与硬蜱的活动季节密切相关。感染者多为林区工作人员，如采伐工人、调查队员、筑路工人及地质勘探人员等，以青壮年男性为主。近年因旅游事业发展，旅游者感染呈现逐渐增多趋势。

三、发病机制与病理改变

病毒经不同途径侵入人体，首先在局部淋巴结、肝、脾及其他单核吞噬细胞系统进行复制，经 3～7 日后，复制的病毒侵入血流形成病毒血症。病毒随血流进入脑毛细血管，然后从毛细血管内皮细胞间隙穿透而侵入神经细胞，引起脑实质广泛性炎症改变，而表现为脑炎症状与体征。

本病的中枢神经系统病理改变广泛，大脑、脑桥、中脑、基底节、脊髓均可累及。以炎性渗出性病变为主。脑及脑膜主要有充血、水肿、神经细胞变性、坏死，神经胶质细胞增生，血管周围淋巴细胞浸润。严重者脑细胞广泛坏死，甚至呈现脑实质软化灶。脊髓前角灰质细胞广泛坏死。肝、脾、肾、心、肺均可出现渗出或退行性病变。

四、临床表现

潜伏期为 7～21 日，一般为 10～14 日。

急性起病。约 20% 的患者有低热、头痛、乏力、全身不适、四肢酸痛等前驱症状。大多数患者呈急性经过。发热于 2～3 日内达高峰，体温可达 40℃或 40℃以上，呈弛张热型，部分患者可呈稽留热或不规则热。高热时伴明显全身中毒症状，如头痛、无力、全身肌肉疼痛等。发热 2～3 日后出现神经系统症状与体征，如剧烈头痛、呕吐、脑膜刺激征。半数以上患者有不同程度神志、意识改变，如表情淡漠、嗜睡、昏睡、昏迷，也可出现谵妄及精神错乱。弛缓性瘫痪是本病的特征性表现，以颈、肩及上肢瘫痪最多见，下肢及颜面肌肉瘫痪较少见。由于颈肌及肩胛肌瘫痪而出现特有的头部下垂表现，肩胛肌瘫痪时，手臂呈摇摆状态。经 2～3 周后，体温下降，肢体瘫痪逐步恢复，各种症状消失而康复。少数患者留有头部下垂、上肢轻瘫、肌肉萎缩、癫痫及精神障碍等后遗症。危重症病例可出现吞咽困难、发声困难、呼吸困难等延髓麻痹表现，病死率高。轻型仅表现为发热、头痛、身痛、周身不适，脑膜刺激征明显，而无脑炎症状，预后良好。极少数患者呈慢性经过，患者有弛缓性瘫痪、癫痫及精神异常，病情迁延数年之久。

根据临床神经系统损害不同表现和病理特点，本病可分为以下 4 种类型：

①脑膜炎型：主要表现为头痛、呕吐、脑膜刺激症状，而无瘫痪或意识障碍。

②脑膜脑炎型：出现不同程度的意识障碍，常伴有惊厥及脑膜刺激征，或有锥体或锥体外系症状。

③脑脊髓型：除脑膜脑炎症状、体征外，出现颈、肩肌及肢体弛缓性瘫痪等脊髓神经受损的表现。

④脊髓型：主要出现肢体瘫痪，以上肢为主。

五、鉴别诊断

本病应与流行性乙型脑炎、脊髓灰质炎、感染性多发性神经根炎鉴别。流行性乙型脑炎流行于温带及亚热带地区，主要在夏秋季发病，以高热、惊厥、昏迷、呼吸衰竭为主要表现，肢体强直性瘫痪，弛缓性瘫痪极少见。脊髓灰质炎多发生于儿童，肢体瘫痪为不对称的弛缓性瘫痪，以下肢多见，而颈肌、肩胛肌瘫痪产生头下垂者少见。感染性多发性神经根炎的肢体瘫痪，一般自下肢开始，呈对称性，伴有四肢肢端感觉异常及蚁走感，脑脊液呈蛋白细胞分离现象。

六、治疗

目前尚无特效治疗。主要为支持及对症疗法，包括补充营养、维生素及液体，维持水、电解质平衡。高热采用物理降温，配合药物降温等措施。惊厥可用地西泮、苯巴比妥等解痉镇静药。有脑水肿时应给予 20% 甘露醇脱水治疗。昏迷患者应加强护理，及时吸痰，保持呼吸道通畅，必要时可气管插管或气管切开。对发病 3 日内的早期患者，可采用恢复期患者或林区居住多年居民的血清，每日 20 ～ 40mL，肌内注射，用至体温降至 38℃以下停用。高效价免疫球蛋白，每日 6 ～ 9mL，肌内注射，也有效。对留有后遗症患者可用按摩、推拿、理疗及体疗等措施，以促进功能恢复。

七、预防

本病有严格的地区性，凡进入森林地区工作人员，必须做好预防工作。在疫区野外活动时，应做好个人防护，穿着防护服，头戴防虫罩，防蜱叮咬。森林地区住地及工作场所应做好环境卫生，清除杂草，打扫枯草朽叶，加强灭鼠灭蜱工作。由于森林脑炎可通过饮羊、鹿奶而感染，因此奶制品必须煮沸后饮用。准备进入疫区工作的所有人员均应接种森林脑炎疫苗。目前，我国采用的地鼠肾细胞培养灭活疫苗，成人初次注射 2mL，7 ～ 10 日后再注射 3mL，以后每年加强注射一次，儿童用量酌减。未经疫苗免疫者被蜱叮咬后，可肌内注射高价免疫球蛋白 6 ～ 9mL，以预防本病。

（费　帆）

第七章　抗微生物的药物治疗

第一节　概　述

抗微生物的化学药物治疗任务是利用化学药物，遵循微生物、药物与宿主之间的相互作用规律，治疗微生物所致的感染性疾病（图7-1）。其基本理论包括：

①药物对微生物的作用、作用强度、作用机制。

②微生物对药物产生耐药的过程、耐药机制，预防和克服耐药的措施。

③药物对宿主可能产生的不良反应。

④宿主对药物的处理过程（体内过程）。

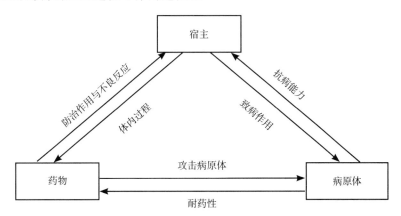

图 7-1　宿主、药物和微生物三者之间的相互作用

抗微生物感染的药物种类非常庞大。随着一代又一代新的化合物被筛选出来，更好疗效、更低不良反应的药物不断应用于临床，新药的研发也使得药物治疗理论发生变化。但不可忽略的是，微生物耐药性也随着药物的大量使用在以惊人的速度发展，抗微生物药物化学治疗理论也在发生改变。

（郭　骏）

第二节　各类抗细菌药物的药理特点

由于细菌的细胞结构和人体细胞有巨大差异，抗细菌感染的药物主要针对这些具有差异的细胞结构，如干扰细菌细胞壁的合成、损伤细胞膜的功能、影响蛋白质的合成等。各类抗菌药物的特点简述如下（图7-2）。

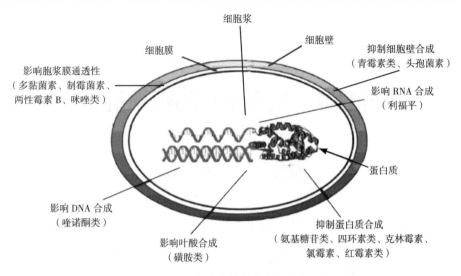

图 7-2　各类抗菌药物的作用机制

一、β – 内酰胺类

（一）青霉素类

1. 天然青霉素（苄青霉素、苄西林、青霉素 G）

青霉素对球菌（G^+、G^-）、杆菌（G^+）、放线菌及螺旋体具有强大的杀灭作用，常作为首选药。对厌氧的 G^+ 也较为敏感。但青霉素对大多数 G^- 杆菌、支原体、立克次体、真菌、病毒无效。

2. 半合成青霉素

（1）耐酸青霉素：为天然青霉素经结构改造得到。常见的有青霉素 V、非萘西林等，抗菌谱与青霉素相同，但活性较弱，适用于轻症感染。耐酸、可口服，但不耐酶。

（2）抗耐药金黄色葡萄球菌青霉素：主要有苯唑西林、氟氯西林、氯唑西林，临床常用苯唑西林。这类青霉素特点是耐酸、耐酶、可口服。主要用于耐青霉素金黄色葡萄球菌引起的各种感染。

（3）广谱青霉素：广谱青霉素的特点是"广谱"，且各组药物又各具特点，但本类药物均不耐青霉素酶。

1）氨基青霉素：本组主要品种有氨苄西林和阿莫西林。对青霉素敏感菌的作用与青霉素相似或略差，对革兰阴性菌的作用优于青霉素。

2）羧基青霉素：本组主要品种有羧苄西林和替卡西林。抗菌谱与氨基青霉素相似，主要特点是对铜绿假单胞菌和变形杆菌有一定抗菌作用。对青霉素敏感的革兰阳性菌的作用不及青霉素。

3）酰脲类青霉素：本组主要品种有美洛西林、哌拉西林、呋布西林、阿洛西林等，本组药物抗菌谱最广、抗菌作用最强、对铜绿假单胞菌有强大抗菌作用。

（4）抗革兰阴性杆菌青霉素：包括美西林和替莫西林，是窄谱抗革兰阴性杆菌青霉素。用于除铜绿假单胞菌外的产酶耐药革兰阴性杆菌感染，疗效较好。临床较少使用。

青霉素类药物对口腔常见菌的活性：青霉素 G 以及大多数半合成青霉素对甲型溶血性链球菌具有一般性抗菌活性，而对乙型溶血性链球菌，尤其是肺炎链球菌具有良好的抗菌活性。对于大多数厌氧菌，氨基青霉素活性较好。一般认为衣氏放线菌、乳杆菌、消化链球菌感染首选青霉素 G 或氨苄西林。对于口腔厌氧菌和需氧菌的混合感染，青霉素类药物，特别是与 β – 内酰胺酶抑制剂的合剂首选。哌拉西林他唑巴坦推荐作为需氧菌和口腔厌氧菌（产黑色素拟杆菌、普雷沃菌、卟啉单胞菌和梭杆菌）的混合感染的首选药物。甲型溶血性链球菌引起的一般性感染可单用青霉素类，但引起的严重感染需联合使用氨基糖苷类和万古霉素。

（二）头孢菌素类

头孢菌素作用机制与青霉素相似，也是杀菌剂，但两类抗菌药作用位点不同，这种位点称为青霉素结合蛋白，相比之下，头孢菌素更好地耐受 β – 内酰胺酶，但细菌对头孢菌素与青霉素之间存在部分的交叉耐药性。头孢菌素是目前抗生素开发研究和临床应用最为活跃的领域。根据头孢菌素的发展次序、抗菌特点和对 β – 内酰胺酶稳定性可将其分为一代、二代、三代及四代，但各代之间很难截然划分，还在进一步开发、研发和更新之中。

头孢菌素及其他 β – 内酰胺类药物对口腔常见菌的活性：对于甲型溶血性链球菌，所有一代、二代、四代头孢菌素以及第三代的大部分品种（如头孢噻肟、头孢唑肟、头孢曲松）都较敏感；对于放线菌属一般认为三代中头孢唑肟和头孢曲松较敏感，而产黑色素普雷沃菌和消化链球菌对二代以上头孢菌素敏感性较好。头孢霉素类如头孢西丁、头孢美唑、头孢替坦抗厌氧菌谱较广，可用于拟杆菌属在内的厌氧菌和需氧菌混合感染，但头孢霉素类中头孢替坦对多数拟杆菌活性不如其他头孢霉素类药物。氧头孢类对厌氧菌的效果与头孢霉素类似。碳青霉烯类药物抗菌谱极广，对口腔常见的需氧菌、厌氧菌均较为敏感，是治疗危重感染的首选药物之一。

二、大环内酯类

相对于 β – 内酰胺类药物，大环内酯类的抗菌谱较窄，它们主要对大多数革兰阳性菌、部分革兰阴性菌及一些非典型致病菌有效。大环内酯类通常为抑菌剂，高浓度时对敏感菌为杀菌剂。

红霉素曾广泛用于治疗多种感染，近年来由于胃肠道反应和耐药性，已逐渐被第二代半合成大环内酯类取代。临床上一般采用肠衣片或酯化物（罗红霉素）。红霉素在临床是治疗军团菌病、百日咳、空肠弯曲菌肠炎和支原体肺炎的首选药。

克拉霉素（甲红霉素）为大环内酯类第二代半合成衍生物，抗菌活性比红霉素强，且对金黄色葡萄球菌和化脓性链球菌的 PAE（抗菌后效应）也比红霉素长 3 倍，而且总不良反应发生率较红霉素低。

大环内酯类药物对口腔常见菌的活性：常用的此类药物（如克拉霉素、阿奇霉素）对各组链球菌效果均较好，可作为 β – 内酰胺类药物过敏患者的替代药物；但对甲型溶血性链球菌作用一般。阿奇霉素对具核梭杆菌作用较强。泰利霉素在体外试验中表现出对需氧及厌氧的广谱抗菌活性，对阿奇霉素耐药的菌株也能表现出良好的活性，阿莫西林克拉维酸合剂耐受的厌氧菌对泰利霉素也有较好的敏感性。

三、林可霉素类

林可霉素类包括林可霉素（洁霉素）和克林霉素（氯洁霉素、氯林可霉素）。抗菌谱与红霉素相似，但对红霉素敏感的肠球菌属对林可霉素类耐药。

林可霉素类药物对口腔常见菌的活性：对各类口腔厌氧菌有良好抗菌作用，包括梭状芽孢杆菌属、丙酸杆菌属、双歧杆菌属、类杆菌属、奴卡菌属以及放线菌属，尤其是对产黑素拟杆菌、消化球菌属、消化链球菌属及梭杆菌属的作用更为突出。

对革兰阳性需氧菌有显著活性，特别是对金黄色葡萄球菌、表皮葡萄球菌、溶血性链球菌、甲型溶血性链球菌和肺炎链球菌具有较好的抗菌作用。可作为大部分口腔细菌感染的首选治疗药物，但随着青霉素类和头孢菌素类药物的发展，从一定程度上取代了该类药物的使用。

四、氨基糖苷类

氨基糖苷类是一类杀菌性蛋白合成抑制剂，尽管毒性较其他类抗生素强，但目前仍是治疗需氧革兰阴性杆菌严重感染的重要药物。

庆大霉素（正泰霉素）是治疗各种革兰阴性杆菌感染的主要抗菌药，尤其是对沙雷氏菌属作用更强。目前，临床上主要与青霉素或其他抗生素合用，协同治疗严重的肺炎链球菌、铜绿假单胞菌、肠球菌、葡萄球菌或甲型溶血性链球菌感染。

阿米卡星又名丁胺卡那霉素，临床应用广泛，是抗菌谱最广的氨基糖苷类，对革兰阴性杆菌和金黄色葡萄球菌均有较强的抗菌活性，其他革兰阳性球菌对其不敏感，链球菌属对其耐药。最突出的优点是对一些耐常用氨基糖苷类菌株所致的感染仍能有效控制。

氨基糖苷类药物对口腔常见菌的活性：全身应用可治疗口腔颌面部的阴性杆菌感染，一般不首选，常与青霉素类或头孢菌素类药物联用。氨基糖苷类对厌氧菌天然耐药。

五、四环素类

四环素类对革兰阳性菌的抗菌活性较革兰阴性菌高。在革兰阳性菌中，对葡萄球菌敏感性最高，化脓性链球菌与肺炎链球菌其次，李斯特菌属、放线菌属、奴卡菌属、梭菌属、炭疽芽孢杆菌等也均敏感。在革兰阴性菌中，四环素类对大肠埃希菌、大多数弧菌属、弯曲杆菌属、布鲁菌属和嗜血杆菌属某些菌有良好抗菌活性，对淋病奈瑟菌和脑膜炎奈瑟菌有一定抗菌活性，对沙门菌属和志贺菌属的抗菌活性有限，但对变形杆菌和铜绿假单胞菌无作用。四环素类对 70% 以上的厌氧菌有抗菌活性，以半合成四环素类作用较好，但其作用明显不如克林霉素及甲硝唑等，故临床一般不选用四环素类治疗厌氧菌感染。

目前临床常用的四环素类主要包括四环素、多西环素和米诺环素，它们的化学结构、抗菌谱及临床应用基本相似，主要差别在于药动学特性。

四环素类药物对口腔常见菌的活性：此类药物抗菌谱很广，对于口腔需氧菌和厌氧菌都具有一定活性，但因其不良反应一般不全身用药，米诺环素、多西环素用于放线菌感染。在四环素类药物中，米诺环素的抗菌谱最广，对牙龈卟啉单胞菌、中间普雷沃菌、产黑色素普雷沃菌、具核梭杆菌等多数牙周病致病菌均有较强的杀灭作用。因此，适合作为牙周炎的辅助治疗。米诺环素软膏是一种以米诺环素为主要成分的牙科专用抗菌药，具有高效、长效的抗菌特点，与全身应用不同的是，极少出现不良反应。

六、喹诺酮类

喹诺酮类对大多数需氧革兰阴性菌具有相似而良好的抗菌活性，某些品种对铜绿假单胞菌活性较强，对革兰阳性需氧菌也有较好的活性，对厌氧菌、分枝杆菌、军团菌及衣原体也有良好作用，某些药物对具有多重耐药性菌株也有较强抗菌活性。

左氧氟沙星为氧氟沙星的左旋光学异构体，比氧氟沙星抗菌活性强 2 倍，临床用量为氧氟沙星的 1/2。对葡萄球菌和链球菌的抗菌活性通常是环丙沙星的 2～4 倍，对厌氧菌的抗菌活性为环丙沙星的 4 倍，对肠杆菌科的抗菌活性与环丙沙星相当。左氧氟沙星除对临床常见的革兰阳性和革兰阴性致病菌表现极强的抗菌活性外，对支原体、衣原体及军团菌也有较强的杀灭作用。

喹诺酮类药物对口腔常见菌的活性：较新型的喹诺酮类药物（如左氧氟沙星、莫西沙星等）对各种口腔需氧菌（各类葡萄球菌、链球菌）、厌氧菌（消化链球菌、拟杆菌、普雷沃菌、卟啉单胞菌等）均有较好的抗菌活性。莫西沙星抗厌氧菌的活性在此类药物中最强。但应注意此类药物的不良反应，一般不作首选。

七、硝基咪唑类

本类药物主要对厌氧菌、滴虫、阿米巴和蓝氏贾第鞭毛虫具有强大抗微生物活性。第 Ⅰ 代的代表品种为甲硝唑，第 Ⅱ 代的代表品种为替硝唑，第 Ⅲ 代的代表品种为奥硝唑。该类药物是专性厌氧菌的首选药物，且有抗滴虫、阿米巴原虫和抗螺旋体的作用。药物通过简单扩散进入厌氧菌细胞，在无氧条件下被细胞内硝基还原酶还原成一种细胞毒，作用于敏感菌的 DNA、RNA 和蛋白质代谢，导致菌体生长抑制。药物呈现浓度依赖性，大剂量间断给药效果好，且不易产生细菌耐药性。

甲硝唑（甲硝唑、灭滴唑）有较好的抗滴虫和抗阿米巴原虫作用，对革兰阳性厌氧菌、阴性厌氧菌有较强的杀灭作用，对需氧菌则无效。

替硝唑抗菌谱与甲硝唑相似，抗菌活性较甲硝唑强，口服后血药浓度高，半衰期长，有效浓度维持时间长等优点。临床应用与甲硝唑类似，不良反应较甲硝唑少而轻。奥硝唑抗菌谱也类似于甲硝唑，不良反应少而轻微，不易产生耐药性。

硝基咪唑类药物对口腔常见菌的活性：硝基咪唑类对大多数厌氧菌具有较强抗菌作用，抗菌谱包括脆弱拟杆菌和其他拟杆菌属、梭杆菌属、消化球菌和消化链球菌、韦荣氏球菌属。由于口腔黏膜、口腔颌面部感染通常为需氧菌和厌氧菌混合感染，故一般不单独使用本类药物。通常联合其他广谱抗菌药（如 β-内酰胺类、大环内酯类）来治疗口腔颌面部感染及其引起的败血症。

八、噁唑烷酮类

近年来，由于大量抗菌药的使用，各种细菌的耐药发展迅速，已严重威胁着感染性疾病患者生命健康。例如，耐甲氧西林金黄色葡萄球菌、耐甲氧西林表皮链球菌、耐青霉素肺炎链球菌、多重耐药性结核分枝杆菌，尤其是耐万古霉素肠球菌的出现，给临床治疗造成了困难。因此，探索新的抗耐药性的革兰阳性菌药物已成为国内外医药界的研究热点。近 40 年来，只有一类新型抗生素药物问世，即辉瑞公司的利奈唑胺，它是第一个被批准应用的唑烷酮类人工合成抗生素药物。

利奈唑胺由于作用机制和其他抗菌药相差较大。因此，在具有本质性或获得性耐药特征的阳性细菌中，都不易与其他抑制蛋白合成的抗菌药发生交叉耐药，在体外也不易诱导细菌耐药性的产生。利奈唑胺对革兰阳性菌有强大抗菌作用，包括金黄色葡萄球菌、肺炎链球菌、化脓性链球菌、粪肠球菌、表皮葡萄球菌、多重耐药的结核分枝杆菌、甲型溶血性链球菌属等。主要用于治疗由耐药革兰阳性菌引起的感染性疾病。该药对骨骼、肺部、脑脊液等的渗透性和组织浓度的药动学特征良好，也可用于外科感染性疾病的治疗。利奈唑胺安全性好，肾功能不全，轻、中度肝功能不全及老年患者无须调整用药剂量。

（郭　骏）

第三节　抗微生物药物在口腔医学中的应用

口腔细菌约有 11 个菌属，300 ～ 600 个菌种，每克牙垢中达 10^{11} 个细菌，唾液中的菌量也达到 10^9cfu，口腔寄居的大量细菌大部分对人体没有危害，菌群之间、菌群与寄主之间保持着平衡。但受各种局部和全身因素的影响，口腔菌群会发生改变，扰乱口腔正常的生理功能，甚至可突破浅表组织形成侵袭性感染。

口腔医学中，与微生物感染密切相关的疾病，如口腔颌面部感染、感染性口腔黏膜病、牙周病等，以及由上述感染引起的全身性感染，都需要运用抗微生物药物有针对性的治疗。在实际工作中，有些抗微生物药物的局部应用效果是立竿见影的，如牙周病的治疗、某些感染性口腔黏膜病的治疗等，但全身用药具有浓度分布广、应用简便的优点，也是不可取代的。药物的使用应理解机体、药物和病原微生物三者的关系，在了解药物抗微生物作用特点的基础上还要熟悉药物的不良反应，把握好抗微生物药物的适应证和禁忌证是非常重要的。

一、抗菌药物在口腔颌面部手术中的预防性应用

抗菌药物预防性应用必须在充分权衡感染发生的可能性、药物预防效果、耐药性产生、不良反应等因素的基础上决定。在口腔临床中，预防性使用抗菌药物应有明确的指征，对于发生菌血症后易产生感染的患者应预防性使用抗菌药物。普通的口腔操作原则上不用抗菌药物预防感染，比如在做根管治疗时，只要器械不超过根尖孔，一般不会出现菌血症。但若患者做过心脏修复术、动静脉吻合术等心脏大血管手术、患有免疫异常性疾病及用免疫抑制治疗时，如不预防性使用抗菌药物以阻止血源性微生物侵袭，常会导致危及生命的感染。

口腔治疗中常见预防性应用抗菌药物的情况包括：心脏瓣膜修复术、肺动脉吻合术的患者，以及有先天性心脏畸形、风湿性心脏病、主动脉狭窄、细菌性心内膜炎病史以及二尖瓣脱垂伴有瓣膜回流等心脏血流动力学异常的患者。此外，有器官移植术、外科矫形术的患者，有 Addison 病、艾滋病、未控制的糖尿病的患者，遭受过放射线辐射、接受肾上腺皮质激素或进行抗肿瘤药物治疗的患者也可预防性应用抗菌药物。但具体情况还要具体分析，必要时可以请相关科室医师会诊后再决定。

口腔颌面外科手术预防性使用抗菌药物原则是：根据手术野有否污染或污染可能，决定是否预防用抗菌药物。

1. 清洁手术

手术野为人体无菌部位，局部无炎症、无损伤，一般认为是清洁的皮肤切口。手术野无污染，通常不需预防用抗菌药物，仅在下列情况时可考虑预防用药：手术范围大、时间长、污染机会增加；异物植入手术；高龄或免疫缺陷者等高危人群。

2. 清洁—污染手术

清洁—污染手术，如经口咽部大手术、与口腔、上颌窦交通的手术、涎腺手术，以及开放性骨折或创伤手术。由于手术部位存在大量人体寄殖菌群，手术时可能污染手术野引起感染，故此类手术需预防用抗菌药物。

3. 污染手术

污染手术为手术野严重污染的手术，此类手术需预防用抗菌药物。如果是术前已存在细菌性感染的手术，属于抗菌药物治疗性应用，不属于预防应用范畴。

4. 外科预防用抗菌药物的选择

抗菌药物的选择视预防目的而定。为预防术后切口感染，应针对金黄色葡萄球菌选用药物。预防手术部位感染或全身性感染，则需依据手术野污染或可能的污染菌种类选用。选用的抗菌药物必须是疗效肯定、安全、使用方便及价格相对较低的品种。并不是所有具有抗菌活性的药物均可以作为预防性用药，有些药物（如喹诺酮类）耐药机制通常为药物结合靶标的改变（图 7-3），虽具有抗菌谱广、抗菌作用强的特点，但是耐药产生非常迅速，并不适合预防性使用。

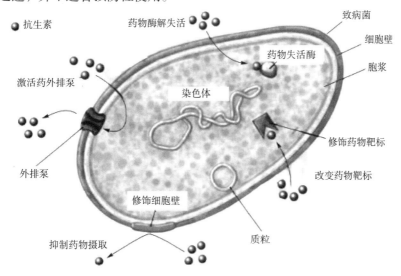

图 7-3 抗菌药物常见的耐药机制

5. 外科预防用抗菌药物的给药方法

接受清洁手术者，在术前 0.5 ～ 1 小时给药或麻醉开始时给药，使手术切口暴露时局部组织中已达到足以杀灭手术过程中入侵切口细菌的药物浓度。如果手术时间超过 3 小时或失血量大（＞ 1500mL），可手术中给予第 2 剂。抗菌药物的有效覆盖时间应包括整个手术过程和手术结束后 4 小时，总的预防用药时间不超过 24 小时，个别情况可延长至 48 小时。手术时间较短（＜ 2 小时）的清洁手术，术前用药一次即可。接受清洁—污染手术者的预防用药时间也为 24 小时，必要时延长至 48 小时。污染手术可依据患者情况酌量延长。

二、抗菌药物在口腔颌面部急性感染中的应用

（一）口腔感染

口腔细菌感染主要为口腔正常菌群和某些致病菌（如厌氧菌、甲型溶血性链球菌等）

的混合感染，包括牙齿周围组织感染，如冠周炎、急性根尖周围炎、干槽症、急性牙周脓肿等。

1. 治疗原则

（1）以局部治疗为主，如局部冲洗、清除牙石、菌斑，切开引流清除感染的牙髓等，并注意口腔卫生。

（2）伴有发热等全身症状者或有糖尿病等基础疾病的患者在进行牙周病、牙体病治疗前后可短期口服抗菌药物 3 ～ 7 天。

（3）必要时可局部使用抗菌制剂。

2. 病原治疗（表 7-1）

表 7-1　口腔感染的病原治疗

口腔感染	宜选药物	可选药物
牙周炎，冠周炎	阿莫西林，甲硝唑	乙酰螺旋霉素，交沙霉素
急性根尖周围炎	同上	大环内酯类，克林霉素

（二）颌面部感染

颌面部感染包括面部疖、痈、口腔颌面部蜂窝织炎、急性化脓性颌骨骨髓炎、婴幼儿上颌骨骨髓炎等。主要的病原菌有葡萄球菌属、链球菌属、肠杆菌科细菌，或消化链球菌、普雷沃菌、梭杆菌等厌氧菌，偶有铜绿假单胞菌等。

1. 治疗原则

（1）尽早进行血液和脓液的病原微生物检查和药敏试验。

（2）根据感染的来源和临床表现等推断可能的病原菌，立即开始抗菌药物的经验治疗。

（3）联合应用抗需氧菌和抗厌氧菌药物。初始治疗宜静脉给药，病情明显好转后可改肌内注射或口服。

（4）获知病原菌及药敏试验结果后，结合经验治疗的效果调整用药（图 7-4）。

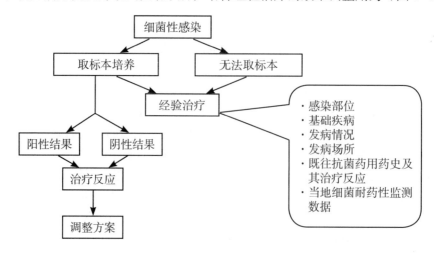

图 7-4　细菌感染诊疗流程图

（5）及时进行脓液引流，感染控制后给予局部处理。

2. 病原治疗（表7-2）

表 7-2　颌面部感染的病原治疗

病原	宜选药物	可选药物
金葡菌（甲氧西林敏感）	苯唑西林，氯唑西林	第一代头孢菌素，红霉素，克林霉素
金葡菌（甲氧西林耐药）	万古（去甲万古）霉素 ± 磷霉素	万古霉素或去甲万古霉素 ± 利福平
溶血性链球	青霉素，氨苄西林，阿莫西林	第一代头孢菌素，红霉素，克林霉素
肠杆菌科细菌	第二代或第三代头孢菌素	氟喹诺酮类，氨基糖苷类（联合应用）
厌氧菌	克林霉素，甲硝唑	氨苄西林/舒巴坦，阿莫西林/克拉维酸钾
铜绿假单胞菌	具有抗铜绿假单胞菌作用的头孢菌素	氟喹诺酮类，氨基糖苷类（联合应用）

三、抗菌药物在牙周病中的应用

牙周病是指发生在牙支持组织（牙周组织）的疾病，包括仅累及牙龈组织的牙龈病和波及深层牙周组织（牙周膜、牙槽骨、牙骨质）的牙周炎两大类。牙周病是多因素疾病，其病因可分为局部因素和全身因素两大类。局部因素中牙菌斑生物膜的细菌及其产物是牙周病的主要病因，是引发牙周病不可缺少的始动因子。细菌继发的宿主反应也是造成牙周组织破坏的主要原因，在宿主反应过程中，组织的破坏性酶（如基质金属蛋白酶、弹性蛋白酶、炎性递质和细胞因子等）都起着非常重要的作用，介导了牙周组织的破坏。

菌斑微生物是牙周病的始动因子，无论全身还是局部使用药物都无法去除菌斑，必须采取机械方法（包括漱口、刷牙、洁治、刮治、根面平整）。但严重的牙周炎和深牙周袋、急性感染，或出现溃疡、坏死、脓肿等则需要使用抗菌药物作为辅助治疗手段。

抗菌药物对于牙周细菌的治疗往往有效，其优点是抗菌药物可抑制侵入牙周袋壁的微生物，药物可达牙周袋底及根分叉等器械难以达到的区域。缺点是因无简单方法检测病原菌，常常根据临床经验选药或者盲目的全身大剂量、足疗程应用广谱抗菌药，药物到达牙周局部组织浓度较低，尽管有效，但不是最佳的治疗方案。而优良的口腔局部制剂既可在牙周组织渗透而达到高浓度，又可避免产生全身不良反应，是目前该领域药物的热点研发方向。

（一）牙周病的全身抗菌药物治疗

1. 全身应用抗菌药物的指征

（1）器械不易达到的解剖部位，如深袋、螺旋形袋，根分叉或经基础治疗不能控制者。

（2）细菌已侵入牙周袋壁或已扩散至全身。

（3）急性或重度牙周病，如多发性牙周脓肿、坏死性牙周病。

（4）伴糖尿病及心脏瓣膜病等全身疾病的牙周炎，常需要基础治疗合用抗菌药物，以控制感染，预防并发症，免除牙周手术。

2. 抗菌药物全身性应用原则

（1）符合化学治疗控制菌斑的基本原则包括：药敏试验证实能杀灭或抑制病原微生物；在牙周感染部位能达到有效药物浓度；能够维持足够的作用时间；不良反应小，对全身影响少。菌斑不是悬浮的单个细菌，而是以整体生存的菌斑生物膜存在，菌斑内高黏度的多糖基质影响药物的扩散，从而抵抗药物的杀灭作用，因此有文献报道，抑制菌斑生物膜中细菌所需的有效药物浓度要为体外抑菌浓度的 30～50 倍。

（2）适当的牙周微生物分析。首先要明确诊断，了解各型牙周病的微生物特征，可采用简便、快速、经济的方法，概要分析牙周袋的细菌。重视牙周微生物对抗菌药物的耐药性（细菌染色体改变、耐药质粒传递、耐药性转录子的转移等）。必要时可以做药敏试验。

（3）考虑患者的健康状况。应考虑抗菌药物在特殊病理、生理状况患者中的选择及剂量调整问题，如肝肾功能减退、老人、妊娠期、哺乳期患者，其内容可参考相关的指导原则。

（4）根据药物抗菌谱及药代动力学选择药物。在实际临床工作中，不可能明确所有患者的病原学诊断而选择针对病原菌的敏感药物。通常采用的是经验性用药。与牙周病有关的病原菌主要是革兰阴性厌氧菌。要想提高药效，降低对正常菌群的影响，应尽可能地将广谱抗菌药物改成针对病原菌的窄谱抗菌药物。同时要了解药物的代谢动力学特性，所选择的药物要在牙周组织达到一定的浓度。

3. 常用药物举例

（1）硝基咪唑类药物：甲硝唑、替硝唑、奥硝唑。抗菌谱、抗菌活性相似，对专性厌氧菌具良好活性。

（2）螺旋霉素：为大环内酯类抗菌药，对 G^+ 活性强，对 G^- 也具一定活性。临床上对牙龈出血、牙周溢脓、多发性牙周脓肿均有效果。它进入体内后，在龈沟液浓度为血清和唾液的 7～10 倍，骨和唾液腺中可维持 3～4 周，缓慢释放，非常有利于牙周病治疗。与硝基咪唑类药物联合使用，疗效更佳。

（3）四环素：目前常用于牙周病的有多西环素和米诺环素。此类药物抗菌谱很广，对 G^+ 菌、G^- 菌、各种需氧菌、厌氧菌及螺旋体、支原体等非典型病原体都有较好活性。对多种牙周病致病菌均有抑制作用，如伴放线嗜血菌、牙龈卟啉单胞菌、具核梭杆菌、二氧化碳嗜纤维菌及螺旋体等。四环素类药物在体内分布广，龈沟液浓度是血清浓度 4 倍以上。此外研究发现，米诺环素还能抑制基质金属蛋白酶和胶原酶的活性，螯合必需的 Ca^{2+}、Zn^{2+} 金属离子，抑制弹性蛋白酶等其他组织破坏酶活性，阻止骨吸收，促进牙周组织再生，减轻结缔组织破坏，延缓牙周病的进展。其他还可以根据情况选择阿莫西林、红霉素、氧氟沙星等。

（二）牙周病的局部抗菌药物治疗

抗菌药物在局部使用用药量少，但能达到比全身给药高 100 倍以上的浓度，疗效显著，超过全身给药作用。由医师专业性的应用局部抗菌药物，可避免患者依从性不良的问题。同时，局部给药血清含量微小，不良反应少，不影响口腔其他部位和消化道等处的正常菌群。局部给药的缺点是在很窄或很深的牙周袋使用药物较困难，加之在有许多牙周部位治疗时较费时间，局部治疗能否影响已经侵入牙周组织的病原菌，目前尚无定论。有些学者认为，局部应用抗菌药物有产生过敏和耐药菌株的风险，因而反对局部使用。因此，我们要客观认识抗菌药物的局部应用，利用循证医学的结论指导治疗方案。

局部可应用的剂型包括含漱剂、凝胶剂、膏剂、纤维、膜片、条棒，运用缓释甚至控释技术，将抗菌药物通过局部渗透到达病原菌部位，提高局部药物浓度，而对全身影响很小。由于口腔的解剖生理特点，局部制剂的应用不仅在牙周病，在口腔医学领域也具有重要作用。

1. 含漱剂

含漱剂有清洁、消毒、抑制炎症的作用，可减少局部细菌数量，抑制龈上菌斑沉积。但缺点是漱口维持时间短，需每天含漱 3～4 次，而且不易到达牙周袋内。常用含有抗菌药物的液体制剂含漱，仅能进入龈沟 1～2mm，能一定程度上杀灭牙龈表浅细菌，消除舌被、扁桃体、颊黏膜上微生物，预防龈炎复发。

（1）氯己定含漱液：含 0.05% 氯己定，抗菌作用强，抗菌谱广。氯己定可迅速吸附于微生物细胞表面，破坏细胞膜，使胞质成分渗漏，还可以抑制细菌脱氢酶的活性；高浓度的氯己定可凝集菌体胞质成分。本药能吸附于羟基磷灰石、牙表面，以及唾液的黏蛋白上，然后缓慢释放，使之较长时间停留在牙面上，发挥抑制菌斑形成的作用。用法：每日 3～4 次含漱，每次 1 分钟。不良反应主要为口腔黏膜轻度刺激，长期使用可使牙面与黏膜着色，还可引起味觉迟钝，停药后自然好转。

（2）替硝唑含漱液：为替硝唑的稀溶液，浓度约为 0.02%，可杀灭专性厌氧菌。用法：每日 3～4 次含漱，每次 1 分钟。对硝基咪唑类药物过敏者禁用；孕妇和哺乳期妇女禁用。

（3）其他：如复方氯己定含漱液（为氯己定和甲硝唑或替硝唑组成的复方制剂）、2% 生理盐水、复方硼酸液等，均有一定的杀灭病原菌、控制菌斑形成的作用。

2. 牙周袋用药

药物由龈下进入牙周袋，药物与牙周袋内细菌充分接触而达到控制菌斑的目的。包括牙周袋涂布或牙周袋冲洗药物，但作用时间短，需反复冲洗。涂布药物有碘甘油、复方碘化锌、碘苯酚液（处理袋内壁）、50% 枸橼酸液（用于根面处理），具有抗菌、降解内毒素和促进新附着等功效。冲洗药物包括 3% 过氧化氢液和 0.12%～0.2% 氯己定液等。局部缓释药物是较新的局部用药剂型，将抗菌药置入高聚物载体，直接放入牙周袋，使之在牙周袋内较长时间（2～5 天）释放有效药物浓度，在牙周病治疗中取得良好效果。

制剂的主药为米诺环素、氯己定、甲硝唑和替硝唑等。剂型分为固态、半固态（凝胶）、膏剂、纤维、膜片、条棒等。还可分为不吸收、吸收等。有药理活性的主药可通过膜的扩散、渗透或随着聚合材料的溶解或腐蚀而释放出来。目前，较为成熟的制剂有 2% 米诺环素软膏和 25% 甲硝唑凝胶，置于专用注射剂中，通过纤细的针头可直接注入感染的牙周袋深部。

米诺环素软膏：是一种牙周组织局部缓释制剂，该药可在牙周袋内缓慢释放米诺环素，米诺环素具有抗菌谱广、抗菌活性强、高效、渗透性强等特点，最大特点是牙周袋内药物浓度高，是全身用药后浓度的 1000 倍，作用时间长，而血药浓度低，全身不良反应小。对于牙周炎的主要致病菌（如 Pg、中间普氏菌、链球菌、变形杆菌）均有较好的抑菌效果。同时，米诺环素还有抑制胶原酶活性的作用，促进牙周组织再生，联合牙周基础治疗，有效控制牙周病的进展。用法：将药品注入牙周袋内，直至充满，每周1次，连用4周。不良反应少，主要表现为局部刺激，发痒、红肿、肿胀、丘疹、疱疹，用药时胀痛。

四、抗微生物药物在口腔黏膜病中的应用

在口腔医学领域，口腔黏膜病是最依赖药物治疗的口腔疾病之一，而口腔黏膜病中感染性疾病占一定比例，抗微生物药物在口腔黏膜病中使用频率较高。流行病学资料表明，多数口腔黏膜病发病患者年龄偏大，以中老年为主，且一般身体状况较差，这一患病群体往往有一种或多种慢性病，需要长期甚至终身服药。口腔黏膜感染性疾病的药物治疗只能在此基础上进行。药物相互作用是复杂的，同时服用多种药物为感染性口腔黏膜病的治疗带来挑战。

常见的口腔黏膜感染性疾病包括病毒感染（口腔单纯性疱疹、带状疱疹、手足口病）、真菌感染（口腔念珠菌病）、细菌感染（口腔结核、球菌性口炎、坏疽性口炎）。应当强调的是，口腔黏膜感染性疾病的治疗不仅需要运用药物杀灭或清除病原微生物，更是要注意调节机体免疫，尤其体现在抗病毒和抗真菌治疗中，这样才能取得较好的治疗效果。

1. 口腔单纯性疱疹的抗病毒药物治疗

（1）全身用药。

1）阿昔洛韦：对1型和2型单纯疱疹病毒有较强的抑制作用和高度选择性。本品口服或静脉注射后在体内较稳定，大部分呈原型经肾排出。肾功能的好坏可影响本品的半衰期和在体内清除率，肾损害的患者要减少用量。本药还可通过血—脑屏障和胎盘屏障，并可聚集在乳汁中，因其致畸作用尚未明了，儿童和孕妇、哺乳期妇女均应慎用。

阿昔洛韦抗病毒能力依次为HSV-1、HSV-2、水痘—带状疱疹病毒及EB病毒。用法用量：一般原发性患者，200mg口服，每4小时1次（每天5次，成人），连续服用5～7天，复发性口腔HSV-1感染为3～5天。

2）利巴韦林：又称病毒唑，为广谱的抗病毒药。对疱疹病毒也有防治作用。用法用量：口服每天0.6～1g，分3～4次；肌内注射10～15mg/kg，分2次。本品不宜大量长期使用，以免引起严重的胃肠道反应，孕妇禁用。

3）干扰素和聚肌胞：干扰素抑制病毒具有广谱性、高活性、作用迅速，相对无毒和无过敏等特点。用法用量：每日1～2次，肌内注射或皮下注射后均在4～8小时达到血药峰值。不能通过胎盘。若多次反复使用，部分患者的血中会出现抗干扰素抗体，影响疗效。由于干扰素治疗HSV-1感染的效果并不高于ACV，且不良反应较多，价格较贵，一般不做首选，但对于复发频繁或有免疫力低下的患者可考虑采用。

聚肌苷酸（聚肌胞）为人工合成的干扰素诱生剂。采用肌内注射，12～24小时达到血峰值，因此每天或间隔一天给药。对慢性和复发性HSV感染有一定疗效。不良反应为一过性低热。

4）免疫调节剂及其他：

①胸腺素、转移因子、左旋咪唑：使用胸腺素1～5mg肌内注射，每天1次，治疗1～12岁的儿童患者3～6天出现疗效。转移因子及左旋咪唑对HSV感染均有辅助作用。

②环氧合酶抑制剂：如吲哚美辛（吲哚美辛）25mg，每日 3 次，口服；布洛芬每次200mg，每日 4 次，使用 1 个月至数个月。据报道，本品可使复发性疱疹的复发频率和发作严重程度明显下降。

（2）局部用药：口腔黏膜局部用药对原发性 HSV 感染引起的疱疹性龈口炎是不可缺少的，常用的制剂包括溶液、糊剂、散剂及含片。

1）0.1%～0.2% 葡萄糖酸氯己定溶液、复方硼酸溶液（多贝尔漱口液）等体外研究，认为氯己定溶液对 HSV-1 的生长具抑制能力，浓度越高，抑制力越强，同时可以治疗继发的细菌感染。

2）5% 碘苷：又名疱疹净，用于局部揉搽。可短期局部使用，可缩短病程。

3）抗菌药糊剂：如 5% 金霉素甘油糊剂或 5% 四环素甘油糊剂局部揉搽，用于治疗疱疹继发的细菌感染，减轻局部症状。

2. 口腔带状疱疹的抗病毒药物治疗

（1）全身用药。

1）阿昔洛韦：对单纯疱疹效果甚佳，但对水痘—带状疱疹的敏感性较低，在发病 2～4 日内使用，效果较好，除口服外，可行静脉缓注，每 5～12 小时 1 次，每次250mg，5 天为 1 个疗程。

2）阿糖腺苷（Vira-A）和阿糖胞苷（Ara-C）：能阻止病毒 DNA 合成而干扰病毒复制。在发病 1 周内给药，能阻止新发水疱，缩短疼痛时间和严重程度，主要用于老年体弱者，但应注意本药对肝及骨髓的损害作用。Vira-A 用量为 10mg/（kg·d），Ara-C 用量为 1.5mg/（kg·d），连续 5 日。

3）干扰素：每日 100 万～300 万单位，肌内注射，能干预病毒的复制过程，阻止其增生。对老年患者及重症患者疗效较好。

4）转移因子：2～4mL 腋下区或腹股沟区皮下注射，能迅速终止新水疱出现，缓解疼痛，使炎症反应逐渐消退。必要时在 24～48 小时再注射 1 次。

5）人免疫球蛋白：0.6～1.2mg/（kg·d），肌内注射，每周 2 次。

（2）局部用药。

①口腔黏膜用药：同上一节单纯疱疹局部用药。

②口周和颌面部皮肤疱疹或溃破有渗出者：用纱布浸消毒防腐药水湿敷，可减少渗出，促进炎症消退，待无渗出并结痂后可涂少量的利福平涂剂（含有利福平 1g，泼尼松 0.4g，维生素 E 1mL 及适量涂膜基质），用棉签将本品涂于患处皮肤，迅速形成药膜，每日 1～2 次。利福平能选择性抑制病原体 DNA 聚合酶活性，从而干扰合成，达到抑制病毒目的。

3. 口腔念珠菌病的抗真菌药物治疗

念珠菌又称假丝酵母菌，为条件致病菌，有 81 种之多，目前证实仅有 7 种致病，其中白色念珠菌和热带念珠菌的致病力最强，也是念珠菌常见的病原菌。但近年来由于广谱抗菌药物的大剂量长疗程的应用，以及糖皮质激素的使用，医源性的发病因素使得念珠菌病发病率显著增加。合理规范使用抗菌药物是预防和治疗口腔念珠菌病的重要措施。

（1）全身抗真菌药物治疗。

1）酮康唑：成人剂量为每日 1 次口服 200mg，2 ～ 4 周为 1 个疗程。与其他局部用的抗真菌药合用，具有协同作用，增加疗效。主要不良反应为肝损害。

2）氟康唑：口服治疗浅部真菌优于酮康唑，不良反应相对少，不出现明显肝毒性。剂量：每日服用 1 次，首次一天 200mg，以后每天 100mg，连续 7 ～ 14 天。本药无严重不良反应，以恶心常见，其次为皮疹，停药后症状消失。

3）伊曲康唑：效果优于酮康唑，可治愈 80% 以上浅部真菌感染。口服每日 100mg，每天 1 次。

4）免疫调节药物：如胸腺素、转移因子，对身体衰弱、免疫缺陷或与之有关的全身性疾病，长期使用免疫抑制剂的患者，以及慢性感染者适用。

（2）局部抗真菌药物治疗。

1）2% ～ 4% 碳酸氢钠溶液：为治疗婴幼儿口腔念珠菌病的常用药物。用于哺乳前后洗涤口腔，以消除能分解产酸的残留凝乳或糖类，使口腔成为碱性环境，可阻止白色念珠菌的生长和繁殖。轻症患儿单用此药，病变在 2 ～ 3 天即可消失，但仍需继续用药数日，以预防复发。也可用本药在哺乳前后清洗乳头，以免交叉感染。

2）甲紫水溶液：口腔黏膜用 1/2000 浓度为宜，每日涂 3 次，以治疗婴儿鹅口疮和口角炎。缺点是药物染色后，不易观察损害的变化。

3）氯己定：选用 0.2% 溶液或 1% 凝胶局部涂布，冲洗或者含漱。

4）西地碘：杀菌能力强，适用于混合感染，口感较好。每天 3 ～ 4 次，每次一片含化吞服，禁用于碘过敏者。

5）制霉菌素：不易被肠道吸收，多用于皮肤、黏膜及消化道白色念珠菌感染。也可用该药的水悬浮液涂布，每 2 ～ 3 小时 1 次，可咽下。本药的不良反应少，偶有引起恶心、腹泻或食欲减退。局部应用口感较差，有的患者难以忍受。疗程 7 ～ 10 日。

6）咪康唑：一般疗程不低于 10 日，防止复发，每日 4 次涂于患处。

4. 球菌性口炎的抗菌药物治疗

球菌性口炎是由金黄色葡萄球菌、溶血性链球菌、肺炎链球菌等为主的球菌感染引起，临床上以形成假膜损害为特征，故又称为膜性口炎。

（1）局部用药。

1）消毒防腐药：如 0.1% ～ 0.2% 氯己定、复方硼酸漱口水（多贝尔液）漱口。

2）5% 金霉素甘油糊剂：涂搽、口疮膜贴有抗菌止痛作用。

（2）全身抗菌药物的应用：针对球菌较为敏感的抗菌药物的全身治疗是很有效的。对于金黄色葡萄球菌所致的感染，首选苯唑西林、氯唑西林等，也可以选用头孢菌素或克林霉素等；对于甲氧西林耐药的菌株应该使用万古霉素、利奈唑胺等；对于溶血性链球菌感染首选青霉素、阿莫西林、氨苄西林，也可选用头孢菌素或大环内酯类，如红霉素、阿奇霉素等。但以上为经验性用药，为了提高疗效，降低抗菌药物不良反应，及时提取分泌物做药敏试验是很必要的，选用对致病菌敏感的抗菌药物，控制感染。

（罗　惟）

第八章　交叉感染与控制

交叉感染属院内感染范畴，它直接反映了医院的医疗服务质量，还可引发医疗纠纷。它不仅会增加患者的痛苦，以及由此带来的不必要的经济压力，还严重威胁患者健康。口腔科作为现今医院中非常普遍的科室，患者多，手术多为普通的小手术。口腔医生进行诊疗时，大多在口腔内进行。口腔中含有大量微生物，且口腔器械精密贵重、种类繁多、消毒难度较大。如果管理不慎，很容易造成交叉感染。为了控制交叉感染，需先了解造成交叉感染的原因，然后提出相应措施。

一、造成交叉感染的原因

（一）空气污染

1. 气雾污染

因为口腔治疗比较特殊，在治疗过程中，牙钻因为高速飞转会产生大量的气溶胶。外国专家有研究证明，在使用口腔高速涡轮牙钻时，会使得细菌呈烟雾状在患者的口腔内扩散，如果患者有经血液传播的传染性疾病，就很可能使得患者的血液与唾液到处飞溅并形成气雾，进而造成空气污染。

2. 挥发污染

一些经常使用的化学消毒剂，比如过氧乙酸、戊二醛和有效氯等消毒剂都含有挥发性，所以它们也是造成空气污染的主要因素，除此之外口腔修复使用的含铬化合物，牙托水等也会转化为气体并飘浮在空气中。在修复的过程中，修复体的打磨、调和以及牙洁治时机械抛光等产生的碎屑都会悬浮在空气中造成空气污染。

（二）诊疗环境污染

在对患者进行口腔治疗操作时，医生要和患者面对面的近距离接触，所以医生难免会被患者的血液唾液污染，当处于治疗过程时，根据患者的治疗需要，医生不免会进行以下动作进而造成污染。

调整治疗台时用污染的手推治疗台，导致扶手污染。调节灯源和开关时，用污染的手调解照明灯的位置、开关电源，使手柄和开关被污染，当对第二位患者治疗时，重复这个动作，这样就会污染下一位患者。一些医生在患者治疗过程中戴着污染手套接电话，拉抽屉取东西，甚至持有无菌瓶镊子夹无菌物，造成了整个诊室的公共区域污染。一些设备反复使用造成手柄污染。从患者口中取出的印模乱放，用过的砂针随手放在治疗台上，也会造成环境污染。

（三）口腔器械消毒方法不当

有半数以上的牙科诊所使用2%戊二醛消毒口腔器械，但是却没有达到浸泡10小时的要求，而是边浸泡边使用，使得消毒时间不能得到保障。另外，手机消毒使用含氯制剂进行擦拭，但这种方法只局限于手机的表面，对于污染比较严重的手机内壁很难达到消毒要求，非常容易造成交叉感染。

（四）口腔特殊材料的消毒处置不到位

对于制取的印模，没有进行消毒，因此污染了石膏模型，技术员又通过石膏模型制作义齿，进而造成细菌感染。相关资料表明，从患者口中提取的印模大部分都含有较多的细菌，传染性很强。另外，患者在口内试戴完毕后没有立即进行清洗，便用打磨机进行打磨，使得患者的唾液污染了打磨机，反复使用后引起交叉感染。

（五）医护人员的手污染

国内有相关的调查研究显示，将近有50%的医护人员在开展医疗活动时没有及时洗手，即便洗了手合格率也很低。最近几年虽然对医护人员操作过程中的物品穿戴做了一些强调，但是效果仍不是很好，仅仅只是戴上了手套或洗洗手，因此交叉感染仍然不可避免。

（六）个人防护意识不足

有研究发现，半数左右的口腔科医务人员诊疗时没有戴防护镜，患者的血液溅到医护人员身上或被患者使用过的物品刺伤的情况时有发生。对此，医护人员没有引起足够重视，导致交叉感染发生频率增加。

二、交叉感染的控制措施

为了能够将造成污染的环节严格控制起来，需要针对性地制定控制措施，防止交叉感染发生。

（一）空气处理

口腔科诊室的空气中含有较多的细菌、消毒剂气体和打磨颗粒等，要减少空气污染，就需定时通风换气。相关实验表明，空气流通可以保持口腔诊室的环境良好，特别是使用空调时更要注意通风换气。有条件的可加配紫外线灯消毒，也可采用湿式清扫法，减少粉尘飞扬。患者就医前，应提醒患者刷牙。有条件的应做牙洁治疗，以确保口腔卫生。治疗前应让患者含氯漱口液，以减少细菌数量和食物残渣。相关研究表明，其可减少空气污染，对交叉感染的控制可起到事半功倍的作用。护理人员也可在医生进行牙齿修复打磨时在旁边用强力吸引器吸走粉尘，以降低空气污染。

（二）诊疗环境的防护

治疗中会触碰到的污染区域要提前进行覆膜处理，以防止交叉感染。每个患者治疗过后都要进行更换。一些常用物品在每天开诊前和治疗后都要进行消毒擦拭，确定擦拭干净后再进行下一个患者治疗。在写病历和接电话时要取下污染手套，戴上一次性手套，用完后丢弃。要形成良好的操作习惯，操作前做好器械准备，患者使用完器械后，要取出印模并放在专用检查盘中，不可随处乱放。

（三）口腔器械的处置

对于口腔器械的消毒流程，具体为消毒、清洗、干燥、再消毒。小器械只需要用多酶清洗剂，再用超声波清洗器清洗，干燥后高温灭菌即可。收集使用仍先用消毒剂擦拭机头表面，待机头卸下再用密封袋包装后高压熏蒸灭菌。两者都要标注好灭菌日期。

（四）口腔特殊材料的处置

口腔的印模可以根据材料以及性质的不同使用不同的消毒办法，如精密修复的印模可以先采用流动水充分洗净唾液血液，然后灌注成石膏模型用紫外线消毒。而修复体以及矫正器则通过紫外线消毒后进行单独包装，再送返给患者试戴。

（五）医护人员的手防护

医护人员要注意勤洗手，以防止院内交叉感染的发生。相关文献显示，手传播细菌占医院感染原因的1/3，比空气传染还要严重，即使戴手套也不能解决这一问题，因为手套会有破损，不能有效防止细菌感染。医护人员洗手要严格实行六步洗手法。

为了防止交叉感染，口腔医生在进行口腔诊疗时一定要戴上手套，且洗手后也要戴手套。如果不戴手套，微生物、唾液及血液会残留在手上数天。戴手套是为了保障口腔医生和患者的双方安全，另外摘除手套后要再次洗手，如果治疗时间长要每隔一个小时就更换一次。

（六）提高自我防护意识

为了减少微生物的传播，口腔医生应该穿好防护服，避免口腔治疗时血液唾液的污染。另外，还要使用保护屏障防止细菌感染。相关资料显示口罩的有效时间比较短，因此治疗患者后要及时更换口罩，避免交叉感染。口腔医生以及其他相关人员要定期体检，特别是乙肝检查，如果体内缺乏乙肝抗体要及时进行一次乙肝疫苗免疫。若发现问题要及时治疗，以防口腔医生自身成为感染源。

（罗　惟）

参考文献

［1］蔡凤,陈明琪.微生物学与免疫学[M].4 版.北京:科学出版社,2021.

［2］齐眉,仇岩.常见病原微生物的科学防控[M].济南:山东大学出版社,2020.

［3］王琦.医学微生物学[M].北京:人民卫生出版社,2020.

［4］孟焕新.牙周病学[M].北京:人民卫生出版社,2020.

［5］周学东.牙体牙髓病学[M].北京:人民卫生出版社,2020.

［6］赵佛容,龚彩霞.口腔医院感染管理[M].北京:人民卫生出版社,2020.

［7］李雨庆.口腔微生物学实验指导[M].成都:四川大学出版社,2016.

［8］朱庆义,马兰,朱镭.口腔微生物学[M].北京:军事医学出版社,2015.

［9］周庆楠,尚佳健.菌斑微生物群落构成变化与儿童龋病相关研究进展[J].口腔疾病防治,2021,29(4):267-272.

［10］孟新慧,霍丽珺,雷雅燕.牙菌斑 pH 值的动态变化及检测技术的研究进展[J].中华口腔医学研究杂志(电子版),2021,15(1):54-57.

［11］邹任杰,吴亚菲,申道南.牙周炎相关关键微生物的网络分析构建与预测[J].中华口腔医学杂志,2020,55(12):1005-1010.

［12］张侬,李高驰,蒋俊豪,等.低龄儿童龋病牙菌斑的菌群结构分析[J].中国微生态学杂志,2020,32(11):1279-1284.

［13］杨志雷,刘宝盈.龋病牙菌斑微生态研究进展[J].国际口腔医学杂志,2020,47(5):506-514.

［14］陈斌,李丽丽,张倩,等.侵袭性牙周炎、慢性牙周炎与牙周健康者龈下菌群的差异研究[J].中华口腔医学杂志,2020,55(7):466-474.

［15］冯向辉,路瑞芳,张立,等.机械治疗同期口服抗生素对侵袭性牙周炎龈下菌斑和唾液中牙周致病菌的影响[J].中华口腔医学杂志,2020,55(7):475-481.

［16］王华,丁丹蕊.不同病原中枢神经系统感染的鉴别诊断进展[J].中华实用儿科临床杂志,2019(12):892-898.

［17］赵呈智,陈筑,李明云.微生物协同作用和生态失调与牙周病关系的研究进展[J].中华口腔医学杂志,2021,56(3):301-305.

［18］尹晶菊,葛颂.口腔微生物与阿尔茨海默病相关性研究进展[J].山东医药,2019,59(2):107-110.

［19］季明辉,谭选平,徐婷,等.牙周炎影响下口腔微生物群落的变化及检测技术的研究进展[J].江苏医药,2021,47(3):308-312.

［20］刘守红,叶茂昌.口腔颌面部牙源性感染的微生物学及药物治疗[J].口腔颌面外科杂志,2012,22(4):299-302.

［21］高哲丰,雷雅燕,孙宇,等.细菌在菌斑形成及致病过程中的相互作用 [J].昆明医科大学学报,2021, 42(7): 150–156.

［22］杨加震,李帆,卢洁,等.口腔诊疗环境中微生物感染风险及防控研究进展 [J].中国消毒学杂志,2021, 38(5): 381–384.

［23］吕晓慧,王琨,张凌琳.白色念珠菌与龋病相关性的研究进展 [J].中华口腔医学杂志,2021, 56(5): 491–496.

［24］纪莹,吴婷婷,王欣,等.婴幼儿龋病口腔微生物群失调与唾液免疫生物标志物的关系研究 [J].实用临床医药杂志,2021, 25(9): 41–45.

［25］张程,孙红英.口腔微生物组与全身疾病的相关性 [J].生理科学进展,2021, 52(2): 128–132.

［26］李懿洋,周学东.具核梭杆菌与口腔常见微生物粘附作用的研究进展 [J].口腔医学研究,2021, 37(4): 284–287.